Dr. med. Heiko v. Oppeln - Bronikowski

ARS PURGANDI

Die Kunst der Reinigung

Entgiftung
Erneuerung
Ernährung

Neue integrative F.X. Mayr – Medizin

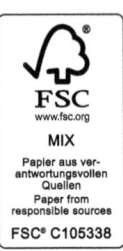

Dr. med. Heiko von Oppeln - Bronikowski: Ars purgandi
© 2008 Heiko von Oppeln – Bronikowski
Zweite, komplett überarbeitete Auflage 2023
Alle Rechte vorbehalten
Satz: Heiko von Oppeln - Bronikowski
Umschlag: Heiko von Oppeln - Bronikowski
ISBN 978-3-7386-4336-7

Herstellung und Verlag: BoD – Books on Demand, Norderstedt

Dieses Werk ist urheberrechtlich geschützt. Nachdruck, Übersetzung, Verwendung von Abbildungen, Wiedergabe auf fotomechanischem oder ähnlichem Weg, Speicherung in Datenverarbeitungssystemen oder auf elektronischen Datenträgern sowie die Verbreitung des Inhalts im Internet oder anderen Kommunikationsdiensten sind ohne schriftliche Genehmigung des Autors auch bei nur auszugsweiser Verwendung strafbar.

Die Inhalte, Ratschläge und Empfehlungen in diesem Buch wurden vom Autor nach bestem Wissen und Gewissen erarbeitet und geprüft. Dennoch kann eine Garantie nicht übernommen werden. Eine Haftung des Autors für Personen-, Sach- oder Vermögensschäden ist ausgeschlossen.

Sofern in diesem Buch eingetragene Warenzeichen, Handels- oder Gebrauchsnamen verwendet werden, auch wenn diese nicht als solche gekennzeichnet sind, gelten die entsprechenden Schutzbestimmungen.

Inhaltsverzeichnis

Teil 1: der gestörte Darm und seine Folgen

Einführung 6
Er redete mit den Därmen – F.X. Mayr 8
Die Wurzel des Lebens 10
Der Verdauungstrakt – Aufbau und Funktion 11
Die Bedeutung der Darmflora 15
Wenn der Darm durchhängt – das Enteropathiesyndrom 17
Darmveränderungen beim Enteropathiesyndrom 22
Auswirkungen des gestörten Darmes auf andere Organsysteme 28
Bauch und Rücken – zwei Seiten einer Medaille 39
Fasten: Geschichte und Wirkungen 42
Für jeden gut: Indikationen der Mayr - Therapie 44
Diagnostik des Enteropathiesyndroms 45
Die vier „S": Therapie des Enteropathiesyndroms 48
Ärztliche Manuelle Bauchbehandlungen 65
Der Dunstwickel 66
Ablauf der Behandlung 67
Unerwünschte Reaktionen 71
Vom Bauch zum Rücken: Behandlungsansätze bei Wirbelsäulenproblemen ... 74
Säure - Basen - Regulation 76
Freie Radikale und oxidativer Stress 83
Behandlung der Darmflora 84
Stellenwert der Labordiagnostik bei der Enteropathie 86

Teil 2: das Ars Purgandi - Ernährungskonzept

Nahrung und Ernährung 88
Die Grundbausteine der Nahrungsmittel 91
    Eiweiße (Proteine) 91
    Zucker (Kohlenhydrate) 93
    Fette (Lipide) 98
    Ernährungspyramiden 102
    Urlebensmittel, Mineralstoffe und Spurenelemente 103
    Vitamine 109
Die täglichen Nahrungsmittel – Wertigkeit und Zubereitung 116
Heilaspekte der Nahrungsmittel 127
Kleine Mayr - Rezeptkunde 129
Basen - Rezepturen 132
Nahrungsmittelunverträglichkeiten und Immunstörungen 133
Schlusswort und Danksagung 139
Index 140
Literatur 144

*„Wir Modernen,
wir Kurzatmigen in jedem Sinne,
wir krepieren an übermäßiger Fütterung
und sterben an mangelnder Verdauung."*

(Friedrich Nietzsche)

Teil 1

Der gestörte Darm und seine Folgen

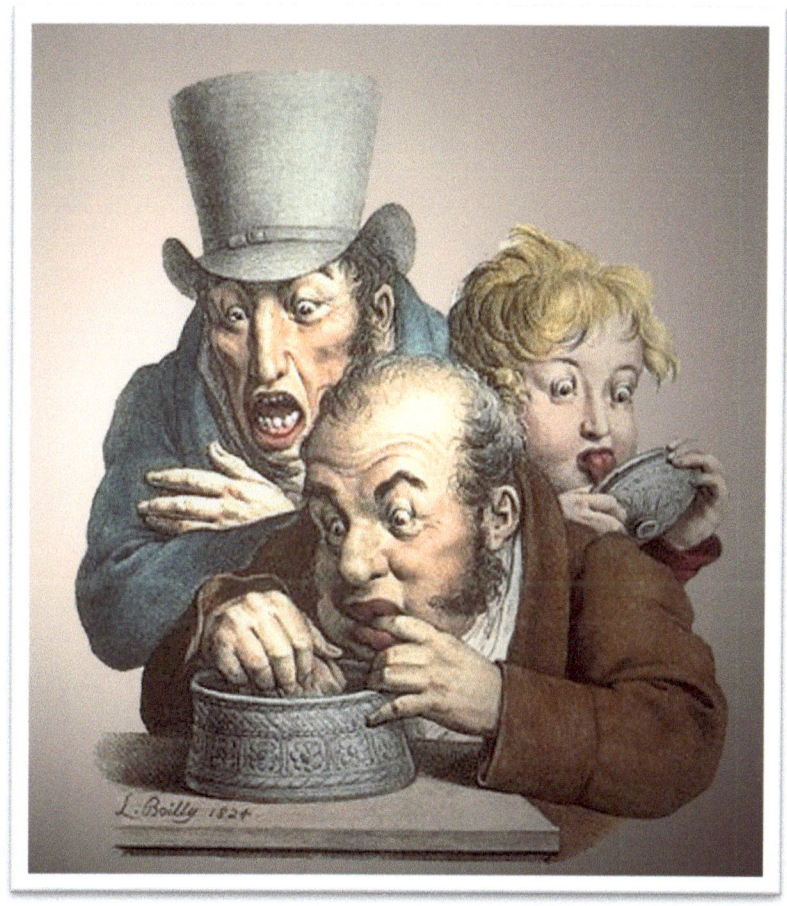

Louis – Léopold Boilly: die Völlerei

Einführung

Unser Leben wird in zunehmendem Maße durch innere und äußere Stressoren, durch Unsicherheiten, Existenzängste und den Verlust von Bezugspunkten belastet. Wer kann noch von sich sagen, dass sein Leben harmonisch verläuft und gut ausbalanciert in einer inneren Mitte ruht?

Heutzutage leiden 80% der über 65jährigen an Zivilisationskrankheiten. Und auch Kinder fallen in zunehmender Zahl solchen Krankheiten zum Opfer, welche in der Medizin ursprünglich als typische Altersleiden galten: massivem Übergewicht, Fehlverdauung, Aufmerksamkeitsdefiziten, Schlafstörungen und Stoffwechselentgleisungen wie Erhöhung der Blutfette, Bluthochdruck und Diabetes mellitus (Zuckerkrankheit).

Substanzhafte, geistig - psychische und energetische Schädigungsfaktoren beeinflussen uns ständig und größtenteils unbemerkt in wachsender Zahl. Teils entstehen sie in uns selbst, teils dringen sie als schädigendes Agens von außen in uns ein. Äußere und innere Störfaktoren summieren sich hierbei in ihrer Wirkung, weil jede Belastung die Kompensationsfähigkeit für andere störende Einflüsse reduziert.

Zum Glück hat die Natur den Menschen mit einem exzellenten Anpassungsvermögen und einer überaus robusten Widerstandsfähigkeit gegenüber schädigenden Faktoren ausgestattet. Andernfalls wären wir als Spezies längst ausgestorben. Wir verfügen über eine Vielzahl von Möglichkeiten zur Ausbalancierung und Ausscheidung von materiellen wie immateriellen Störfaktoren. Unter allen Säugetieren besitzt der Mensch die Leber mit dem leistungsfähigsten Entgiftungspotential.

Jedoch wird irgendwann auch das beste Kompensations- und Regulationssystem überfordert. Dann kommt es zur Ablagerung und Speicherung von schädigenden Faktoren. Früher oder später führt dies auch bei der vitalsten Grundkonstitution zur Dekompensation. Nicht selten treten gleichzeitig mehrere Krankheitszeichen auf, die auf den ersten Blick nichts miteinander zu tun zu haben scheinen. Sie sind jedoch Ausdruck derselben zugrundeliegenden, tiefgreifenden Entgleisung.

Erst jetzt, in dieser späten Phase einer schleichenden Entwicklung, gehen die meisten Menschen erstmals zum Arzt, in der falschen Annahme, noch ganz am Beginn einer Erkrankung zu stehen.

Der präventive Gedanke, bereits im Vorfeld manifester Krankheiten die Zeichen zu erkennen und therapeutisch zu intervenieren, ist in unserem an merkantilen Interessen ausgerichteten Gesundheitssystem noch nicht gut verankert. Prävention spart zwar mehr Geld, als sie zunächst kostet, aber erst Jahrzehnte später. Daher ist sie bei den Funktionären, welche gerade das Ruder und den Geldbeutel in der Hand halten, nicht wohlgelitten.

Die Präventivmedizin muss zumindest teilweise selbst finanziert werden. Das tut manchem weh. Betrachtet man jedoch die Kosten, welche für die regelmäßige Inspektion und Wartung eines Automobils bereitwillig akzeptiert werden, so relativiert sich der finanzielle Einsatz für die eigene Gesundheit.

Es ist unmöglich und auch nicht notwendig, alle inneren und äußeren Stressoren aus dem Leben zu beseitigen. Jedoch müssen wir es uns zum Ziel setzen, ihre Anzahl zu reduzieren, bereits eingedrungene Störfaktoren nach Möglichkeit zu eliminieren, die Widerstandsfähigkeit zu erhöhen und unsere Regulationskräfte zu verbessern.

Ars purgandi – die Kunst der Reinigung – geht hierfür zwei Wege.

Der erste Weg führt über zeitlich befristete, möglichst nachhaltige, ärztlich angeleitete oder in Eigenregie durchgeführte Behandlungsmaßnahmen zu einer rasch und spürbar wirksamen Reinigung, Entgiftung und Organregeneration.

Der zweite Weg besteht in der Erarbeitung einer langfristig und dauerhaft wirksamen Lebensstiländerung, insbesondere die Ernährungsgewohnheiten betreffend. Hierbei kann nicht für alle Menschen dasselbe Vorgehen empfohlen werden. Zu verschieden sind die persönlichen Lebensanforderungen und die ererbten Grundkonstitutionen. Auch sollen die Mahlzeiten keineswegs von Askese, Verboten und Verzicht bestimmt werden. Dies macht ebenso krank wie eine falsche Ernährungsweise und ist daher abzulehnen.

Es gilt, den individuell optimalen Weg zu einer gesundheitsbewussten und dennoch von Genuss geprägten Ess- und Lebensweise in einer positiven, heiter- gelassenen Grundstimmung zu finden.

Hierbei steht der Verdauungstrakt als Nähr- und Wurzelorgan aller Lebensprozesse im Mittelpunkt. Er ist bei fast allen Menschen unseres Kulturkreises massiv gestört und kann zur Hauptgiftquelle des Lebens werden, mit negativen Folgen für sämtliche Organsysteme.

Dies vollzieht sich nicht selten ohne eine direkt spürbare Symptomatik von Seiten des Darmes.

Ebenso häufig wie Funktionsstörungen der Verdauungsorgane treten in der praktischen Medizin schmerzhafte Veränderungen des Bewegungsapparates auf. Bei sehr vielen Menschen bestehen zugleich Schmerzsyndrome des orthopädischen Formenkreises und Zeichen der Fehlverdauung.

Dies ist kein Zufall, sondern Ausdruck und Folge vielfacher und komplexer Funktionszusammenhänge. Bauch und Rücken stellen die beiden Seiten derselben Medaille dar.

Störungen der Vorderseite wechselwirken mit Störungen der Rückseite unseres Körpers und verstärken sich gegenseitig.

Die Neue Integrative Mayr - Medizin (NIMM) erfasst die vielfältigen funktionellen Bezüge zwischen Bauch und Rücken, Darm und Muskulatur. Diese Zusammenhänge werden in einem erweiterten Mayr - Therapiekonzept berücksichtigt.

Auf den Lehren des österreichischen Arztes F.X. Mayr aufbauend, werden die vielfältigen Zeichen der Regulationsstörung und Fehlfunktion in einen ganzheitlichen Zusammenhang gebracht und auf eine logische, einfache und nachhaltig wirksame Weise behandelt.

Nach einer gründlichen ärztlichen Diagnostik werden in der Behandlung nach F.X. Mayr die Therapieprinzipien Schonung, Säuberung, Schulung und Substitution gleichzeitig, individuell abgestuft, nachhaltig und ausreichend lange durchgeführt.

Begleitend werden die Störungen des Bewegungsapparates mit manualmedizinischen Behandlungsverfahren, Akupunktur, Massagen, Reflexzonentherapie und Neuraltherapie behandelt. Blockaden werden gelöst, harmonische Bewegungsmuster wiederhergestellt, das Gewebe entsäuert, die Regulation über das Hormonsystem und die vegetativen Nerven optimiert. Dies wirkt sich nicht nur positiv auf die schmerzhaften Funktionsstörungen des Bewegungsapparates aus, sondern bewirkt in Synergie mit der Behandlung des Bauches eine Harmonisierung aller Organsysteme und auch der Psyche. Sämtliche regulativen Kräfte des Körpers und der Seele werden im Sinne eines modernen, ganzheitlichen Vorgehens regeneriert.

Anmerkungen zur zweiten Auflage

In den nunmehr fünfzehn Jahren nach der Erstveröffentlichung dieses Buches ist die Medizin weiter fortgeschritten. Neue Erkenntnisse beispielsweise zur Bedeutung der Darmflora haben auch in der Behandlungsform nach Mayr und in den Empfehlungen zur Ernährung zu Anpassungen geführt. Diese neuen Gesichtspunkte sind in die zweite, erweiterte und in vielen Kapiteln komplett überarbeitete Auflage eingeflossen.

Er redete mit den Därmen
Franz Xaver Mayr

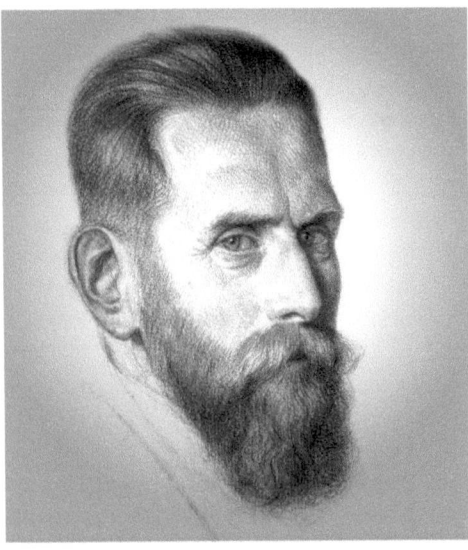

Franz Xaver Mayr wurde 1875 in Gröbming, einem steirisch - österreichischen Dorf, in einfachen Verhältnissen geboren. Schon früh musste er in der Viehwirtschaft der Eltern mithelfen, Kühe zur Alm oder auf den Markt treiben. Mit einer wachen Beobachtungsgabe versehen, bekam er einen scharfen Blick dafür, ob ein Tier krank oder gesund ist. Er sah dies insbesondere an dem Ausmaß der Verschmutzungen am Hinterteil des Viehs, an der Form der Bäuche, an der Beschaffenheit des Fells und der Zunge.

Ihm fiel bei dem Vieh ein Zusammenhang zwischen der Güte der Verdauung und der Ernährungsweise auf.

Im Winter, bei der zweimal täglich erfolgten Verfütterung von Heu, war das Hinterteil der Kühe kotverkrustet und musste regelmäßig abgeputzt werden.

Im Sommer, mit frischem Wiesengras auf der Alm, das über den ganzen Tag langsam gegessen und wiedergekäut wurde, mit viel Bewegung und frischer Luft, war der Kot nicht klebrig. Das Hinterteil blieb sauber, auch ohne dass die Kuh täglich gestriegelt wurde oder ihr Hinterteil im Gras selbst sauber schubbern musste.

Dem Dorfpfarrer fiel die überdurchschnittliche Intelligenz von Franz Xaver auf. Gegen den Willen der Eltern setzte er durch, dass der Junge eine weiterführende Schule besuchen durfte – wohl mit dem Hintergedanken, ihn für die Theologie gewinnen zu können.

Jedoch studierte F.X. Mayr Medizin. Anlässlich eines Praktikums in einer Prießnitz'schen Kuranstalt erhielt er die Aufgabe, die Bäuche von verstopften Patienten zu massieren. In dieser Zeit sammelte er erste Eindrücke über die Vielfalt von tast- und sichtbaren Bauchveränderungen.

Er fragte nach, was es bedeute, dass es bei den Menschen so viele verschieden geformte und verschieden harte Bäuche gebe, und woran man einen gesunden Bauch erkennen könne. Und bekam als Antwort, das hätte gar keine Bedeutung, die Menschen seien nun einmal alle unterschiedlich.

Mit dieser Aussage konnte F.X. Mayr sich nicht abfinden. Er sah, dass sich noch niemand mit der Funktion des Darms beim Menschen, den Zeichen einer Funktionsstörung und Wegen zur Heilung dieser Störung ernsthaft auseinandergesetzt hatte. Es gab noch keine Definition eines „normalen Bauches". Hier Licht ins Dunkel zu bringen, wurde fortan zu seiner ärztlichen Lebensaufgabe.

Ab 1906 arbeitete er in Karlsbad, dem damaligen europäischen Zentrum für Verdauungskrankheiten. An Tausenden von Patienten konnte er seine Studien und Beobachtungen vorantreiben. Früh arbeitete er mit dem ältesten Heilmittel der Menschheitsgeschichte, dem Fasten, führte Darmmassagen durch und setzte das dortige „Karlsbader Wasser" als Abführmittel ein. Er entwickelte eine Systematologie der Bauchveränderungen beim funktionsgestörten Darm und definierte erstmals objektivierbare Kriterien für einen „idealgesunden Bauch" und noch weiter gefasst für einen „idealgesunden Menschen".

Damit distanzierte er sich schon vor 100 Jahren von der heute gängigen Definition, dass Gesundheit nur die Abwesenheit von Krankheit sei.

Er entwickelte eine einfache, logische und nachhaltige Therapie, die in ihren Grundprinzipien bis heute unverändert durchgeführt wird. Zum Ausheilen des funktionsgestörten Darmes brauche es vor allem Schonung, wie bei jeder Erkrankung. Und zur Schonung des Darmes gibt es nur einen Weg: ihm durch Fasten für einige Zeit möglichst wenig zu tun zu geben.

Früh erkannte Dr. Mayr Zusammenhänge zwischen dem Funktionszustand des Verdauungstraktes und vielen anderen Gesundheitsstörungen. Er konnte sie mit dem medizinischen Wissen seiner Zeit noch nicht erklären. Dies zu leisten, gab er seinen Schülern als Auftrag mit auf den Weg: „Ich konnte Euch zeigen, dass es funktioniert. Warum es funktioniert, müsst Ihr herausfinden."

Erst heute, in der dritten und vierten Ärztegeneration nach Mayr, werden die Ursachen seiner Behandlungserfolge Schritt für Schritt von der medizinischen Forschung verstanden.

Seine ärztliche Intuition, sein Tastsinn und seine Feinfühligkeit beim Behandeln des Darmes durch die Bauchdecken wurden bei Kollegen und Patienten berühmt. Er schien mit den Därmen über seine Hände zu sprechen.

Patienten begrüßte er mit den Worten „Lassen Sie mich sehen, wie es Ihnen geht" – und gab ihnen nicht die Hand, sondern kniff sie in die Wange. Der Spannungszustand der Haut gab ihm Auskunft über die Ernährungssituation im Körper und damit über die Güte der Darmfunktion.

Mit seiner vergleichsweise einfachen Behandlung gelangen F.X. Mayr so spektakuläre Erfolge, dass er in seiner Ordination in Karlsbad und später in Wien, wo er ab 1945 praktizierte, Weltruhm errang. Internationale Prominenz fand sich bei ihm ein, unter anderem Henry Ford, Konrad Adenauer, ein Baron Rothschild, der tschechische Präsident und der indische Vizekönig.

Nach seinem 80. Geburtstag kehrte F.X. Mayr in seinen steirischen Geburtsort zurück und praktizierte nicht mehr selbst. Jedoch scharte er weiterhin eine große Schülerschaft um sich. Sein Geburtshaus und späterer Alterssitz ist heute ein Hotel mit Mayr - Gesundheitszentrum, eines der schmuckesten Häuser am Ort, und im örtlichen Heimatmuseum gibt es eine sehenswerte Mayr – Ausstellung im Obergeschoss.

Die Kauschulung und die Milch – Semmel – Diät wurden von Dr. Mayr erst in dieser letzten Phase seines Lebens begründet und von seinen Schülern weiter modifiziert. Federführend wurden hier vor allem Dr. Ernst Kojer und Dr. Erich Rauch.

Über Weizen- und Milchunverträglichkeiten war zu Mayrs Zeiten noch nichts bekannt. Das gilt auch für die Gefahr von Mangelzuständen beim strengen Fasten und die Säure- Basen - Problematik. Diese Erkenntnisse sind erst nach Mayrs Schaffensperiode in die Mayr - Medizin eingeflossen. Auch das individuell auf die Bedürfnisse des Einzelnen zugeschnittene, mildere Fasten ist eine Neuerung der Nach - Mayr - Zeit.

F.X. Mayr verstarb 90jährig und völlig zurückgezogen im Jahre 1965.

Heute sind die Mayr - Mediziner weltweit in der Internationalen Gesellschaft der Mayr - Ärzte organisiert. Sie hat das Ziel, die Lehre von Mayr weiter zu vertiefen, zu verbreiten und die Vernetzung mit Forschung und universitärer Lehre voranzutreiben. In Österreich ist die Medizin nach Mayr bereits eine universitär anerkannte Behandlungsform mit ärztlicher Zusatzbezeichnung. Sie kann auch von deutschen Ärzten in Österreich durch eine zweijährige Ausbildung erworben werden.

Die Wurzel des Lebens

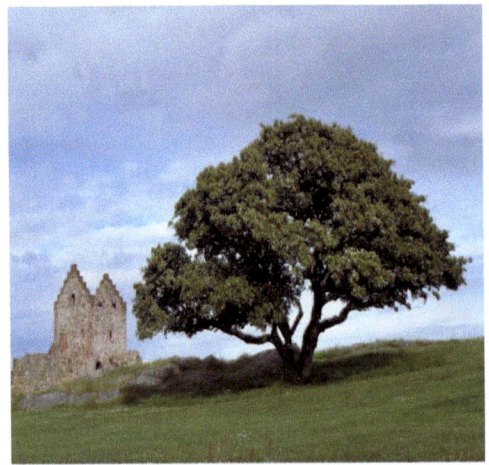

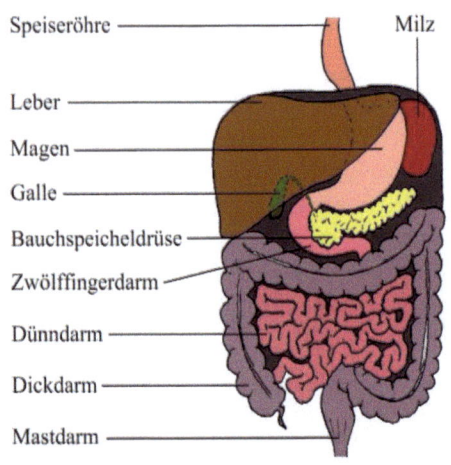

„Wer am Wipfel des Baumes Früchte
sehen will, der nähre seine Wurzeln."
(Johann Gottfried Herder)

„Was nicht in die Wurzeln gegeben wird,
kann nicht in die Krone gelangen."
(Afrikanische Weisheit)

Die Kraft des Baumes kommt aus seiner Wurzel. Ist die Wurzel des Baumes krank, oder ist der Erdboden im Umkreis der Wurzel ausgelaugt, so kann die Wurzel nicht mehr ausreichend Nährstoffe aufnehmen. Das wirkt sich auf den gesamten Baum aus. Es kommt zu Wuchsstörungen. Die Blätter werden vorzeitig welk. Parasiten und Krankheitserregern sind die Tore geöffnet.

In diesem Fall macht es für den Gärtner wenig Sinn, nur Borke, Zweige, Blätter und Blüten zu behandeln. Diese Maßnahmen haben keinen bleibenden Effekt, solange die Ernährung des Ganzen krankt.

Der Baum wird erst dann gesunden, wenn eine erfolgreiche Behandlung der Wurzel gelingt und sich der Nährstoffgehalt im Erdreich bessert. Dann heilen die anderen Störungen des Baumes scheinbar ganz von selbst aus.

Die Kraft des Menschen kommt aus seinem Darm. Der Darm ist das Wurzelorgan des Menschen. Wie beim Baum, ist auch beim Menschen das Wohlergehen des gesamten Organismus von einer gesunden Wurzel abhängig.

Für den Arzt gilt das Gleiche wie für den Gärtner. Er muss zunächst dafür Sorge tragen, dass die Wurzel des Erkrankten gesundet, und dass anschließend für die Wurzel ausreichend hochwertige Nährstoffe verfügbar sind.

Gelingt dies, so kann gemeinsam erlebt werden, wie sich bei dem Betroffenen die Haut und das Gewebe straffen, die Nahrung verträglicher wird, die Leistungs- und Konzentrationsfähigkeit zunehmen, Atmung und Schlaf sich bessern und viele Krankheitszeichen auf scheinbar wunderbare Weise von selbst verschwinden.

Der Verdauungstrakt
Aufbau und Funktion

Die Verdauung fängt im Gehirn an.
Bereits Stunden vor einer Mahlzeit beginnt die innere Einstellung auf die Verdauung. Schon am Morgen kann Freude darüber entstehen, was es mittags geben wird. Wer selbst für sich kocht und auch die Zutaten mit Genuss selbst auswählt, zählt zu den Glücklichen.

Die Einstimmung des Verdauungstraktes bereits vor der Mahlzeit wird als „zephale Phase" der Verdauung bezeichnet.

Bei Kindern kann man die Bedeutsamkeit der inneren Vorbereitung auf ein Essen besonders gut beobachten. Gehen sie morgens mit der Vorfreude auf ein bestimmtes Mittagsgericht aus dem Haus, und es gibt dann etwas anderes, so werden sie daran herummäkeln – auch wenn es sonst zu den Leibgerichten zählt.

Ihr Verdauungstrakt hat sich über den Vormittag bereits auf das angekündigte Essen vorbereitet, und ihr gesunder Körperinstinkt sagt ihnen, dass sie die stattdessen gereichte Mahlzeit nicht optimal verdauen werden.

Direkt vor der Mahlzeit führen Anblick und Geruch zu einer ausgeprägten Stimulation der Verdauungssaftbildung: das Wasser läuft im Munde zusammen.

Mundraum

Der Mundraum gehört zum Verdauungstrakt. Eine optimale Verdauung ist im Darm ohne vorheriges gründliches Zerkauen und Einspeicheln jedes Bissens ist nicht möglich.

Schon der Begriff der „Mahlzeit" impliziert das richtige Essverhalten. Die Mahlzähne werden mit viel Zeit eingesetzt, anstatt das Essen in einem kurzen „Schlingmoment" hinter sich zu bringen.

Die Entleerung der Mundspeicheldrüsen erfolgt durch Nervenreize beim Essen, aber auch mechanisch über den Kauvorgang.

Täglich werden im Mundraum bis zu zwei Liter Speichel gebildet. Während des Essens ist die Speichelproduktion zehnmal höher als in Ruhe.

Der Speichel enthält Salze und Schleimstoffe (Muzine). Beigemischt sind Verdauungsenzyme. Schon lange bekannt ist das Ptyalin für die Stärkeaufspaltung in Zucker. Es sind aber auch, wie erst neuerdings entdeckt, Enzyme für die Fett- und Nukleinsäurespaltung vorhanden. Im Speichel gelöste Abwehrstoffe schützen vor dem Eindringen von Keimen.

Speiseröhre

Der Schluckvorgang kann bewusst eingeleitet werden, läuft dann aber als unwillkürlicher Reflex ab, gesteuert vom Hirnstamm. Im Kehlkopf wird während des Schluckens der Eingang zur Luftröhre geschlossen. Funktioniert dies einmal nicht ordnungsgemäß, so „verschluckt" man sich.

Die Speiseröhrenmuskulatur befördert den Bissen aktiv magenwärts. Das funktioniert auch beim Kopfstand. Ein Schließmuskel, der Pylorus, öffnet sich und lässt den Bissen in den Magen übertreten. Ein gelegentlicher Rückstrom von Mageninhalt in die Speiseröhre ist normal, bemerkbar durch Aufstoßen. Übermäßiger Reflux kann jedoch zur Speiseröhrenentzündung (Sodbrennen) und bei langanhaltender Problematik zum Speiseröhrenkrebs führen.

Begünstigend für einen Reflux sind der Zwerchfellhochstand, Stress und fettes Essen.

Magen

Der Magen ist ein Reservoir zur Aufnahme des Gegessenen. Mit seiner Wandmuskulatur knetet der Magen den Speisebrei durch und zerkleinert ihn weiter.

Die Fette im Speisebrei werden mechanisch zu kleinsten Tröpfchen zerkleinert. Das bessert die spätere Verdauung.

Im Magen werden täglich bis zu drei Liter Magensaft gebildet. Er ist extrem sauer und enthält Salzsäure. Sie tötet Keime ab, und sie lässt die Eiweiße aus der Nahrung gerinnen. Außerdem wird dem Mageninhalt das Verdauungsenzym Pepsin beigemischt, welches die Eiweiße in Bruchstücke spaltet. Die Zerstörung reduziert die Gefahr einer Immunreaktion im Darm auf die Nahrungseiweiße.

Daneben enthält der Magensaft schleimhautschützendes Muzin und den „intrinsic factor", ohne den eine Vitamin B_{12} – Aufnahme im Darm nicht möglich ist.

Die Magensaft- und Salzsäurebildung wird in der zephalen Phase der Verdauung eingeleitet, von der mechanischen Wanddehnung des Magens gesteigert und von Stimulantien gefördert (Bitterstoffe, Alkohol, Kaffee).

Durch den Magenausgang (Pförtner) werden zeitlich gestaffelt nur kleine Portionen von Speisebrei an den Dünndarm weitergegeben. Die Menge ist abhängig von der Fähigkeit des Dünndarmes, die Speisen zu verdauen und die Magensäure zu neutralisieren. Bei überfülltem Dünndarm verhindert ein Schutzmechanismus die weitere Entleerung des Magens.

Den Weitertransport vom Magen in den Dünndarm bezeichnet man als „Magenpumpe". Sie ist in der Lage, verschiedene Komponenten des Speisebreis sortiert weiterzugeben.

Flüssigkeiten werden, sofern sie körperwarm sind, sofort in den Dünndarm durchgeleitet.

Schwere, fettreiche Mahlzeiten hingegen können zwölf Stunden und länger im Magen verweilen.

Die verschluckten und bei den chemischen Prozessen vor Ort entstehenden Gase bilden eine Luftblase im oberen Magenbereich. Unten im Magen sammeln sich die festen und flüssigen Nahrungsbestandteile.

Der Magenpförtner (Pylorus), ein Schließmuskel, befindet sich im unteren Teil des Magens.

Gase können durch diese Lokalisation nicht vom Magen in den Dünndarm gelangen. Sie entweichen als Aufstoßen durch die Speiseröhre. Blähungen entstehen grundsätzlich durch Gase, die sich im Darm selbst bilden.

Dünndarm

Der Dünndarm ist ein etwa sechs Meter langes Hohlorgan, das durch zahlreiche Windungen zu einem kompakten Paket zusammengefaltet ist.

Im Dünndarm erfolgt der wesentliche Teil der Nahrungsaufspaltung in ihre Grundbausteine, welche dann in die Blutbahn aufgenommen werden.

Der Dünndarm beginnt mit dem Zwölffingerdarm (Duodenum). Hier münden die Ausführungsgänge der Gallenblase und der Bauchspeicheldrüse (Pancreas). Die Duodenalwand enthält zahlreiche Drüsen, welche Bikarbonat bilden und den sauren Speisebrei aus dem Magen zu einem alkalischen Darminhalt umwandeln. Auch das Sekret der Galle und der Bauchspeicheldrüse ist alkalisch. Pro Tag werden acht Liter Verdauungssäfte gebildet.

Die weitere Aufspaltung der Nahrungsbestandteile wird durch Enzyme katalysiert, die teils in der Darmschleimhaut lokalisiert sind, teils von den großen Verdauungsdrüsen Leber, Gallenblase und Bauchspeicheldrüse mit den Verdauungssäften in den Darm ausgeschieden werden.

Die Aufnahme der Spaltprodukte in die Darmzellen erfolgt aktiv und unter Energieverbrauch durch spezielle Transportmechanismen. Steht in den Darmzellen nicht genug Energie zur Verfügung, so können die Nährstoffe nicht vollständig aufgenommen werden. Das kann vor allem für den Fruchtzucker klinisch relevant werden, für den es einen spezifischen Transporter gibt (GLUT 5 – Rezeptor).

In den Darmzellen erfolgt eine weitere Umwandlung. Danach erst werden die Nährstoffe an die Blut- und Lymphbahn abgegeben.

Der letzte Dünndarmabschnitt, das Ileum, endet im rechten Unterbauch an einem Ventil, der Ileozökalklappe. Sie soll dafür sorgen, dass der Speisebrei nur vom Dünndarm in den Dickdarm fließen kann, nicht umgekehrt. Beim funktionsgestörten Darm kommt es nicht selten zu einem Versagen dieser Ventilfunktion. Der leicht saure Dickdarminhalt fließt zurück, was den Dünndarm reizen kann. Heftige, akute Schmerzen im rechten Unterbauch haben nicht selten einen solchen Reiz der Ileozökalregion als Ursache. Problematisch wird auch ein Überwuchern des letzten Dünndarmabschnitts durch eingedrungene Dickdarmbakterien. Sie können hier eine Entzündung verursachen.

Dickdarm

Dem Dünndarm schließt sich der einen Meter lange Dickdarm an. Er beginnt rechts unten mit dem Blinddarm (Caecum), dem der Wurmfortsatz (Appendix vermiformis) angehängt ist. Der weitere Verlauf ist zunächst aufsteigend (Colon ascendens), dann quer über den Oberbauch (Colon transversum) und schließlich auf der linken Bauchseite absteigend (Colon descendens). Wie ein Rahmen wird das in der Mitte des Bauches befindliche Dünndarmpaket von diesen drei Dickdarmabschnitten umgeben. Über eine S-förmige Krümmung (Sigmoid) wird tief unten im kleinen Becken der letzte Dickdarmabschnitt (Rectum) erreicht, welcher in dem After (Anus) endet.

Im Dickdarm wird der Speisebrei durch Entzug von Wasser und Salzen eingedickt. Er spielt eine wichtige Rolle für die Vitaminversorgung. Für den Körper wertvolle Bestandteile der Verdauungssäfte wie Gallensäuren werden aus dem Dickdarmstuhl zurückgewonnen.

Nicht verdaubare Nahrungsbestandteile baut die mikrobielle Flora im Dickdarm über Gärungs- und Fäulnisprozesse ab. Dabei entstehen Darmgase. Normal ist eine Gasmenge von 50 bis 200 Milliliter im Dickdarm.

Die aus der Gärung und Fäulnis gewonnenen Stoffwechselprodukte dienen der Ernährung der Darmbakterien und teilweise auch der Darmzellen. Im Übermaß wird die Gärung und Fäulnis jedoch zum krankmachenden Faktor.

Abhängig von der Passagegeschwindigkeit des Dickdarminhaltes haben wir eine gute Ausscheidung, Durchfall oder Verstopfung.

Die Verweildauer im Dickdarm liegt zwischen wenigen Minuten beim Durchfall und mehreren Jahren bei extremer Verstopfung. Als normal kann eine Verweildauer des Stuhls zwischen 6 und maximal 36 Stunden bezeichnet werden.

Abhängig von der Verweildauer verfärbt sich der Stuhl im Dickdarm von hellgelb nach schwarzbraun.

Wandaufbau und Peristaltik

Die Darmwand weist eine zirkuläre Schichtung auf. Innen liegt die Schleimhaut, welche für die Nährstoffaufnahme in die Blutbahn verantwortlich ist. Es folgt eine Muskelschicht.

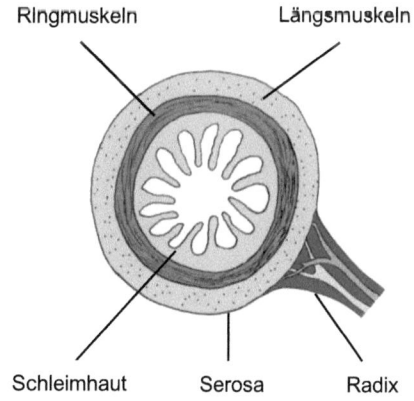

Darm mit Radix mesenterii - Querschnitt

Die Muskulatur ist teils in Längsrichtung und teils in Ringform angeordnet. Auf diese Weise kann der Darm sowohl seine Länge als auch seinen Durchmesser ändern. Die Muskulatur knetet den im Inneren befindlichen Speisebrei durch rhythmische Kontraktionen kräftig durch. Der koordinierte Einsatz der Längs- und Ringmuskulatur befördert den Speisebrei allmählich durch den Verdauungstrakt und sorgt für die Ausscheidung. Wir bezeichnen diese Muskelaktionen als Darmperistaltik.

Gesteuert wird die Peristaltik von einem dichten Nervengeflecht, das mit dem übrigen Nervensystem des Körpers kaum Verbindung hat. Der Darm ist in der Lage, sich autark den jeweiligen Leistungsbedürfnissen anzupassen, wie ein eigenständiges Lebewesen, das in uns wohnt.

Über Nervenimpulse und über Hormone werden lediglich die Intensität und die Geschwindigkeit der Darmperistaltik beeinflusst.

Die Schleimhaut des Darmes, die Mukosa, liegt im Inneren. Sie ist im Dünndarm zu den Darmzotten aufgefaltet. Dadurch entsteht eine sehr große Kontaktfläche mit dem Speisebrei. Mit 400 Quadratmetern ist sie die größte Oberfläche, die es im menschlichen Körper gibt. Ohne diese Auffaltungen müsste der Dünndarm mehrere Kilometer lang sein, um auf dieselbe Oberfläche zu kommen.

Die innerste Schicht der Darmschleimhaut bilden die stoffwechselaktiven Darmzellen. Ihre Gesamtheit wird als Darmepithel bezeichnet. Die Energie für ihre Stoffwechselaufgaben beziehen die Darmzellen teils aus der Blutbahn, teils über kurzkettige Fettsäuren, welche von den Darmbakterien gebildet werden.

Das Darmepithel ist einem ständigen Abbau- und Regenerationsprozess unterworfen. Neue Zellen bilden sich an der Basis der Zotten. Sie wandern langsam Richtung Zottenspitze, reifen auf dem Weg dorthin aus und erfüllen ihre Aufgaben. Nach 24 Stunden kommen sie an der Zottenspitze an, werden abgestoßen und fallen selbst der Verdauung anheim.

Ins Epithel eingelagert sind spezialisierte Zellen, welche einen Schleimfilm absondern.

Außen liegt dem Darm als dritte Schicht ein schmaler Saum Bindegewebe an, überzogen von einer spiegelglatten, feuchten Schleimhaut (Serosa). Sie gewährleistet die gute Verschieblichkeit des Darmes im Bauchraum und das reibungsarme aneinander Vorbeigleiten der Darmschlingen.

Der Darm ist mit der hinteren Bauchwand durch eine schmale Gewebsbrücke verbunden, die Radix mesenterii oder Mesenterialwurzel. In dieser Gewebsbrücke verlaufen Lymphbahnen und Blutgefäße. Über sie werden die aufgenommenen Nährstoffe vom Darm abgeleitet.

Darmentleerung

Die Darmentleerung kann willkürlich eingeleitet werden. Vor dem ungewollten Stuhlabgang (Inkontinenz) schützen ein Schließmuskel (sphincter ani) und ein venöser Schwellkörper. Außerdem ist der Darm im Stehen und Sitzen abgeknickt, was die Abdichtung unterstützt. Anziehen der Beine (Kauerhaltung) hebt diesen Knick auf, wodurch der Stuhlgang erleichtert wird.

Die Dehnung des letzten Dickdarmabschnittes bewirkt den Stuhldrang.

Sensible Nervenendigungen in der Enddarmwand können bei der Entleerung genau zwischen Gasen und Stuhl unterscheiden.

Ein gesunder Stuhlgang benötigt nicht länger als zehn Sekunden.

Darmbarriere

Der Darminhalt ist potenziell lebensgefährlich. Nur die Nährstoffe dürfen aus dem Darminneren in den Körper übertreten. Die im Speisebrei vorhandenen Verdauungsenzyme sind in der Lage, die Darmwand anzugreifen. Größere Nahrungskomplexe, vor allem Eiweißbruchstücke, und Darmbakterien dürfen nicht ins Innere der Darmwand eindringen. Um sich zu schützen, verfügt der Darm über mehrere Abwehrketten. Die Oberfläche wird von einem Schleimfilm überzogen. Nützliche Darmbakterien unterstützen die Schleimbildung. Sie bilden einen Biofilm auf der Darmoberfläche und wirken als weiterer Schutzwall gegen schädliche Keime.

In den Schleim werden ständig antimikrobielle Abwehrstoffe ausgeschieden, teils ungerichtet, teils gezielt gegen einzelne Bakterienarten. Dafür befindet sich eine ganze Armada von Immunzellen innerhalb der Darmschleimhaut.

Zwischen den Darmepithelzellen bestehen dichte Verbindungen, welche normalerweise den Übertritt von Substanzen an den Zellen vorbei verhindern. Diese Zellverbindungen können undicht werden (leaky gut syndrom).

Falls doch unerwünschte Substanzen den Weg durch alle Barrieren ins Innere der Darmschleimhaut finden, so erfolgt eine gezielte Abwehrreaktion durch die bereits erwähnten Immunzellen.

Die Bedeutung der Darmflora

Kaum ein medizinisches Gebiet wird in unserer Zeit weltweit so intensiv erforscht wie die Darmflora.

Es war bis vor kurzem noch völlig unbekannt, wie artenreich die Bakterien in unserem Darm sind. Die allermeisten Darmbakterien (99%) sind auf eine sauerstofffreie Umgebung angewiesen, sie sind anaerob. Sobald sie aus dem Darm hinausgelangen, sterben sie ab. Sie lassen sich nicht mit den üblichen Labormethoden züchten.

Erst mit den modernen technischen Möglichkeiten der Genanalyse konnte die Existenz der meisten Darmbakterienarten erstmals nachgewiesen werden. Im Jahr 2008 wurde das „human microbiome project" gestartet mit dem Ziel, das Mikrobiom, also die Gesamtheit aller Darmbakterien, genetisch zu analysieren.

Es wurde festgestellt, dass es statt der etwa 40 bisher bekannten Darmbakterienarten etwa 1.000 verschiedene Spezies gibt, jeweils mit vielen Subtypen. Die Gesamtheit aller Gene des Mikrobioms wird auf 8 Millionen geschätzt. Damit ist in der Darmflora fast 400mal mehr Erbinformation gespeichert als in den menschlichen Genen.

Jedes dieser 8 Millionen Gene steht für ein bakterielles Protein. Jedes dieser Proteine hat mindestens eine Funktion. Die Effekte all dieser bakteriellen Stoffwechselprodukte auf den menschlichen Organismus sind noch weitgehend unbekannt. Es handelt sich um symbiotische Wechselwirkungen, die sich vom Anbeginn der Evolution bis in die Jetztzeit entwickelt haben.

Die Gesamtheit aller von der Darmflora gebildeten Stoffwechselprodukte nennt man das Metaboliom. Mikrobiom und Metaboliom werden von der modernen Medizin aufgrund ihrer immensen Bedeutung inzwischen als eigenständiges Organ aufgefasst.

Die Besiedlung des Darmes erfolgt über Scheidenbakterien der Mutter während des Geburtsvorganges. Bei der Kaiserschnittentbindung fehlt diese natürliche Übertragung in den Mundraum des Neugeborenen.

Lebt das Neugeborene dann in einer ursprünglich - natürlichen Umwelt, so entwickelt sich die Ansiedlung der wichtigsten Keime binnen sechs Wochen. Das Aufwachsen unter westlich – steriler Hygiene verzögert diesen Vorgang auf etwa drei Jahre, korrelierbar mit einem vermehrten Auftreten allergischer Erkrankungen.

Während die Menschen unter einfachen Lebensbedingungen in freier Natur eine Vielfalt von 1000 Bakterienarten im Darm entwickeln, kommen sie in westlicher Kultur nur auf maximal 500.

Die Darmflora reift in den ersten 25 Lebensjahren weiter aus und erreicht dann ihre maximale Vielfalt. Unmittelbar vor dem Ableben eines Menschen erfolgt ein rapider Rückgang der Diversität.

Der Hauptteil der Darmbakterien befindet sich im Dickdarm. Aber auch der Dünndarm ist mikrobiell besiedelt. Die Überwucherung des letzten Dünndarmabschnittes mit Dickdarmbakterien ist ein wichtiger Faktor in der Entstehung der Enteropathie und führt nicht selten zu Schmerzen im rechten Unterbauch.

Die bisher bekannten Aufgaben der günstigen Darmflora sind:

- Wechselwirkung mit dem Immunsystem
- Entzündungshemmung
- Entgiftung von körperfremden Stoffen
- Versorgung mit Vitaminen
- Unterstützung bei der Verdauung
- Anregung der Darmperistaltik
- Förderung der Schleimbildung
- Energiegewinnung
- Ernährung der Darmzellen

Die Darmbakterien leben im Wesentlichen von dem, was wir mit unseren Verdauungsenzymen nicht verwerten können. Das sind vor allem Zellulose und andere Zuckerverbindungen in pflanzlichen Fasern und Zellwänden, also Ballaststoffe.

Von den Abbauprodukten leben nicht nur die Darmbakterien. Einen Teil stellen sie für den Menschen zur Verfügung. Kurzkettige Fettsäuren (Buttersäure, Propionsäure) ernähren die Darmepithelien. Zucker aus dem bakteriellen Stoffwechsel kann in die Blutbahn aufgenommen werden.

Vor allem eine Bakteriengruppe, die Firmicutes, ist in der Lage, Zellulose abzubauen. Menschen mit einer hohen Anzahl an Firmicutes kommen sehr gut mit Rohkost und Salaten zurecht. Sie müssen die Rohkostportionen allerdings in der Kalorienbilanz berücksichtigen. Ein Salat kann ihnen genauso viele Kalorien bescheren wie ein Tiramisu und zum Dickmacher werden.

Die Gewinnung kurzkettiger Fettsäuren erfolgt wesentlich durch eine Bakterienart namens Faecalibacterium prausnitzii. Neben der Ernährung der Darmzellen stabilisiert sie die Darmbarriere und fördert das Immunsystem.

Der Keim Akkermansia muciniphila zersetzt den Schleimfilm und regt dadurch die Bildung von neuem Schleim an. Die Darmbarriere und der Nährstofftransit zu den Darmzellen bessern sich. Akkermansia ernährt sich von Schleim. Das gründliche Einspeicheln der Nahrung unterstützt sein Wachstum.

Eine weitere nützliche Bakterienart sind die schon länger bekannten Lakto- und Bifidobakterien. Sie werden bei der Fermentierung von Milchprodukten eingesetzt und sind Bestandteil vieler handelsüblicher Präparate zur Förderung der Darmflora.

Bifidobakterien lassen das Immunsystem in den ersten Lebensjahren ausreifen und stabilisieren später das Immungleichgewicht. Sie produzieren Vitamine und antioxidative Substanzen, fördern die Darmbarriere und schützen vor schädlichen Keimen.

Zum Problem wird der Stoffwechsel der Darmflora, wenn infolge schlechter Verdauung Zucker und andere Nahrungsbestandteile in den letzten Dünndarmabschnitt und in den Dickdarm gelangen.

Dann kommt es dort zu massiven Gärungs- und Fäulnisprozessen mit erheblichem krankmachendem Potential.

Viele Krankheiten gehen regelhaft mit bestimmten Änderungen der Darmflora einher. Darunter sind Erkrankungen, die niemand a priori mit dem Darm in Bezug bringen würde, wie beispielsweise Autismus, Demenz, Schizophrenie, Depressionen, Epilepsie. Auch die plötzliche Hinfälligkeit sehr betagter und vormals noch rüstiger Menschen ist mit Veränderungen der Darmflora korreliert.

Die Darmflora wirkt bis hinauf in die Psyche. In Versuchen mit Mäusen konnte gezeigt werden, dass eine Änderung des Mikrobioms sich direkt auf das Essverhalten und auf das Körpergewicht auswirkt. Möglicherweise werden aus der Erforschung des Mikrobioms und der von ihnen gebildeten Stoffwechselprodukte neuartige Therapien entwickelt. Die Medizin steht hier noch ganz am Anfang eines völlig neuen Weges.

Wenn der Darm durchhängt: das Enteropathiesyndrom

Die moderne Medizin nach F.X. Mayr befasst sich mit der Funktionsstörung des Darmes und ihren weit reichenden, vielfältigen Folgen für den gesamten menschlichen Körper.

Wir bezeichnen die funktionelle Erkrankung des Darmes und das Vorliegen von Folgestörungen in anderen Organsystemen mit dem Begriff „Enteropathiesyndrom".

Die wesentlichen Ursachen der Enteropathie wurden von Mayr und seinen Schülern in den „Kardinalfehlern der Ernährung" erkannt und beschrieben. Daneben gibt es weitere, nicht immer mit der Ernährung zusammenhängende Faktoren, die den Darm schädigen können.

Kardinalfehler der Ernährung

- Zu oft
- Zu viel
- Zu schnell
- Zu gestresst
- Zu schlecht gekaut
- Zu spät abends
- Individuell unverträgliche Kost und Zubereitung

Zu oft

Zwei bis drei Mahlzeiten pro Tag genügen, um unseren Organismus mit allen erforderlichen Nährstoffen zu versorgen. Nur bei Stoffwechselstörungen wie der Zuckerkrankheit (Diabetes mellitus) kann eine häufigere Nahrungszufuhr notwendig sein.

Zwischen den Mahlzeiten sollten 3 - 5 Stunden Pause liegen, zwischen Abendbrot und Frühstück mindestens 12 Stunden.

Wer es schafft, mit zwei Mahlzeiten am Tag hinzukommen und eine 16stündige kalorienfreie Pause über Nacht einzuhalten, kann damit erste positive Fasteneffekte auf die Regenerationsprozesse im Körper erzielen.

Verspüren wir zwischen den Mahlzeiten Heißhunger, ist dies bereits ein Zeichen einer unnatürlich überschießenden Insulinproduktion, also einer Regulationsstörung. Diese ist nicht angeboren, sondern wird antrainiert – durch kohlenhydratreiche Zwischenmahlzeiten (z.B. Müsliriegel).

Wichtig ist die ausreichende Trinkmenge. Oft wird Durst mit Heißhunger verwechselt, und statt zu trinken wird gegessen.

Zu viel

Satt sein heißt nicht voll sein. Viele Menschen haben es verlernt, das Gefühl des Sattseins wahrzunehmen. Sie verwechseln es mit dem Gefühl der Überfüllung. Gegessen wird, bis nichts mehr hineinpasst.

Der allgemeine „supersize me" – Trend und die übergroßen Portionen in Restaurants fördern dieses Verhalten. Für den Energie- und Nährstoffbedarf des Erwachsenen genügen Portionsgrößen, die üblicherweise als Kinder- oder Seniorenteller gereicht werden.

Es ist eine elementare Selbsterfahrung des Mayr - Patienten, mit wie wenig an Essen das Sättigkeitsgefühl erzeugt werden kann, wenn es richtig gegessen wird.

Ein wichtiges Ziel der Kauschulung in der Mayr-Therapie ist es, den Sättigkeitsreflex wieder zu aktivieren und wahrzunehmen.

Alles, was wir über den Sättigkeitspunkt hinaus überschüssig essen, wird entweder in den Depots des Körpers gespeichert. Oder es wird aus dem Darm gar nicht aufgenommen und dient nur noch der Mast unserer Darmbakterien. Diese zersetzen die überschüssige Nahrung, wobei neben den als Blähungen unangenehm wahrgenommenen Gasen eine Vielzahl von Giftstoffen entsteht, die den Darm schädigen, ins Blut übertreten und über die Blutbahn alle anderen Organe negativ beeinflussen.

Zu schnell

Gut gekaut ist halb verdaut, sagt schon der Volksmund. Vieles von dem, was die Mayr - Medizin vermittelt, wissen wir eigentlich schon lange. Wir halten uns nur nicht daran.

Wir sollen uns für das Mahl Zeit nehmen. Nur durch langsames Essen und gründliches Kauen wird die Nahrung im Mundraum ausreichend zerkleinert. Außerdem werden nur so die Speicheldrüsen im Mund vollständig entleert. Dies dient der Anfeuchtung des eingenommenen Bissens und führt zu einer Vorverdauung im Mundraum. Aus der Stärke in der Nahrung wird Zucker. Dieser Effekt wird spürbar, wenn man einen Bissen Brot sehr lange kaut: plötzlich schmeckt es süß.

Die Aktivierung der Speicheldrüsen löst über Nervenreflexe eine Aktivierung der Verdauungsdrüsen im Bauchraum aus. Auf diese Weise ist der Darm für die Aufnahme und optimale Verarbeitung des Gegessenen bereits vorbereitet.

Zu gestresst

Unter Zeitdruck, gehetzt von Gedanken über berufliche oder private Probleme, verkommt die Mahlzeit zu einer lästigen biologischen Notwendigkeit, die hastig und nebenbei erledigt wird.

Auch die „Geschäftsessen" erzwingen eine ungesunde Essweise unter Ablenkung und im Stress.

Stress jeder Art aktiviert das sympathische Nervensystem, welches uns gut auf Kampf oder Flucht vorbereitet. Den Verdauungstrakt jedoch bremst es in seiner Funktion und drosselt die Durchblutung des Darmes.

Um langsam zu essen, gründlich zu kauen, das Sättigkeitsgefühl wahrzunehmen und nach dem Essen gut zu verdauen, bedarf es einer ruhigen, angenehmen Umgebung und einer positiven, heiter - gelassenen Grundstimmung. Die mindestens einstündige Siesta nach der Hauptmahlzeit ist ein sehr empfehlenswerter Brauch. Sie fördert den Parasympathikus, unser Anti - Stress - System. Der Parasympathikus macht schläfrig und aktiviert den Verdauungstrakt.

Zu spät abends

„Der Darm steht mit den Hühnern auf und geht mit den Hühnern schlafen"
F.X. Mayr

Wie die meisten biologischen Prozesse in unserem Körper, unterliegt auch die Darmfunktion einem 24stündigen Biorhythmus. Die Verdauungsleistung hat vormittags ein Optimum und nimmt dann zum Abend hin ab.

Nachts ist sie am schlechtesten.

So kommt es, dass wir schwer verdauliche Nahrungsmittel mittags noch einigermaßen bewältigen.

Spät gegessen, liegen sie über Nacht wie ein Stein im Darm und lassen uns schlecht schlafen.
Nach 19 Uhr sollte im Idealfall gar nichts mehr gegessen werden.
Leider sind viele Menschen berufsbedingt gezwungen, ihre Hauptmahlzeit spät zu sich zu nehmen. Wir müssen mit Kompromissen leben, bei der Nahrungsauswahl wie bei dem Essenszeitpunkt.
Das Nachtessen sollte aber möglichst bekömmlich sein, frei von Rohkost, ballaststoffarm, schonend zubereitet und leicht verdaulich.
Die Biorhythmen sind nicht fest verankert. Sie lassen sich umprogrammieren, wie am Beispiel der mediterranen Länder zu sehen ist. Hier wird das Hauptgericht erst gegen 21 Uhr in Angriff genommen, und diese Menschen sind trotzdem oft verdauungsgesünder als die Nordeuropäer.
Aber im mediterranen Lebensraum wird regelmäßig und von Kind auf spät gegessen. Das Frühstück ist sehr sparsam und wird erst vormittags eingenommen. So ist die ausreichende Fastenzeit von etwa 12 Stunden über Nacht trotz der späten Hauptmahlzeit gewährleistet.
Am wenigsten zuträglich für den Darm ist der ständige zeitliche Wechsel der Hauptmahlzeit, mal mittags, mal spät abends.

Individuell unverträgliche Kost und Zubereitung

*„Was dem Schmied bekommt,
das zerreißt den Schneider"*
F.X. Mayr

Schon Mayr hat erkannt, dass es keine allgemeingültigen Ernährungsempfehlungen gibt. Zu verschieden ist die angeborene Verdauungsleistung von Mensch zu Mensch. Mayr entwirft das Bild eines stämmigen, vitalen Schmieds, der ohne Weiteres ein halbes Rind verspeisen kann. Der Gegensatz dazu ist der zwirnfadendürre Schneider.

Er krümmt sich bereits mit Magenschmerzen über der Stuhllehne, wenn er sich ärgert oder ins kalte Wasser fällt – siehe Max und Moritz. Wobei wir von W. Busch bei gleicher Gelegenheit auch bereits etwas über die wohltuende Wirkung des Wärmewickels auf den Verdauungstrakt lernen können, hier etwas rabiat in Form des heißen Bügeleisens angewendet.
Was gegessen wird, muss der persönlichen Verdauungsleistung entsprechend bekömmlich sein. Um erkennen zu können, was uns bekommt, hat die Natur uns ursprünglich mit einem gesunden Instinkt, einem Bauchgefühl ausgestattet. Jedes Lebewesen in der freien Natur erkennt instinktiv, was ihm an Nahrung zuträglich ist, andernfalls wäre es nicht lange überlebensfähig.
Durch ständigen schädlichen Gebrauch von Nahrungsmitteln ist dieses Bauchgefühl bei den meisten Menschen leider gleichsam narkotisiert. Es ist ein häufiges Phänomen der Mayr - Therapie, dass es dem Bauch bei den Patienten nach einigen Behandlungstagen schlechter zu gehen scheint als zuvor, obwohl sich die objektivierbaren Befunde bereits gebessert haben. Oft betrifft es diejenigen, welche bei der Aufnahmeuntersuchung berichtet haben, sie könnten „alles essen", die Verdauung wäre somit überhaupt kein Problem. Bei ihnen wacht der Bauch aus der oft langjährigen Betäubung auf und fängt wieder an zu signalisieren, wie schlecht es ihm geht – ein erster Schritt in Richtung Gesundung.

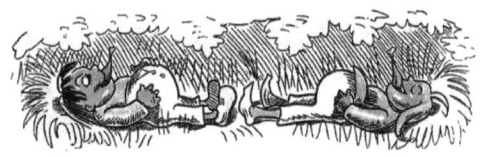

Zu viel, zu schnell, zu schlecht gekaut

Zuviel pflanzliche Rohkost

„Gesunde Ernährung": ein Korb voller Obst, Blattsalat, Möhren, Radieschen, Lauchstangen, Getreideähren, Maiskolben und Paprikaschoten?
Diese Nahrungsmittel sind ambivalent.
Sie sind gesund, weil sie lebenswichtige Vitamine, Ballaststoffe, Mineralien und Spurenelemente enthalten. Und unsere Darmflora ist auf vielseitige und naturbelassene, faser- und ballaststoffreiche, gern auch vergorene Rohkost als Nahrungsquelle angewiesen.
Aber sie sind zugleich ungesund, weil pflanzliche Rohkost im Übermaß schädlich ist. Es kommt zu ausgeprägten Gärungsprozessen, was zur Entstehung von giftigen Substanzen führt.
Wenn ein Patient berichtet, er würde nachts gegen drei mit einem Katergefühl, einem sauren Geschmack, Aufstoßen und einem geblähten Bauch aufwachen, liegt es oft an der Rohkostplatte und der Salatschüssel zum Abendbrot.
Ein Grasbüschel oder ein Blatt können bei Herannahen eines Fressfeindes ihre Wurzeln nicht aus dem Erdreich ziehen oder vom Baum springen und wegrennen. Sie mussten andere Mechanismen entwickeln, um sich vor dem Gefressenwerden zu schützen.
Ihre Geheimwaffe heißt Unbekömmlichkeit. Wer mich frisst, soll leiden, lautet die Überlebensstrategie. Und so entwickelten die Pflanzen zur Abwehr Stacheln, Nesseln und harte Zellwände, die allen Verdauungsenzymen trotzen sollen. Und sie lagerten Giftstoffe ein, die im besten Fall nur scheußlich bitter schmecken und Bauchschmerzen machen, im ungünstigeren Fall tödlich sind.
Und nun schauen wir uns die Gegenmaßnahmen eines typischen Pflanzenfressers an, einer Kuh beispielsweise. Sie kaut den ganzen Tag und schont sich ansonsten. Eigentlich sollte sie zum Wappentier der Mayrmedizin gekürt werden. Sie besitzt drei Mägen. Sie verfügt über ein spezielles Verdauungsenzym zum Aufbrechen der pflanzlichen Zellwände, die Zellulase. Der bittere Geschmack aktiviert die Verdauungsdrüsen.
Damit nicht genug, würgt sie das Verdaute wieder hoch und schleust es ein weiteres Mal in den Verdauungstrakt ein, was wir als Wiederkäuen bezeichnen. Nur so schafft sie es, sich von Rohkost zu ernähren. Menschen haben weder drei Mägen noch die Zellulase. Das Hochwürgen von Gegessenem ist ebenfalls nicht vorgesehen.
Vor dem Hintergrund dieses Wissens erscheint es unverständlich, warum immer wieder pflanzliche Rohkost als Hauptnahrungsquelle für eine gesunde Lebensweise propagiert wird.
Rohkostvegetarier haben oft ein sehr ausgeprägtes Enteropathiesyndrom, was schon F.X. Mayr bekannt war. Er erkannte sie bereits beim ersten Anblick an den Gärungsbäuchen, der Körperhaltung, der blauroten „Säufernase" von den Gärungsalkoholen, den Mangel- und Übersäuerungszeichen und verblüffte sie mit der Begrüßung: „Ach, wieder so ein armer Rohköstler."
Pflanzliche Rohkost ist wichtig - aber auch hier gilt: die Dosis macht das Gift. Der größere Teil der pflanzlichen Nahrung sollte zubereitet werden.
Durch schonendes Erhitzen werden die pflanzlichen Zellwände zerstört. Gemüse ist erst dann bekömmlich, wenn es beim Hineinbeißen nicht mehr zwischen den Zähnen kracht. Insofern ist die al dente - Küchentechnik nicht zu empfehlen. So zubereitete Gemüse sind noch zu roh.
Zu intensives Kochen wiederum zerstört viele Vitamine. Die optimale Zubereitung dauert so lange, bis das Gemüse eben weich wird.
Getreidekörner werden erst durch das Zermahlen verdaubar.
Während der Mayr - Therapie gibt es wegen der schweren Verdaubarkeit keinerlei Rohkost. Auch Obst- und Gemüsesäfte oder Smoothies sind nicht erlaubt, weil sie noch zu große Mengen an intakten Pflanzenfasern enthalten. In welchen Mengen und zu welchen Zeiten Obst, Rohkost und Ballaststoffe

außerhalb der Mayr-Therapie zuträglich sind, kann nicht verallgemeinert werden. Jeder Einzelne muss das für sich selbst herausfinden.
Die Fähigkeit des Darms, mit Rohkost fertigzuwerden, ist abhängig von der individuellen Zusammensetzung der Darmflora, dem sogenannten Enterotyp. Der Enterotyp jedes Menschen bildet sich in den ersten Lebensjahren und lässt sich nur in Grenzen beeinflussen.

Weitere Schädigungsmechanismen
Mayr sah die krankmachenden Faktoren vor allem in einer falschen Esskultur: zu viel, zu oft, zu schnell gegessen, zu schlecht gekaut, zu spät abends. Bei der Nahrungszusammensetzung benannte Mayr das Rohkostproblem. Heute wissen wir von einer Vielzahl weiterer schädlicher Nahrungsmittelbestandteile und -zusätze, die zu Mayrs Zeit noch unbekannt waren. Gluten im Übermaß kann die Darmbarriere zerstören. Bestimmte Zucker und Zuckeralkohole wie Fruktose, Laktose und Sorbit können zu Gärungsproblemen führen, ebenso wie Geschmacksverstärker, Weichmacher und Emulgatoren.
Weizenkörner enthalten Amylase-Tryptase-Inhibitoren (ATI), ein natürliches Insektizid. Es hemmt den Eiweißabbau und aktiviert Entzündungen.
Viele Medikamente schädigen die Darmwand und die Darmbakterien, beispielsweise Schmerzmittel, Entzündungshemmer und Antibiotika. Giftstoffe aus der Umwelt reichern sich in Nahrungsmitteln an.
Hierbei ist es nicht die einzelne Ess-Sünde oder die einzelne schädliche Substanz, die den Darm in Mitleidenschaft zieht. Im Gegenteil ist der Darm eigentlich ein sehr robustes und geduldiges Organ, das Essfehler und Schadstoffe relativ gut wegstecken kann. Erst die Summe vieler und über längere Zeit wiederholter Schädigungen führt zum Enteropathiesyndrom.

Ist dieses Syndrom jedoch erst einmal eingetreten, dann verliert der Darm zunehmend die Fähigkeit, Störfaktoren auszuregulieren.
Und die negativen Auswirkungen der Darmstörung auf andere Organsysteme können wiederum zur Ursache einer weiteren Darmschädigung werden. Ein Teufelskreis hat sich geschlossen.
Auch psychische Faktoren spielen eine wichtige Rolle für die Entstehung der Enteropathie. Hier sind vor allem die allgemeine Überflutung mit Negativreizen, der berufliche und private Stress, Unsicherheit in der Lebensplanung und uneingestandene Lebensängste zu nennen, die unser Dasein mehr oder weniger belasten und uns auf den Bauch schlagen.
Zusammenhänge zwischen der psychischen Befindlichkeit und der Darmfunktion sind jedem bekannt, der einmal in einer angstbesetzten Prüfungssituation Durchfall bekam.
Der Bauchraum ist auch ein Projektionsfeld psychosomatischer Störungen.
Es ist ein Ziel der Mayr-Therapie, den Darm wieder in einen Zustand größerer Widerstandskraft und Robustheit zu versetzen. Seine Fähigkeit, auch mit nicht optimaler Ernährung umzugehen und sie zu verkraften, wird durch eine ausreichend lange Phase der Schonung und Säuberung wiederhergestellt.
Oft kann die Mayr-Therapie erst dann nachhaltig wirken, wenn in der gesamten Lebensführung der Weg zur gesunden Mitte, zu mehr Ruhe, Gelassenheit und Genussfähigkeit beschritten wird.
Gerade die stationäre Behandlung in einer möglichst reizarmen, monotonen und doch angenehmen Umgebung, weit entfernt vom gewohnten persönlichen und beruflichen Umfeld, schafft für manch einen Betroffenen die nötige Distanz. Jetzt erst gelingt es, über viele Dinge nachzudenken, Probleme zu erkennen und im vertrauensvollen Dialog mit dem Mayr-Arzt Wege zu ihrer Lösung zu finden.

Darmveränderungen beim Enteropathiesyndrom

Der Darm vergrößert sich

Im Zuge der Enteropathie kommt es zu einer Erschlaffung der Darmmuskulatur. Der Durchmesser und die Länge des Darmes nehmen zu. Aufgrund der Größe des Organs summieren sich diese Veränderungen zu einer deutlich erkennbaren Gesamtvolumenzunahme des Organpaketes.

Die Volumenzunahme ist mit einer Vermehrung des Darminhalts verbunden.

Der vergrößerte Darm braucht mehr Platz im Körper. Nach hinten kann er sich nur in geringem Maße durch eine Haltungsänderung der Wirbelsäule ausdehnen. Die Rückwand des Bauchraumes ist wenig flexibel. Sie wird von den knöchernen Wirbelkörpern und den kräftigen Rückenmuskeln gebildet.

Somit gibt es drei Hauptrichtungen für die Größenzunahme: nach vorne, nach oben und nach unten.

Die Vergrößerung nach vorne ist am augenfälligsten, denn sie führt zu einer oft eindrucksvollen Vorwölbung der Bauchdecken. Beim Gasbauch ist die Vorwölbung vor allem oberhalb des Bauchnabels sichtbar. Beim Kotbauch ist sie unterhalb des Bauchnabels am ausgeprägtesten.

Die Bezeichnungen stammen von F.X. Mayr. Seine Vorstellung war, dass von Gasen aufgetriebene Darmanteile leichter sind und folglich nach oben steigen. Mit Flüssigkeit und Altlasten aus Kot gefüllte Darmschlingen sind schwerer und sinken nach unten.

Meistens finden sich Mischformen.

Gewöhnlich wird eine Bauchgrößenzunahme mit einer Vermehrung von Fettgewebe beim Übergewicht in Zusammenhang gebracht. Wer einen großen Bauch vor sich herträgt, der sei zu dick und müsse auf Diät. Jedoch gibt es auch Normal- und Untergewichtige mit massiv vergrößertem Bauch.

In Rückenlage kann man leicht differenzieren, welcher Anteil am großen Bauch auf Fettgewebe, und welcher auf eine Darmgrößenzunahme zurückzuführen ist. Das Fett befindet sich im Wesentlichen in den Weichteilen der Bauchdecken und sinkt in Rückenlage, der Schwerkraft folgend, zur Liege hin ab. Was sich dann weiterhin zwischen Rippenbögen und Beckenkämmen deckenwärts vorwölbt und der Schwerkraft zu trotzen scheint, ist der vergrößerte Darm im Inneren.

Die Vergrößerung nach oben führt zu einem Höhertreten des Zwerchfells, was zur Beeinträchtigung der Organe im Brustraum und zu einer vermehrten Belastung der Schulter-, Nacken- und der Brustwandmuskulatur führt.

Die Vergrößerung nach unten drängt auf die Beckenorgane und den Beckenboden. Die Folge kann eine Beckenbodensenkung sein. Sie wird zur Quelle gynäkologischer, urologischer und orthopädischer Beschwerden.

Die Bauchgrößenzunahme erzwingt eine Veränderung der gesamten Körperhaltung, damit der Betroffene weiterhin auf seinen relativ kleinen Füßen das Gleichgewicht halten kann. Diese Haltungsänderungen führen durch eine Fehlbelastung der Muskulatur zu vielfältigen orthopädischen Beschwerden im Bereich der Wirbelsäule, der Schulter - Nackenregion und der Gelenke bis hin zu den Füßen.

Darmbeschwerden

Beim Enteropathiesyndrom stehen nicht immer Bauchschmerzen im Vordergrund. Darauf angesprochen, äußern selbst Patienten mit massiv vergrößertem Bauch vielmehr häufig, sie hätten gar keine Bauchbeschwerden, auch der Stuhlgang erfolge regelmäßig. Folglich müsse der Darm in Ordnung sein.

Wenn überhaupt Symptome von Seiten des gestörten Darmes auftreten, so äußern sie sich oft nur als leichtes Unwohlsein, Völlegefühl, Druckgefühl, starke Müdigkeit nach dem Essen, Aufstoßen, Appetitstörung, unregelmäßiges Stuhlverhalten oder Blähungen.

Die Allgemeinmedizin fasst diese Beschwerden unter dem Begriff „Reizdarm" (Colon irritabile) zusammen.

Akute heftige Schmerzen sind die Ausnahme. Sie können durch eine gereizte Ileocoekalklappe auftreten. Die Symptome gleichen denen der Blinddarmentzündung (Appendicitis), und die Differentialdiagnose gelingt in manchen Fällen nur durch Aufschneiden des Bauches.

Wie häufig der Schmerz durch ein Ileocoecalklappensyndrom und nicht durch eine Appendizitis verursacht wird, zeigt die Aufarbeitung des Operationsmaterials in der Pathologie. Eigenen Beobachtungen zufolge waren etwa 30% der entfernten Wurmfortsätze völlig gesund.

Auch die Beschwerden, welche wir als Seitenstechen bezeichnen, können durch das Enteropathiesyndrom entstehen.

Das Seitenstechen ist meist unter dem linken Rippenbogen lokalisiert. Hier knickt der quer verlaufende Dickdarmabschnitt in den absteigenden Dickdarm um.

Beim Enteropathiesyndrom ist diese Knickstelle besonders ausgeprägt, weil der erschlaffte, quer verlaufende Dickdarm wie eine schlecht gespannte Wäscheleine durchhängt. An dem Knick kommt es zum Rückstau von Darminhalt. Dieser Rückstau löst das Seitenstechen aus.

Rechtsseitig ist die Gefahr einer Stuhlblockade durch Abknickung geringer, weil der Dickdarm hier beweglicher ist. Linksseitig ist er am Ort der Knickbildung mit einem Halteband in der Umgebung fixiert.

Die Selbstbehandlungsmethode besteht in tiefem Ausatmen. Das hochtretende Zwerchfell zieht den quer verlaufenden Dickdarm nach oben, der Knickwinkel reduziert sich, und der Stau kann sich lösen.

Magenbeschwerden

Neben Beschwerden von Seiten des Darmes führen die Kardinalfehler der Ernährung auch zu Störungen des Magens.

Bei hastigem Essen großer Mengen schlecht gekauter Nahrungsmittel kommt es zu einer Überfrachtung des Magens. Der Magen versucht, sich rasch zu entleeren, und gibt größere Portionen von Speisebrei in den Dünndarm ab. Der erste Abschnitt des Dünndarmes, der Zwölffingerdarm, ist jedoch sehr säureempfindlich. Das rasche Anfluten von saurem Mageninhalt reizt ihn und führt zu einem reflektorischen Verschluss des Magenausgangs. Wenn der überfrachtete Magen sich nun weiter entlasten möchte, bleibt ihm hierfür nur ein Weg übrig: in umgekehrter Richtung zurück nach oben, in die Speiseröhre. Erste spürbare Folge ist das gehäufte Aufstoßen.

Wird hierbei nicht nur die oben liegende Gasblase, sondern auch flüssiger Mageninhalt in die Speiseröhre befördert, so kommt es zu saurem Aufstoßen, zu Sodbrennen als Zeichen der Säureverätzung in der Speiseröhre bis hin zum Erbrechen.

Selbst das nächtliche Schnarchen ist eine mögliche Folge des Rückflusses von saurem Mageninhalt nach oben. Er kann an die Stimmbänder gelangen und sie verätzen. Diese Stimmbandschädigung führt zu Heiserkeit, häufigem Räuspern und vermehrtem Schnarchen.

Der Darm verliert die optimale Verdauungsfähigkeit

Der Transport des Speisebreis erfolgt aktiv durch die Darmperistaltik. Beim gesunden Darm beträgt die Passagezeit zwischen Nahrungsaufnahme und -ausscheidung etwa acht bis maximal 24 Stunden. Das genügt, um alle Nährstoffe zu verdauen und aufzunehmen. Und die nicht aufgenommenen Bestandteile haben in dieser kurzen Zeitspanne kaum Gelegenheit, sich auf negative Art und Weise chemisch zu zersetzen.

Beim geschädigten, vergrößerten Darm ist die Wandmuskulatur erschlafft. Die Peristaltik ist erheblich abgeschwächt. Der Vorwärtstransport des Speisebreis erfolgt im Wesentlichen passiv durch das Nachschieben von oben. Dadurch kann die Verweildauer des Gegessenen im Darm mehrere Tage betragen.

Man stelle sich einmal vor, ein püriertes Gericht aus Fleisch mit Beilagen würde bei 37 Grad einige Tage in einer wasserdampfgesättigten, luft- und lichtdichten Kammer stehen. Es braucht nicht viel Phantasie, um sich vorzustellen, wie das Gegessene nach dieser Zeit aussieht und riecht.

Dieselben chemischen Zersetzungsprozesse finden im geschädigten Darm statt. Statt rasch und hochwertig zu verdauen, wird er zum Kompostierwerk und Biogasreaktor.

Eiweiße fallen der Fäulnis anheim. Hierbei entstehen neben übelriechenden, blähenden Gasen hochgiftige Substanzen wie Histamin, Putreszin, Indikan, Spermidin, Kadaverin, im Volksmund auch als „Leichengifte" bezeichnet. Sie sind entzündungserregend, ahmen Hormonwirkungen nach, können sogar Krebs verursachen.

Nicht verdaute und nicht in die Blutbahn aufgenommene Kohlenhydrate werden von der Darmflora vergoren. Hierbei bildet sich das Gas Kohlendioxid, welches ebenfalls zu Blähungen führt. Außerdem entsteht Alkohol.

Die Gärung im Darm soll im Extremfall zu Blutalkoholkonzentrationen bis zu vier Promille führen können. Die Bildung von Körpermerkmalen wie beim Alkoholiker ist möglich.

So findet man bei manch fanatischem Rohköstler die gleichen blau-roten „Schnapsnasen", die gleichen kalt- feuchten und bläulichen Hände und Füße sowie Zeichen der Leberbelastung bis hin zur Leberzirrhose. F.X. Mayr sprach vom „endogenen Alkoholiker".

Neben Ethylalkohol bilden sich auch Methanol und langkettige Fuselalkohole. Die chemische Zersetzung stoppt nicht beim Alkohol. Es entstehen Ameisensäure, Formaldehyd, Acetaldehyd, Aceton, Essig, Buttersäure, Propionsäure und andere schädigende Substanzen.

In geringem Maße ist eine Gärung im Darm normal und auch erforderlich. Die Spaltprodukte dienen der Darmflora und auch den körpereigenen Darmzellen als Nährstoffquelle. Die Dosis macht das Gift. In höheren Konzentrationen schädigen sie den Darm, können sowohl zu schmerzhaften entzündlichen Reizungen führen als auch die Darmlähmung verstärken.

Die Schädigung der Darmschleimhaut hemmt die Nährstoffaufnahme, so dass es zu Mangelsymptomen trotz ausreichender Nährstoffzufuhr kommen kann.

Die Veränderung des Darmmilieus führt zu einer Verschlechterung der Darmflora. Krankmachenden Darmerregern wird Vorschub geleistet. Die Artenvielfalt der Darmflora reduziert sich.

Solange das Milieu im Darm nicht in Ordnung ist, kann eine günstige Darmflora durch die Einnahme von Präparaten mit lebenden Darmkeimen nicht wieder regeneriert werden.

Leider bleiben die Giftstoffe aus der Fäulnis und der Gärung nicht im Darm, sondern gelangen auch in die Blutbahn. Auf diesem Weg ziehen sie sämtliche anderen Organsysteme des Körpers in Mitleidenschaft. Müdigkeit, Gereiztheit, Nervosität, Depressionen, Schwindel, Kreislaufbeschwerden, Kopfschmerzen, Schlafstörungen, Schweißausbrüche können die Folge sein, was in der praktischen Medizin oft unter der Verlegenheitsdiagnose „vegetative Dystonie" zusammengefasst wird.

Wenn es dem Körper nicht gelingt, die Giftstoffe auszuscheiden, werden sie in Organen und Geweben eingelagert.

Die Selbstvergiftung aus dem Darm, auch „intestinale Autointoxikation" genannt, kann nicht ernst genug genommen werden. Die Gifte aus dem eigenen Darm wirken bei weitem gesundheitsschädlicher als sämtliche aufgenommenen Gifte aus der Umwelt zusammen.

Die intestinale Autointoxikation ist keine Hypothese, sondern wissenschaftlich erwiesen. Die im Darminneren infolge Fehlverdauung entstandenen Giftstoffe konnten in einer österreichischen Studie gaschromatografisch in der Atemluft nachgewiesen werden.

Der Stuhl wird klebrig

Bereits F.X. Mayr erkannte und beschrieb, dass es bei Tieren ein Zeichen der Verdauungskrankheit ist, wenn ihr Hinterteil stark mit Stuhl verklebt ist.

Die Ausscheidungen eines verdauungsgesunden Lebewesens kleben nicht.

Dies lässt sich auf den Menschen übertragen. Kinder mit intakter Verdauungsfunktion brauchen kaum Toilettenpapier. Ihr Stuhl ist binnen weniger Sekunden abgesetzt, glatt, glänzend, maiskolbenförmig, und er klebt nicht auf der Toilettenschüssel fest.

Beim Enteropathiesyndrom ist die Zeitdauer des Toilettenganges oft erheblich verlängert. Der klebrige Stuhl macht den Gebrauch von größeren Mengen Toilettenpapier erforderlich. Die Klebeintensität erkennt man auch an der Toilettenschüssel, deren Reinigung nach dem Stuhlgang den Einsatz von viel Chemie und Kraftentfaltung an der Toilettenbürste erfordert.

Der Darm wird undicht: leaky gut

Der Stofftransport vom Darminneren in die Blutgefäße erfolgt vermittels spezieller Transportvorrichtungen, großer Molekülkomplexe in der Außenmembran der Darmepithelien, welche wie eine Pumpe die Nährstoffe durch die Darmwand befördern.

Nur teilweise können die von den Verdauungsenzymen in ihre Grundbausteine zerlegten Nahrungsbestandteile auch direkt, einem osmotischen Druckgefälle folgend, vom Darminneren in die Blutbahn gelangen.

Im Zuge der Enteropathie entstehen zwischen den Deckzellen der Darmschleimhaut winzige Lücken. Der Mediziner nennt dieses Phänomen das „leaky gut - Syndrom".

Die Lückenbildung kann durch eine Zerstörung der Zwischenzellbrücken verursacht werden, im Zuge der Fehlverdauung, durch schädliche Bakterien, Alkohol, Umweltgifte oder Medikamente (Entzündungshemmer, Schmerzmittel).

Klebeeiweiße aus Getreide induzieren einen Vorgang, der ebenfalls zum leaky gut führt. Sie werden (irreführend und chemisch nicht korrekt) als Gluten zusammengefasst.

Gluten ist nur schwer verdaubar. Es können trotz enzymatischem Angriff auf das Gluten toxisch wirksame Molekülreste im Dünndarm verbleiben. Dies droht vor allem, wenn der Magen nicht mehr ausreichend Salzsäure bildet, beispielsweise wegen einer Behandlung mit Protonenpumpenhemmern. Schnelles Essen großer Nahrungsmengen mit schlechtem Einspeicheln reduziert ebenfalls die Abbaufähigkeit für Gluten.

Unter Einfluss der Glutenspaltprodukte wird in der Darmschleimhaut ein Botenstoff namens Zonulin ausgeschüttet. Zonulin veranlasst die Darmepithelien, ihre Zellverbindungen zu lösen und auseinanderzurücken.

Die Lücken sind für größere Nahrungsmittelkomplexe und sogar für Darmbakterien passierbar. Beide haben innerhalb der Darmwand nichts zu suchen und führen völlig zu Recht zu einer Abwehrreaktion des Immunsystems. Ein entzündlicher Reizdarm ist geboren.

Die Reaktion des Immunsystems lässt sich im Blutlabor nachweisen. Es finden sich Entzündungsmarker und erhöhte Antikörpermengen, zumeist gegen sehr viele Nahrungsmittelbestandteile gleichzeitig. Das wird dann als Immunstörung oder Allergie fehlinterpretiert und führt oft zu unnötigen Diäten und kostspieligen, überflüssigen Therapien.

Die erhöhten Antikörpertiter sind nur eine Begleiterscheinung des leaky gut – Syndroms und kein Zeichen einer Immunstörung. Sie zeigen vielmehr ein vitales, gut funktionierendes Immunsystem an. Wenn der Darm durch eine Therapie nach F.X. Mayr allmählich ausheilt, so schließen sich die Lücken zwischen den Zellen wieder. Die Laborveränderungen normalisieren sich dann von ganz allein.

Die eingedrungenen Darmbakterien können über die Lymph- und die Blutbahn zu anderen Organen gelangen und sie infizieren. Nierenbeckenentzündungen entstehen beispielsweise zuweilen auf diesem Weg. Und sie können sich in vorgeschädigten Blutgefäßen einnisten, wo sie das Fortschreiten der Arteriosklerose begünstigen.

Die entzündlichen Veränderungen weiten sich vom Darm auf das Gewebe der Mesenterialwurzel aus, sie schwillt an und wird druckempfindlich.

Die entzündlichen Zeichen sind meistens nur unterschwellig. Man spricht auch von der stillen Entzündung, der „silent inflammation". Gleichwohl hat diese „silent inflammation", sofern sie über längere Zeit fortbesteht, erhebliche Auswirkungen auf den Stresslevel und Degenerationsprozesse wie die Gefäßsklerose.

Die Entzündung des Darmes fällt erst bei sehr genauer Betrachtung unter dem Mikroskop auf (daher der Name: „microscopic colitis"). Bei der Darmspiegelung erscheint alles noch gesund.

Zuckerunverträglichkeiten

Infolge der Enteropathie kann die Fähigkeit der Darmzellen, Zucker aufzunehmen, stark reduziert sein. Dies betrifft vor allem Milchzucker (Laktose) und Fruchtzucker (Fruktose). Bereits nach Genuss einer geringen Menge dieser Zucker bleiben sie unverdaut im Darm liegen und gelangen in die tieferen Darmabschnitte. Hier werden sie von den Darmbakterien vergoren. Die Gärungsprodukte führen zu Blähungen, Bauchkrämpfen und Durchfall.

Im Gegensatz zu den seltenen angeborenen Zuckerunverträglichkeiten normalisiert sich die Intoleranz beim Reizdarmsyndrom, sobald eine Ausheilung gelingt. Es ist also kein lebenslanger Verzicht auf Milch- oder Fruchtzucker erforderlich.

Dysbiose

Die Darmflora ist ein sensibles Ökosystem. Egal welche Ursachen die Enteropathie hatte: es kommt immer auch zu einer ungünstigen Verschiebung in der Keimzusammensetzung.

Nur diejenigen Spezies können sich im Darm vermehren, welche gerade die optimalen Wuchsbedingungen vorfinden. Das Abweichen der Darmflora vom Idealzustand heißt Dysbiose.

Neuerdings wird der Fehlbesiedlung des Dünndarms mit eingewanderten Dickdarmerregern (SIBO, „small intestinal bacterial owergrowth") ein großer Stellenwert bei der Enteropathie zugewiesen. Sehr oft ist bei Reizdarmpatienten vor allem der letzte Dünndarmabschnitt, das terminale Ileum, druckempfindlich. Die Überwucherung mit Dickdarmkeimen kann die Vitamin B_{12} - Aufnahme beeinträchtigen und zum Vitaminmangel führen.

Wegen der vielfachen Wechselwirkungen mit dem Darm, dem Immunsystem und anderen Körperfunktionen ist zu erwarten, dass sich die Dysbiose auch an sehr vielen Orten negativ auswirkt. Die Effekte sind noch weitgehend unerforscht.

Krebsgefahr

Beim Enteropathiesyndrom ist die Transportgeschwindigkeit des Stuhls im Darm stark verlangsamt. Der Stuhl bleibt im Dickdarm zu lange liegen. Zersetzungsprozesse führen zur Entstehung von Giftstoffen, welche die Darmwand schädigen.

Das Ausmaß der Schädigung ist nicht an allen Stellen des Darmes gleich. Sie erfolgt vor allem an den

Orten, wo der Darm anatomische Engpässe und Knickstellen aufweist. Hier bleiben Stuhlmassen besonders lange hängen, und die enthaltenen Giftstoffe wirken besonders intensiv auf diese Regionen ein. Genau diese Stellen sind es, an denen das Dickdarmkarzinom am häufigsten wächst.

Biofilme

In der Literatur zur Mayr - Medizin ist oft zu lesen, dass es im Zuge des Enteropathiesyndroms zu haftputzartig festklebenden Stuhlinkrustierungen auf der Darminnenwand kommt. Der Darm sei mit Stuhl – Altlasten verschmutzt wie ein altes, verrußtes Ofenrohr. Der festklebende Dreck hindere den Darm an einer gesunden Verdauung.

Dieses Bild ist anschaulich, aber falsch. Weder im Dünndarm, noch im Dickdarm gibt es an der Darmwand festklebenden Stuhl.

Im Dickdarm finden sich zuweilen beeindruckende Mengen an altem, steinhartem Stuhl. Jedoch sind auch diese Altlasten nicht an der Dickdarmschleimhaut festgeklebt. Sie lassen sich problemlos entfernen.

Verklebungen auf der Darmschleimhaut haben eine andere Ursache. Es handelt sich nicht um Dreck und Stuhlmassen, sondern um einen fast schon gruselig anmutenden, komplexen Zellverband an der Grenze zum eigenständigen Lebewesen: den Biofilm.

Biofilme sind eine evolutionär uralte und ubiquitär in der Natur aufzufindende Organisationsform von Bakterien. Statt ihr Einzelkämpferdasein fortzusetzen, schließen sie sich zu einer neuen, komplexen und hoch organisierten Lebensform zusammen. Sie bilden eine gemeinsame, gelartige Matrix aus Wasser, Komplexzuckern, Fetten und Proteinen. In der Matrix gibt es Kanäle und Poren für eine Zirkulation von Nährsubstanzen. Die Matrix dient als Nährstoffspeicher und Trutzburg: sie kann die Schutzwirkung vor antibakteriellen Substanzen bis zum 500fachen erhöhen, verglichen mit einem freilebenden Bakterium. Im Verbund spezialisieren sich die Bakterien und werden arbeitsteilig.

Die Sozio- Mikrobiologie der Biofilme ist allgemein schon gut erforscht. Auch im menschlichen Körper sind Biofilme schon länger bekannt, beispielsweise als Zahnplaque. Im Wurmfortsatz des Darmes gelten Biofilme als Keimreservoir und Notreserve für eine Neubesiedlung des Darmes nach einer schweren Erkrankung. Dass es sie auch an anderen Stellen im Darm gibt, war anhand mikroskopischer Untersuchungen bekannt. Dass sie eine entscheidende Bedeutung in der Entstehung des Reizdarmsyndroms und der schwereren entzündlichen Darmerkrankungen bis hin zum Darmkrebs haben könnten, ist eine Neuentdeckung.

Es finden sich grünliche, membranartige Strukturen auf der Darmschleimhaut. Sie können netzartig oder flächig sein. Im Gegensatz zu Stuhlresten, lassen sie sich nur schwer von der Schleimhaut abwaschen. Sie lösen sich dann in Fetzen ab. Die darunterliegende Schleimhaut scheint intakt, weist aber oft punktförmige Verletzungen auf.

In den Biofilmen ist die Bakteriendichte erheblich vermehrt. Die üblicherweise zwischen den Darmbakterien und der Darmwand befindliche Schleimschicht ist verschmälert oder aufgehoben. Die Bakterien haben direkten Kontakt zur Darminnenseite und können sie sogar infiltrieren.

Die Diversität der Keime im Biofilm ist erheblich reduziert. Damit einher geht eine Verschlechterung der Darmflora im gesamten Darm, auch außerhalb der Biofilme.

Bakterien bilden Biofilme zur Errichtung eines Schutzwalles gegenüber Stressoren. Beispielsweise kann eine Überaktivität des Immunsystems in der Darmschleimhaut zur Bildung von Biofilmen führen. Beschrieben wird auch der Einfluss von Nahrungsmittelzusätzen wie Detergentien, von Medikamenten und exzessiver Hygiene in der Lebensführung.

Die Biofilme können eine verstärkte Entzündungsreaktion der Darmschleimhaut auslösen. Es kommt zu einer Störung im Gallensäurestoffwechsel. Sie trägt zu einer weiteren Schädigung der Darmflora bei.

Vermutlich stören die Biofilme auch die Fähigkeit zur Verdauung und Aufnahme von Nährstoffen.

Es ist möglich, die Biofilme bei der Darmspiegelung mit einem Wasserstrahl abzuwaschen.

Vermag auch die Mayrtherapie mit dem vielen Trinken, den manuellen Bauchbehandlungen und der Bittersalzgabe Biofilme zu lösen?

Wir vermuten es. Den Beweis zu erbringen, wäre Gegenstand zukünftiger Untersuchungen.

Auswirkungen des gestörten Darms auf andere Organsysteme

> **Übersicht der Auswirkungen**
>
> - Körperhaltung und Muskulatur
> - Zwerchfell und Brustorgane
> - Beckenboden und Beckenorgane
> - Hormonsystem
> - Immunsystem
> - Durchblutung, Gewebs- und Zellstoffwechsel
> - Psyche

Es ist nicht möglich, die vielen Auswirkungen des gestörten Darmes im Organismus in eine vollständige Systematologie mit klar fasslichen Ursache - Wirkungsbeziehungen zu bringen.

In einem lebenden Organismus hängt jeder Baustein mit allen anderen zusammen. So bewirkt jede einzelne Störung weitere Störungen von Organfunktionen, die wiederum zur Ursache neuer Störungen werden oder bereits bestehende Schädigungsbilder forcieren.

Es entsteht ein komplexes Netzwerk von Störungen, die letztlich den ganzen Körper und auch die Psyche beeinträchtigen. Jede Teilerkrankung ist gleichzeitig Ursache und Wirkung in einer das Ganze betreffenden Abweichung vom idealen Gesundheitszustand. Eine Vielzahl von Teufelskreisen dreht sich.

Diese komplexe Vernetzung aller Störungen miteinander kommt jedoch auch der Therapie zugute.

Gelingt es, einzelne Aspekte der Störung zu bessern, so wirkt sich dies aufgrund der vielfältigen und oft verborgenen Zusammenhänge mit den übrigen Störungen immer auch positiv auf alle anderen Erkrankungszeichen aus.

Im Folgenden werden einige Schädigungsfolgen des gestörten Darmes dargestellt. So wird der Zusammenhang der wichtigsten und häufigsten allgemeinen Symptome und Veränderungen beim Enteropathiesyndrom mit der Darmfunktionsstörung nachvollziehbar.

Auswirkungen auf Körperhaltung und Muskulatur

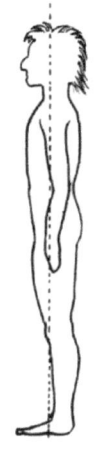

Normalhaltung

Im Laufe der Evolution verließ der Mensch den bequemen Vierfüßergang und bewegte sich fortan aufrecht auf zwei relativ kleinen Füßen durchs Leben.

Die Körperhaltung hat sich dabei so angepasst, dass wir beim aufrechten Stehen in Normalhaltung nicht umkippen. Die Schwerelinie verläuft längs durch den Körper und landet mitten in den Fuß-sohlen. Um das Gleichgewicht zu bewahren, ist nur eine geringe Muskelaktivität erforderlich. Von Seiten der Haltemuskulatur besteht eine optimale Ergonomie. Der Orthopäde spricht vom Zustand der muskulären Balance.

Beim Enteropathiesyndrom vergrößert sich der Darm. Der Bauch wölbt sich vermehrt nach vorne. Auch das Lot verlagert sich hierdurch nach vorn. Um beim Stehen nicht vornüber zu fallen, muss der vergrößerte Bauch durch eine Körperhaltungsveränderung ausbalanciert werden.

Diese Haltungsanpassung erfolgt durch einen veränderten Einsatz der Rumpfmuskulatur. Einige Muskelgruppen, vor allem am Rücken, vorne am Oberschenkel bis zum Knie und hinten über den gesamten Verlauf der Beine, müssen vermehrte Haltearbeit verrichten, verspannen und verkürzen sich und werden schmerzhaft. Andere bekommen weniger zu tun und schwächen sich mit der Zeit ab, insbesondere die Bauchmuskeln.

Die Haltemuskulatur benötigt insgesamt vermehrt Energie, ihre Arbeit wird unökonomisch. Der Mehrverbrauch von Energie führt zu einer vermehrten Bildung saurer Stoffwechselendprodukte im Muskel, die sich zum Teil zwischen den Muskelfasern und in den Faszien ablagern. Diese sauren Ablagerungen verschlechtern die Muskeldurchblutung, was die Muskelübersäuerung forciert. Die Verspannungs- und Schmerzneigung der Muskulatur wird zunehmend größer.

Der ständig erhöhte Pressdruck im Kniegelenk infolge der vermehrten Anspannung und Verkürzung des vorderen Oberschenkelmuskels, der über die Kniescheibe zum Schienbein zieht, führt häufig zu Knieschmerzen. Sie sind meistens im Bereich der Kniescheibe lokalisiert.

Durch die enteropathiebedingten Haltungsänderungen geraten die Vorfüße unter vermehrte Belastung, was über die Jahre Spreizfüße, Hallux valgus, Hammerzehen und Fußschmerzen verursachen kann.

Die Vorfußbelastung ist vor allem bei der sogenannten Entenhaltung ausgeprägt, einer für Frauen typischen Haltungsanpassung, welche im nächsten Kapitel näher vorgestellt wird.

Auch das Zusammenspiel der Muskeln, die Koordination, wird beeinträchtigt. Es entwickeln sich zur Schmerzvermeidung falsche Bewegungsstereotypien und Blockierungen, die wiederum Quelle neuer Beschwerden sein können.

In der Orthopädie heißt dieser Dauerzustand des Ungleichgewichts die muskuläre Dysbalance. Sie erfasst letztlich den ganzen Körper und gilt als eine Hauptursache der chronischen Nacken-, Rücken-, Hüft- und Knieschmerzen.

Typischerweise strahlen diese Muskelschmerzen in andere Körperregionen aus, in die Arme und Beine, vor allem wenn sie längere Zeit bestehen. Die Ausstrahlungsmuster ändern sich oft.

Nun macht es wenig Sinn, die Rückenmuskeln zu massieren und zu dehnen und die Bauchmuskeln zu trainieren, wie es schon fast standardmäßig in der Therapie der Rückenbeschwerden gemacht wird.

Die Muskelveränderungen sind unabdingbar, um mit dem vergrößerten Bauch das Gleichgewicht zu halten.

Ließe sich die muskuläre Dysbalance ohne vorherige Beseitigung der Bauchvergrößerung erfolgreich behandeln, so könnten die Menschen mit Enteropathiesyndrom als ungewolltes Ergebnis der Therapie fortan nicht mehr stehen. Sie würden vornüber auf die Nasenspitze fallen.

Es muss somit das erstrangige Ziel in der Behandlung der schmerzhaften Muskelfunktionsstörungen sein, ihre Ursache zu beheben, nämlich den vergrößerten Bauch.

Solange der Bauch nach vorne zieht, lassen sich die Muskelstörungen mit keiner Physiotherapie und keinen Massagen dauerhaft lindern oder gar beseitigen.

Hingegen bessern sich die orthopädischen Beschwerden oftmals von ganz allein, wenn die Behandlung des vergrößerten Bauches erste Erfolge zeigt.

Differenzierung der Haltungsveränderungen: vitaler und atropher Konstitutionstyp

F.X. Mayr war ein sehr genau beobachtender Arzt. Er beschrieb eine Vielzahl möglicher Haltungsänderungen bei der Enteropathie und brachte sie in eine Systematik, mit der bis heute in der Mayr - Medizin gearbeitet wird. Er ordnete die möglichen Haltungsveränderungen zwei Konstitutionstypen zu: dem Vitalen und dem Atrophiker.

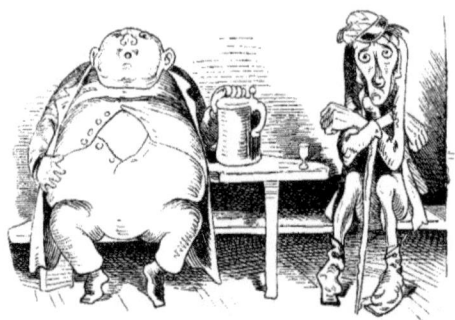

Vitaler und Atrophiker, lange vor Mayr entdeckt von W. Busch

Dies hat Konsequenzen für die Therapie, denn beide Typen erfordern eine verschiedene Herangehensweise.

Die Differenzierung darf nicht als Wertung missverstanden werden. Jeder Konstitutionstyp hat seine Vor- und Nachteile.

Der vitale Typ neigt zur Speicherung und zum Übergewicht. Überschüssige Nährstoffe lagern sich in den Gewebedepots ein. Häufig finden sich Ablagerungen von Eiweiß und Zucker im Unterhautgewebe. Sie binden Wasser und führen zu großflächigen Verquellungen, sogenannten Gelosen.

Er leidet unter allen Erscheinungen des metabolischen Syndroms als Folge der überfüllten Speicher: Bluthochdruck, erhöhte Blutfette, verschlechterte Blutfließfähigkeit, möglicherweise auch Gicht und Zuckerkrankheit. Der Schlaf ist oft durch Schnarchen gestört. Sein Umgang mit sich selbst ist nachlässig, er isst in der Regel völlig falsch und viel zu viel. Trotz massiver gesundheitlicher Störungen spürt er davon relativ wenig. Manifeste Krankheitszeichen treten oft erst im hohen Lebensalter auf, dann aber oft als radikal einschneidendes Ereignis: Herzinfarkt oder Schlaganfall.

Dem vitalen Konstitutionstyp bekommt strenges Fasten, auch Teefasten, sehr gut. Die meist drastischen Darmveränderungen bessern sich unter der Mayr - Therapie sehr schnell.

Der atrophe Typ neigt zeitlebens zum Substanzverlust. Das Bindegewebe und die Haut werden relativ früh schlaff und dünn. Sein Körpergewicht bleibt konstant bis niedrig, egal wie viel er isst. Dafür wird er vom Vitalen oft beneidet. Allerdings geht der Atrophiker zumeist sorgfältiger mit sich selbst um, betrachtet seinen Gesundheitszustand kritisch, geht oft zu Therapeuten jeder Art und achtet sehr auf gesunde Ernährung (was auch immer er unter „gesunder Kost" versteht).

Der atrophe Konstitutionstyp sollte nicht streng fasten. Es würde ihn erschöpfen. Hier ist eine vorsichtigere Herangehensweise erforderlich. Oft sind es aber gerade Patienten vom atrophen Typ, die streng fasten möchten. Nicht selten bedarf es eine geduldigen Aufklärungsarbeit seitens des Mayr Arztes.

Der Behandlungsverlauf beim Atrophiker gestalte sich oft problematischer als beim Vitalen, und die Besserung setzt im Vergleich zumeist langsamer ein

Haltungsänderungen beim Vitalen

Die Körperhaltungen des vitalen Konstitutionstyp erfordern eine vermehrte Kraftentwicklung de Haltemuskulatur. Häufig lassen sich verspannte verkürzte, übersäuerte Muskelzüge nachweisen.

Beim vitalen Mann findet sich oft die Habachthaltung oder ihre Steigerung, die Großtrommelträgerhaltung. Wie der Paukenspieler auf dem Schützenumzug trägt der Großtrommelträger seinen riesig überblähten Bauch vor sich her.

Zur Balance muss er stark ins Hohlkreuz gehen. Der Bauch verlagert das Zwerchfell weit nach oben. Die verkürzten, verspannten Halsmuskeln führen zum Schulterhochstand und zur Stiernackenbildung. Die Brustwirbelsäule verkrümmt sich nach vorn, und damit er mehr von der Welt sehen kann als nur die eigenen Fußspitzen, muss der Großtrommelträger den Kopf weit in den Nacken legen.

Er neigt zum Säurereflux aus dem Magen, hat eine massive Selbstvergiftung aus dem Darm, Bluthochdruck, erhöhte Laborwerte und einen gestörten Schlaf mit Schnarchen und Schlafapnoesyndrom.

Die von Mayr so genannte Entenhaltung ist die häufigste Haltungsänderung bei der vitalen Frau. Um die betroffene Frau nicht als Ente zu diffamieren, sollte man vielleicht besser von der „Haltung der Penelope" sprechen (Penelope = griechisch „Entchen"). Durch eine starke Beckenverkippung nach vorne, verbunden mit einem ausgeprägten Hohlkreuz, trägt die Entenfrau ihren vergrößerten Darm weit vor sich und vermeidet dadurch, dass er allzu sehr auf die empfindlichen weiblichen Geschlechtsorgane im kleinen Becken drückt.

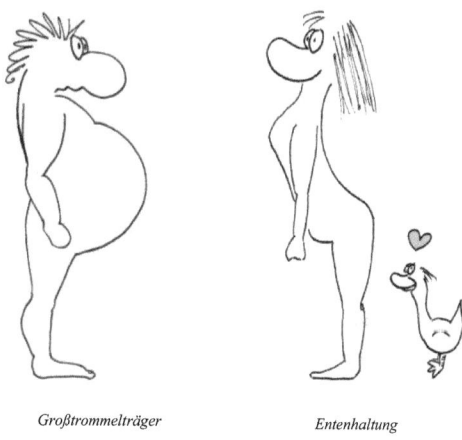

Großtrommelträger *Entenhaltung*

Haltungsänderungen beim Atrophiker

Bei dem atrophen Konstitutionstyp finden sich Haltungsanpassungen, die mit einer verminderten Kraftentwicklung der Muskulatur einhergehen. Die Muskulatur ist eher abgeschwächt und überdehnt. Bei der lässigen Körperhaltung ist die Wirbelsäule gleichsam in sich zusammengesunken. Die Schwingungen der HWS, BWS und LWS sind vergrößert. Das Becken ist nach unten verkippt, das Zwerchfell

Auswirkungen des gestörten Darms

nach oben. Dadurch findet der vergrößerte Darm mehr Platz.

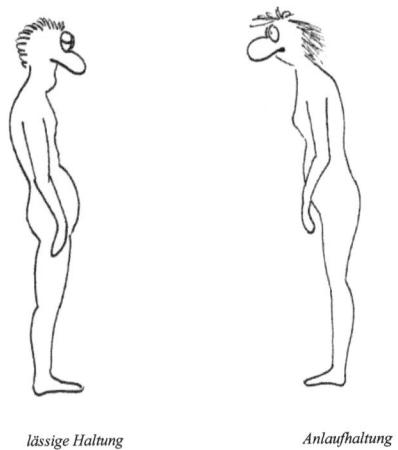

lässige Haltung   Anlaufhaltung

Bei der Anlaufhaltung wird der Körper mit überstreckter Lendenwirbelsäule vorgeneigt. Dadurch gewinnt der Darm nach hinten mehr Platz. Die Arme hängen vor dem Körper hinab.

Die Vielzahl der Haltungsänderungen lässt sich sehr gut am Badestrand beobachten. Es ist erschreckend, wie wenige bauchgesunde Menschen darunter sind.

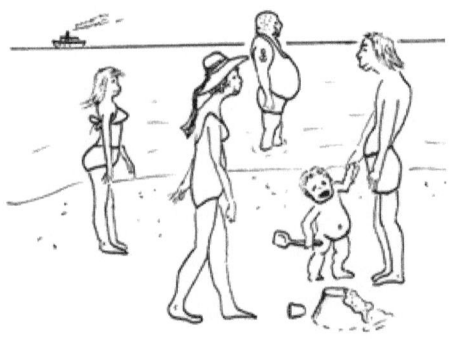

Am Strand. Bauchgesund ist niemand.

Auswirkungen auf das Zwerchfell

Der vergrößerte Darm schafft sich nicht nur nach vorne Raum, sondern auch nach oben. Hierzu sind eine Formänderung des Brustkorbes und eine Lageveränderung des Zwerchfells erforderlich.

Das Zwerchfell ist eine quer verlaufende Muskelplatte, die zwischen den unteren Rippenbögen und der Wirbelsäule ausgespannt ist. Sie schließt den Brustraum mit den Lungen und dem Herzen vom Bauchraum ab. Beim Einatmen, genauer bei der Bauchatmung, spannt sich das Zwerchfell an und tritt tiefer.

Der im Brustraum entstehende Unterdruck saugt Luft in die Lungen. Beim Ausatmen entspannt sich das Zwerchfell, wird von dem während der Einatmung elastisch gedehnten Lungengewebe wieder hochgezogen, und die Luft kann entweichen.

Außerdem haben diese Zwerchfellbewegungen und die damit bedingten Druckschwankungen im Brust- und Bauchraum wichtige Einflüsse auf den Blutkreislauf.

Bei der Enteropathie verändert sich die gesamte Brustkorbform dauerhaft in Richtung tiefe Einatmung, jedoch ohne dass sich das Zwerchfell wie bei der Einatmung nach unten verschiebt. Vielmehr wird das Zwerchfell nach oben verlagert. Der Bauchraum kann sich nach oben vergrößern, während das Volumen des Brustraumes eher kleiner wird.

Die Änderung der Brustkorbform erfolgt wie bei der Änderung der Körperhaltung durch vermehrte Anspannung kurzer Muskeln, die zwischen den Rippen verlaufen. Ihre Aufgabe ist die Bewegung der Rippen bei der Atmung. Vermehrt belastet werden auch Muskeln des Halses, deren Hauptfunktion es ist, den Kopf zu halten oder zu bewegen. Sie haben ihren Fußpunkt an den oberen Rippen.

Diese Muskeln bekommen nun die Zusatzaufgabe: Rippen und Lungen dauerhaft hochheben und das mit der Lungenunterseite verbundene Zwerchfell nach oben ziehen, um dem Darm Platz zu verschaffen.

Die vermehrte Haltearbeit führt dazu, dass sich diese Muskeln verspannen, verkürzen und übersäuern, wodurch sie schmerzhaft werden. Somit können Spannungsschmerzen im Schulter - Nackenbereich, Hinterkopfschmerzen sowie Schmerzen der Brustwand, die oft im Rippenverlauf nach vorn und hinten ausstrahlen, eine direkte Folge der Darmvergrößerung sein.

Zwischen den Halsmuskeln gibt es enge Lücken, durch welche die Lymph- und Blutgefäße sowie die Nervenstränge für die Arme verlaufen. Wenn sich die Halsmuskeln verspannen und verkürzen, werden diese Lücken noch enger, und es kann zu Kompressionserscheinungen kommen.

Am häufigsten zeigen sich Symptome eines leichten Lymphrückstaus: Einschlafen und Kribbelgefühl in den Fingern, Schwellneigung der Hände.

Der Rückstau von Lymphflüssigkeit ins Gewebe verschlechtert die Versorgung mit Sauer- und Nährstoffen und den Abtransport von Stoffwechselendprodukten.

An besonders empfindlichen Stellen können Folgekrankheiten auftreten. Beispiele sind Tennisellenbogen, Kalkschulter, Karpaltunnelsyndrom.

Weitere Folgen des Zwerchfellhochstandes sind Kurzatmigkeit und Herzrhythmusstörungen.

Wenn sich die Grundform des Brustkorbes in Richtung Einatmung verschiebt, so bleibt für das Einatmen weniger Reserve übrig. Die Atemkapazität ist eingeschränkt. Tiefe Atemzüge sind nicht mehr möglich. Bei Belastung müssen viele flache Atemzüge durchgeführt werden, was für die Sauerstoffversorgung des Körpers weitaus uneffektiver ist. Die Leistungsgrenzen der Lungen sind somit rasch erreicht.

Das Herz ist in der Lage, durch Erzeugung elektrischer Impulse rhythmische Schläge eigenständig zu erzeugen. Dieses Reizbildungs- und Reizleitungssystem ist störanfällig. Einzelne Extraschläge und Aussetzer gelten auch bei Herzgesunden als normal. Meistens werden sie gar nicht bemerkt.

Beim Hochtreten des Zwerchfells verändert sich die Lage des Herzens im Brustraum. Die Längsachse des Herzens zeigt bei regelrechter Position des Zwerchfells nach schräg links unten. Beim Hochstand liegt die Herzachse horizontal.

Für die Pumpleistung des Herzens spielt die Lageveränderung keine Rolle. Jedoch führt sie zu einer größeren Störanfälligkeit der Erregungsbildung. Die Zahl der Aussetzer und Extraschläge nimmt zu. Die meisten Patienten bemerken dies vor allem nachts vor dem Einschlafen, wenn alles ruhig ist und der Herzschlag spürbar wird.

Diese Herzunregelmäßigkeit normalisiert sich ganz von selbst und ohne Medikamente, wenn das Zwerchfell infolge einer erfolgreichen Darmbehandlung wieder tiefer tritt und das Herz seine Normallage einnimmt.

**Auswirkungen auf
Beckenboden und Beckenorgane**

Der Beckenboden ist eine weitere, quer im Körper ausgespannte Muskelplatte. Sie begrenzt den Bauchraum nach unten, bildet gleichsam dessen Fußboden. Durch den Beckenboden treten der Enddarm, die Harnröhre und bei der Frau auch die Scheide nach außen aus dem Bauchraum aus.

Beim Enteropathiesyndrom drückt der vergrößerte Darm gegen den Beckenboden und verschiebt ihn nach unten.

Dies kann Folgen für die Schließfunktion insbesondere der Harnröhre haben. Es kommt zur Harninkontinenz, einer sehr häufigen Störung vor allem bei Frauen, die nach Entbindungen einen geschwächten Beckenboden zurückbehalten haben. Bei voller Blase und beim Einsetzen der Bauchpresse – Husten, Niesen, Lachen – gehen unwillkürlich einige Tropfen Urin ab. Auch diese störende und die Lebensqualität einschränkende Krankheit lässt sich in vielen Fällen durch die Normalisierung der

Darmgröße und die damit verbundene Entlastung des Beckenbodens ausheilen.

Weitere Folgen der Beckenbodensenkung können ständiger Stuhldrang, Stuhlinkontinenz, tiefsitzende Kreuzschmerzen, Regelanomalien und Organvorfälle sein.

Auswirkungen auf das Hormonsystem

Zur Steuerung der Organfunktionen gibt es im menschlichen Körper zwei Informationswege: das Nervensystem und das Hormonsystem. Beide beeinflussen sich gegenseitig.

Über das Nervensystem können Informationen in Form von elektrischen Impulsen blitzschnell an die inneren Organe herangeführt werden. Es dient der kurzfristigen Anpassung der Organe an die jeweiligen Erfordernisse des Körpers.

Das Hormonsystem arbeitet mit Signalsubstanzen, die von verschiedenen Hormondrüsen in die Blutbahn abgegeben werden und auf dem Blutweg an die Organe herangeführt werden. Das dauert etwas länger, und die Wirkdauer der Hormone hält an, bis sie im Blut wieder abgebaut werden. Mit diesem System wird eher die mittelfristige und langfristige Grundregulation der Organe vorgenommen.

Auch extrem langandauernde Lebensvorgänge wie das Wachstum, das Heranreifen der Geschlechtsfunktionen und das Altern befinden sich unter hormoneller Steuerung.

Neven- und Hormonsystem sind eng miteinander verschränkt. Die Hormondrüsen werden von Nervenfasern erreicht und gesteuert. Und eine zentrale Schaltstelle des Hormonsystems, der Hypothalamus mit der Hirnanhangsdrüse, befindet sich unter direktem Einfluss des Gehirns.

Ein wichtiges Organ im Stoffwechsel auch der Hormone ist die Leber. Sie wandelt von den Geschlechtsdrüsen gebildete Sexualhormone in andersartig wirkende Hormone um. Eine vermehrte Leberbelastung infolge einer gesteigerten Giftbildung beim Enteropathiesyndrom kann die Drehscheiben - Funktion der Leber im Hormonstoffwechsel beeinträchtigen. Mögliche Anzeichen sind Störungen der Geschlechtsfunktionen: Verweiblichung des Mannes, Vermännlichung der Frau, Anomalien der weiblichen Regel, Unfruchtbarkeit.

Auch der Darm selbst hat Aufgaben im Hormonsystem, die bei der Enteropathie beeinträchtigt sein können. Die Bildung der „Anti - Aging - Hormone" Melatonin und STH ist reduziert, wenn dem Darm über Nacht keine ausreichend lange Fastenperiode gegönnt wird.

Bei dem Enteropathiesyndrom kann es zu einer unzureichenden Versorgung des Körpers mit dem Mikronährstoff Tryptophan kommen, der eine essentiell notwendige Ausgangssubstanz für die Serotoninbildung ist.

Entzündungsprozesse im Rahmen der Enteropathie bewirken die Ausschüttung von Stresshormonen (Adrenalin, Kortison). Folgen können Schlafstörungen, Bluthochdruck, eine Verstärkung der allgemeinen Übersäuerung durch Störungen der Durchblutung und Immunschwäche sein.

Auswirkungen auf das Immunsystem

Mit etwa 400 Quadratmetern Gesamtoberfläche stellt die Darmschleimhaut eine riesige Aufnahmefläche für den Nährstofftransport bereit. Sie ist außerdem die größte Kontaktzone zwischen „innen" und „außen". Denn alles, was wir essen und wieder ausscheiden, gehört zur Außenwelt, obwohl es sich zeitweise in unserem Körperinneren befindet.

So ist es kein Zufall, dass sich etwa 80% sämtlicher Abwehrzellen des menschlichen Körpers in der Darmwand befinden. Nur 20% der Immunzellen patrouillieren im übrigen Körper.

Die Abwehrzellen bilden einen Schutzwall gegen das Eindringen von Keimen aus dem Darm. Sie stehen in einer noch kaum verstandenen Wechselwirkung mit den Darmbakterien. Durch Ausschüttung von Abwehrstoffen, den Defensinen, können sie gezielt Einfluss auf die Zusammensetzung der Darmflora nehmen. Aber auch die Darmbakterien beeinflussen die Funktion der Immunzellen.

Das Enteropathiesyndrom geht mit latenten Entzündungsprozessen einher, also einer ständigen Übererregung des Immunsystems. Diese „silent inflammation" genannte, unterschwellige Entzündungsaktivität fördert die Entstehung von Übergewicht, Zuckerkrankheit, Gefäßsklerose und vorzeitiger Alterung. Möglicherweise führt sie auch vermehrt zu Allergien und Autoimmunkrankheiten.

Schon im Altertum wurde auf diese Zusammenhänge durch Beobachtung geschlussfolgert. Die chinesische Medizin ordnete bereits 2500 v. Chr. die Abwehrfunktion gegen äußere krankmachende Faktoren dem Funktionskreis Lunge - Dickdarm zu.

Der Zusammenhang wird auch dadurch augenfällig, dass sich Allergien durch die Mayr-Therapie signifikant bessern können.

Eine weitere Verbindung zwischen dem Immunsystem und dem Darm besteht in dem Molekül Histamin. Histamin ist der Hauptverursacher aller entzündlichen und allergischen Symptome. Die Rötung, der Juckreiz, die Schwellung beim Mückenstich werden genauso von Histamin ausgelöst wie die Bindehautrötung, das Nasenkitzeln und der Schnupfen beim Heufieber oder die Atembeschwerden beim Bronchialasthma. Im Darm löst Histamin einen entzündlichen Reizzustand mit Schmerzen, vermehrter Wandperistaltik und Durchfall aus.

Der Histaminabbau erfolgt über das Enzym Diaminoxidase. Und dieses Enzym befindet sich in der Darmwand. Bei der Enteropathie kann die Funktion der Diaminoxidase herabgesetzt sein, so dass vorhandenes Histamin länger und stärker wirkt.

Außerdem kann es beim Enteropathiesyndrom zur vermehrten Histaminfreisetzung aus dem geschädigten Darm in die Blutbahn kommen, infolge Fäulnis von Eiweißen, durch zu viele histaminreiche Nahrungsmittel oder durch Histaminliberatoren. Das sind Nahrungsmittel, die zwar kein Histamin enthalten, aber histaminbildende Zellen zu vermehrter Aktivität veranlassen.

Auswirkungen auf Durchblutung, Gewebs- und Zellstoffwechsel

Bei der Enteropathie entsteht im Darm durch Fehlverdauung eine Vielzahl von Giftstoffen, welche zum Teil in die Blutbahn gelangen und sich auf diesem Weg im ganzen Körper ausbreiten. Diesen Vorgang bezeichnet man als Selbstvergiftung aus dem Darm (intestinale Autointoxikation). Die Gifte lagern sich, sofern ihre Ausscheidung nicht gelingt, im Körper ab und stören dort die Durchblutung, den Gewebs- und den Zellstoffwechsel.

Der menschliche Organismus wird auch durch Gifte belastet, die ihre Quelle in der Umwelt haben und über die Haut, die Atmung, das Trinkwasser oder die Nahrung aufgenommen werden. Medikamente sind in diesem Zusammenhang ebenfalls zu nennen. Diese Giftstoffe spielen quantitativ im Vergleich zu den Giften aus dem eigenen Darm aber nur eine untergeordnete Rolle.

Im Prinzip kann jedes Organ Giftstoffe speichern und durch sie beeinträchtigt werden. Jedoch kommt bestimmten Organsystemen eine besondere Bedeutung in der Speicherung zu. Dies sind die Leber, das Fettgewebe und das Bindegewebe.

In der Leber und im Fettgewebe werden Giftstoffe vor allem innerhalb der Organzellen gespeichert. Hier können sie direkte Wirkungen auf die Zellfunktion haben, was vor allem für die Leber mit ihren vielfältigen Stoffwechselaufgaben sehr negativ sein kann.

Das Fettgewebe hingegen hat ausschließlich Speicherfunktion. Die Ablagerung von giftigen Substanzen im Fettgewebe beeinträchtigt den Gesamtorganismus kaum. Jedoch kann die plötzliche

Freisetzung dieser gespeicherten Substanzen aus dem Fettgewebe beim Fasten zu ernsten Komplikationen und Vergiftungssymptomen führen. Auch aus diesem Grund sollte strenges Fasten nur unter ärztlicher Aufsicht erfolgen.

Die Bedeutung des Bindegewebes wird in der Medizin vielfach unterschätzt. Dieses Gewebe findet sich überall im Körper. Es ist in der Haut und als Verschiebeschicht unter der Haut lokalisiert, umhüllt als Fasziensystem die Muskeln und füllt alle Zwischenräume im Körper aus. Es verzweigt sich innerhalb der Organe zu immer feineren Verästelungen bis in den mikroskopischen Bereich.

Schließlich lagert es als hauchdünne Gewebsschicht zwischen den Zellen und den feinen Endästen der Blutgefäße, den Kapillaren. Auf dem Weg zwischen den Zellen und den Kapillaren müssen alle Substanzen zunächst diese schmale Bindegewebsschicht durchdringen.

Das Bindegewebe besteht aus miteinander vernetzten, fadenförmigen Eiweißmolekülen wie dem Kollagen oder dem Elastin. Sie bilden ein feines Maschenwerk. Begleitet werden diese Bindegewebszüge von Verästelungen des Nervensystems, Lymphbahnen und Blutkapillaren.

Zwischen den Maschen befindet sich Gewebsflüssigkeit mit einer Vielzahl gelöster Salze und anderer Substanzen.

Die Gewebsflüssigkeitsmenge wird von der osmotischen Anziehungskraft der molekularen Strukturen und der Salze, von der drainierenden Saugkraft der Lymphgefäße und von dem Flüssigkeitsdruck in den Blutgefäßen reguliert. Störungen können zu starken Schwellungen (Ödemen) führen.

Im Bindegewebe liegen weiterhin Zellen (Fibrozyten). Sie produzieren und regenerieren die Bindegewebsfasern und haben eine große Bedeutung bei der Wundheilung. Sie können sich amöbenartig bewegen und Form- oder Spannungsänderungen des Bindegewebes bewirken.

Zellgruppen in den Organen können durch Kontraktionen ihrer bindegewebigen Hülle gleichsam ausgewrungen werden. Diese Gewebspumpe fördert den Stofftransport zwischen den Zellen und der Zellumgebung.

Die Kontraktion des Bindegewebes scheint im gesamten Körper koordiniert zu verlaufen. Erfahrene Manualtherapeuten vermögen diese sehr langsame, in einem Rhythmus von etwa zehn Sekunden erfolgende An- und Entspannung der bindegewebigen Strukturen zu ertasten und therapeutisch zu beeinflussen.

Das Bindegewebe stellt ein zusammenhängendes Organsystem dar, welches den gesamten Körper durchzieht. Über das Bindegewebe ist letztlich jede Zelle des Körpers mit jeder anderen verbunden.

Das Bindegewebe hat eine Stützfunktion für die Organe. Es bewahrt ihre Form und Elastizität. Weiterhin regelt es den Substanzaustausch zwischen den Zellen und den Blutgefäßen (System der Grundregulation nach Pischinger).

Vermutlich werden über das Bindegewebe auch Informationen zwischen den Zellen im ganzen Körper ausgetauscht. Neben dem Nerven- und dem Hormonsystem verfügt der Körper somit über einen dritten Weg, auf die Zellen Einfluss zu nehmen, ihre Funktion zu regulieren und ihr Zusammenwirken zu koordinieren.

Dem Bindegewebe kommt außerdem eine wichtige Speicherfunktion zu. Überschüssiges, mit der Nahrung aufgenommenes Eiweiß wird über eine vermehrte Kollagenbildung im Bindegewebe und in der Innenschicht der Blutgefäße, die ebenfalls aus Bindegewebe besteht, abgelagert. Ein Zuviel an Zucker kann zu einer zuckergussartigen Verkrustung der Eiweiße führen. Der Biochemiker nennt diesen Vorgang Glykierung. Die karamellisierten Eiweiße heißen AGEs (advanced glycation endproducts). Die Anlagerung ist irreversibel und kann die Funktion der Eiweiße erheblich beeinträchtigen. Durch

Wasserbindung quillt das Bindegewebe auf (Gelose).

Das Fasten fördert die Regeneration des Bindegewebes. Die verzuckerten, degenerierten Eiweiße werden abgebaut und durch Neues ersetzt.

Infolge der Aufquellung des Bindegewebes wird der Stofftransit zwischen den Zellen und den Blutkapillaren erschwert. Sauerstoff und Nährstoffe haben es trotz ausreichender Konzentration im Blut zunehmend schwer, den Weg zu den Zellen zu finden. Gleichermaßen werden die sauren Stoffwechselendprodukte aus den Zellen in ihrem Rückstrom zu den Blutgefäßen gehemmt und lagern sich vermehrt in der Zwischenzellregion ab.

Die Zellen geraten in eine Mangelsituation, und das Gewebe übersäuert. Der Säurereiz kann zu einer unterschwelligen Entzündungsreaktion führen. Er wirkt sich verengend auf die feinen Verästelungen der Blutgefäße aus, was die Mangelsituation weiter forciert. Er stimuliert das sympathische Nervensystem und versetzt den Körper in einen fortgesetzten, unterschwelligen Stresszustand. Und er reizt die Nervenfasern des Schmerzsystems.

An der Haut und dem Unterhautgewebe werden Veränderungen sicht- und tastbar. Es finden sich blasse oder bläulich- livide Verfärbungen. Das Gewebe ist kühl verquollen und druckempfindlich. Die Schweißbildung ist gestört. Es kommt zu Flecken und zur Rissigkeit der Fingernägel sowie Wuchsstörungen der Haare.

In der Mayr – Medizin werden diese Befunde als Humoralpathologie bezeichnet. Sie sind das beste verfügbare Indiz für eine Säurebelastung des Gewebes. Laborchemisch messen lässt sich die Gewebsübersäuerung nicht.

Die schlechtere Versorgung der Zellen infolge der Bindegewebsveränderungen führt zu einer Anpassungsreaktion, die den Zellen zwar kurzfristig mehr Nährstoffe bereitstellt, den Organismus im Ganzen jedoch langfristig schädigt.

Der Blutdruck als eine treibende Kraft für den Nährstofftransport zu den Zellen wird erhöht. Viele Menschen, vor allem vom vitalen Konstitutionstyp, haben einen „primären" Bluthochdruck. „Primär" ist eine medizinische Umschreibung für: keine Ursache zu finden.

Beim Fasten kommt es nicht selten zu einer massiven Blutdrucksenkung, sobald das verquollene Bindegewebe sich regeneriert. Medikamente können abgesetzt werden. Manchmal muss das Absetzen fast notfallmäßig erfolgen, weil es zu Unterdruckkrisen kommt.

Um das Nährstoffangebot für die Zellen zu verbessern, wird die Konzentration von Zucker, Fetten, Cholesterin und Eiweiß im Blut erhöht. Das ist laborchemisch messbar und gilt als eine häufige „Volkskrankheit".

Auch diese Werte normalisieren sich oft schon nach kurzer Fastenzeit ganz von allein, sobald der Stofftransport zu den Zellen wieder besser funktioniert.

Damit sich die Sauerstoffversorgung der Zellen bessert, wird die Zahl der roten Blutkörperchen erhöht. Das Blut wird dadurch jedoch zähflüssiger, und seine Gerinnungsbereitschaft nimmt zu. Es kann zur Gerinnselbildung (Thrombose) und zur Verschleppung von Blutgerinnseln mit dem Blutstrom in andere Organe (Embolie) kommen. Beides kann schwere Organschäden verursachen (Schlaganfall, Herzinfarkt, Lungenembolie).

Um das zähflüssige Blut durch die Blutgefäße pressen zu können, steigt der Blutdruck noch weiter an.

Auswirkungen auf die Psyche

Beim Enteropathiesyndrom kommt es auch zu Auswirkungen auf die psychische Befindlichkeit. Der vergrößerte Bauch stört vielfach das Selbstbild unter ästhetischen Gesichtspunkten. Der Betroffene fühlt sich in seinem Körper nicht mehr wohl. Die vermehrte Säurebelastung kann zu Reizbarkeit und Unruhe führen. Nicht umsonst sagt der Volksmund über einen gereizten Menschen, er wäre sauer oder giftig.

Der Schlaf verschlechtert sich, was sich ebenfalls auf die Stimmung und die innere Befindlichkeit auswirkt.

Das Leistungsvermögen und die Konzentrationsfähigkeit nehmen infolge der Selbstvergiftung aus dem Darm ab.

Die reduzierte Serotoninbildung im gestörten Darm kann zu Migräne und Schlafstörungen beitragen, Depressionen und Schmerzen verursachen. Dies ist insbesondere bei der Fruktoseintoleranz nicht selten ein großes Problem.

Auch ein Mangelzustand an Magnesium und Zink, der mit dem Enteropathiesyndrom oft einhergeht, zeigt sich im psychischen Bereich möglicherweise durch Depressionen und vorzeitige Ermüdung.

Übersicht möglicher Enteropathie - Folgen

- überblähter Bauch
- Verstopfung oder Durchfall
- Klebriger Stuhl
- Verlängerte Toilettensitzzeiten
- Unwohlsein, Müdigkeit und Völlegefühl nach dem Essen
- Bauchschmerzen
- saures Aufstoßen, Sodbrennen
- Dysbiose
- Herzbeschwerden
- Kurzatmigkeit
- schlechte Körperhaltung
- Nacken- und Rückenschmerzen
- Seitenstechen
- Gelenkschmerzen (vor allem Knie, Schultern, Ellenbogen)

- schlechter Schlaf
- Schnarchen
- Heiserkeit
- niedergedrückte oder gereizte Stimmung
- Antriebsmangel, Lustlosigkeit
- Immunstörungen
- unreine, vorzeitig alternde Haut, Hautekzeme
- Wuchsstörungen von Haaren und Nägeln
- vermehrtes Schwitzen
- kalte Hände und Füße
- Inkontinenz, Beckenbodensenkung
- Bei Frauen Unterleibsbeschwerden, Regelstörungen
- Bluthochdruck
- Stoffwechselkrankheiten

Bauch und Rücken – zwei Seiten einer Medaille

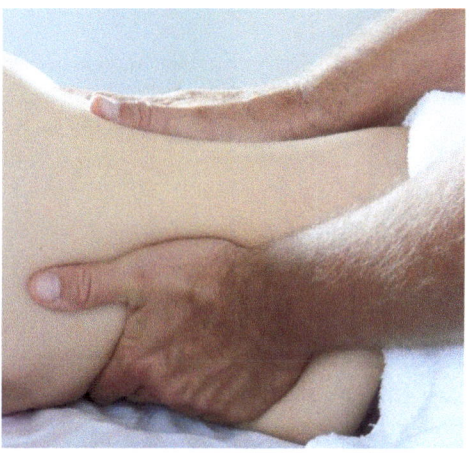

Die funktionelle Störung des Darmes wirkt sich auf vielfältige Weise schädigend auf den Organismus aus. Eine besonders intensive Beziehung besteht zu einem Beschwerdekomplex, den auf den ersten Blick niemand mit dem Verdauungstrakt in Verbindung bringen würde: dem Wirbelsäulenschmerz.

Schmerzen der Hals-, Brust- und Lendenwirbelregion sind eine häufige Erkrankung mit immenser volkswirtschaftlicher Bedeutung. 80% der Bevölkerung haben mindestens einmal im Leben intensive, zur Arbeitsunfähigkeit führende Wirbelsäulenschmerzen. Bei bis zu 10% der Betroffenen chronifiziert sich der Schmerz und klingt trotz intensiver Therapie nicht mehr vollständig ab. Die Kosten durch Arbeitsausfall und medizinische Behandlungen betragen in Deutschland etwa 40 Milliarden Euro jährlich.

Für den Wirbelsäulenschmerz werden in der Medizin zumeist Ursachen genannt, die auf den ersten Blick einleuchtend erscheinen mögen, bei näherem Hinsehen jedoch infrage gestellt werden müssen. Der schmerzgeplagte Patient wird der bildgebenden Diagnostik zugeführt: Röntgen, CT, Kernspintomografie. Hierbei werden fast immer Veränderungen gefunden: Schiefstellungen der Wirbelsäule, Vorwölbungen oder Vorfälle von Bandscheiben, Einengungen des Wirbelkanals, Knochenanbauten an einzelnen Wirbelkörpern oder Wirbelgelenken. Jedoch sind diese Veränderungen bei nahezu 100% der Menschheit zu finden, bei Schmerzfreien genauso oft wie bei Menschen mit Rückenschmerzen. Schmerzfreie werden nur in der Regel nicht untersucht.

Degenerative Veränderungen der Bandscheiben und der Wirbelknochen sind normale Alterserscheinungen. Sie verursachen genauso wenig Schmerzen wie die Entstehung von Hautfalten im Gesicht beim Älterwerden. Bandscheibenvorfälle können in seltenen Fällen akute heftige Rückenschmerzen und Ausfallserscheinungen der Nervenbahnen – Lähmungen oder Gefühllosigkeit in genau definierten Zonen am Arm oder Bein, Lähmungen der Harnblase oder des Enddarmes – verursachen. Dann und nur dann steht eine Operation zur Debatte.

In der Medizin häufig genannte und von den Betroffenen meist als schicksalshaft akzeptierte Ursachen des chronischen Wirbelsäulenschmerzes sind mechanische Überlastungen. Hierbei hat jede Berufsgruppe ihr eigenes Erklärungsmodell. Für den Bauarbeiter ist es das schwere Heben und Tragen, für den Installateur das Arbeiten im Liegen, für die Schreibtischtäter das ständige Sitzen, für die Verkäufer das viele Stehen. Jedoch lässt sich statistisch eindeutig belegen, dass der chronische Rückenschmerz in sämtlichen Berufsgruppen gleich häufig auftritt.

Und in Ländern, wo regelmäßig schwere Lasten auf dem Kopf über weite Strecken transportiert werden, kommen chronische Nackenbeschwerden sogar seltener vor als in unserem Kulturkreis.

Hingegen gehen in allen Berufsgruppen psychosoziale Störfaktoren wie allgemeine Lebensunzufriedenheit, aber auch das Zigarettenrauchen, mit einer statistisch signifikanten Häufung des chronischen Kreuzschmerzes einher.

Eine Überbeanspruchung des Rückens kann zu akuten (nicht aber chronischen) Kreuzschmerzen führen. Sie klingen innerhalb einiger Tage wieder ab, auch ohne Therapie.

Der chronische Rückenschmerz ist in den allermeisten Fällen die Folge einer Fehlfunktion der Rückenmuskulatur. Die Muskelstörungen haben viele mögliche Ursachen, körperliche sowie psychische. Meist wirken mehrere Ursachen synergistisch zusammen.

Der Schmerz aus der Muskulatur kann sehr intensiv sein, ist meist gut lokalisierbar und strahlt oft in die Arme und Beine aus. Die Ausstrahlung orientiert sich nicht an den Versorgungsregionen des Nervensystems.

Bei der genau lokalisierbaren Schmerzhaftigkeit funktionsgestörter Muskeln hat sich die Natur etwas gedacht. Den Bewegungsapparat belasten oder schonen wir willkürlich. Ein differenziertes und frühzeitig ansprechendes Alarmsystem ist daher wichtig, um dem Bewusstsein zu signalisieren: diesen Teil des Körpers jetzt bitte nicht überbeanspruchen.

Der Eingeweideschmerz hingegen ist schlecht lokalisierbar, geht oft mit Übelkeit, Appetitverlust und Durchfall einher.

Dies ist ebenfalls zweckmäßig. Er ist so beschaffen, dass wir instinktiv das Richtige tun, damit die inneren Organe regenerieren können: nichts mehr essen, mittels Durchfall und Erbrechen entgiften, den Körper allgemein schonen. Eine genaue Lokalisierbarkeit des Eingeweideschmerzes brächte in der freien Natur keinen darüber hinaus gehenden Vorteil, folglich hat die Evolution darauf verzichtet.

Dass es eines Tages Chirurgen geben würde, die vor dem Aufschneiden eines schmerzhaften Bauches gerne eine genaue Lokalisation der Schmerzursache vornehmen würden, war in der Natur nicht vorgesehen.

Die Muskulatur des Stütz- und Halteapparates unseres Körpers wird direkt und indirekt vom Darm beeinflusst.

Die Darmschlingen haben an der Bauchhinterwand intensiven Kontakt zu wichtigen Rückenmuskeln. Ein Reiz des Darmes kann sich unmittelbar auf benachbarte Muskeln übertragen und schmerzhafte Verspannungen auslösen.

Die Vergrößerung des Bauchraumes infolge der Enteropathie verlagert den Körperschwerpunkt nach vorne und erzwingt eine unergonomische Körperhaltung, damit das Gleichgewicht auf den Füßen aufrechterhalten werden kann. Die veränderte Körperhaltung geht zulasten der Haltemuskulatur, welche ins Ungleichgewicht gerät.

Der vergrößerte Darm schafft sich Platz nach oben und unten. Die Raumforderung nach oben bewirkt ein Höhertreten des Zwerchfells. Es geht mit einer vermehrten Anspannung von Schulter-Nackenmuskeln einher, welche den Brustkorb anheben und dadurch das Zwerchfell kopfwärts verlagern.

Der Druck auf den Beckenboden kann zu tiefsitzenden Kreuzschmerzen führen.

Eine Reizung des querverlaufenden Dickdarms kann sich direkt auf das Zwerchfell übertragen. Es ist zudem mit der vierten Halsnervenwurzel verbunden, welche auch wichtige Nackenmuskeln versorgt. Strukturen, die über dieselbe Nervenwurzel verschaltet sind, reagieren grundsätzlich gemeinsam. Der Zwerchfellreiz führt somit reflexartig zu einer Verspannung der Nackenmuskeln.

Ein reflektorischer Bezug des Darmes besteht über die Nervenwurzeln für die gesamte Rückenregion. Diese Koppelung wird von der Reflexzonentherapie und der Akupunktur genutzt: wichtige Reflexzonen für den Verdauungstrakt und die Leber befinden sich entlang der Lendenwirbelsäule und im Schulterbereich.

Eine weitere Ursache der Muskelschmerzen besteht in der ernährungs- und enteropathiebedingten Übersäuerung und Giftbelastung des Körpers.

Hier besteht ein Teufelskreis: der Schmerz aktiviert das sympathische Nervensystem, dies führt zu einer Minderdurchblutung der Muskulatur und des Bindegewebes, was die Übersäuerung und den Schmerz weiter verstärkt.

Die muskulären Störungen haben Folgen, die zu weiteren Schmerzen führen: Blockierungen und falsche Bewegungsmuster.

Blockierungen beruhen auf Verspannungen von kurzen, tiefen Muskelsträngen an Gelenken und von Muskelfaserzügen in Gelenkkapseln und Bändern, deren Aufgabe es ist, das Gelenkspiel feinzujustieren. Der Hartspann einer solchen muskulären Struktur verhindert die freie Beweglichkeit des betroffenen Gelenkes.

Dies ist vermutlich ein uralter Schutzreflex, um ein erkranktes Gelenk zu schonen und seine Regeneration zu ermöglichen. Jedoch können sich Blokkierungen von dem biologisch Sinnhaften abkoppeln und ein teufelskreisartiges Eigenleben entwickeln: durch die Verspannung der kurzen Muskeln entstehen Schmerzen, welche die Verspannung weiter verstärken.

Blockierungen können durch eine Vielzahl von Störungen verursacht werden. Die enteropathiebedingte Fehlbelastung ist nur eine von ihnen.

Schmerzen jedweder Ursache führen zu einem Vermeidungsverhalten, so genannten Schonmustern. Das harmonische Zusammenspiel der Muskulatur geht verloren. Diese Schonmuster bringen zwar eine kurzfristige Schmerzentlastung, führen auf lange Sicht jedoch immer zu einer unergonomischen Beanspruchung der Muskulatur. Besteht das Schonmuster über längere Zeit, so verlernt es das Nervensystem, die Muskulatur auf die richtige und zweckmäßige Weise anzusteuern. Auch nach Abklingen der Schmerzursache können die falschen Bewegungsprogramme persistieren und ihrerseits zur Schmerzursache werden.

Beruht der Rückenschmerz auf der Enteropathie und ihren Folgeerscheinungen, so wird die Therapie frustran bleiben, solange die grundlegende Ursache nicht behoben ist.

Tragisch zu nennen sind die Patientenschicksale, wenn aufgrund der zufälligen Koexistenz von Schmerz und degenerativen Veränderungen der Wirbelsäule oder Bandscheibenvorfällen eine Operation am Rücken durchgeführt wird. Die strukturellen Veränderungen stehen zuallermeist in keinem Zusammenhang mit den Rückenbeschwerden. So verwundert es nicht, wenn die durchgeführte Operation zu keiner dauerhaften Besserung führt. Im Gegenteil kommt es oft mittelfristig zu einer Schmerzverschlimmerung, weil durch den operativen Eingriff Vernarbungen in hochsensiblen und feinstregulierten Strukturen verursacht werden.

Noch horrender und steinzeitlich anmutender sind Operationen, bei denen Wirbelsäulenabschnitte mit dem alleinigen Ziel einer Schmerzbesserung mit Metallstangen künstlich versteift werden. Es gilt in der modernen Orthopädie längst als gesichert, dass die Wiederherstellung und Erhaltung der Bewegungsfähigkeit eine wichtige Voraussetzung für die Schmerzbesserung ist und jede Bewegungshemmung langfristig neue Schmerzen verursacht.

Oft bringt der operative Eingriff jedoch eine kurzfristige Schmerzbesserung. Dies beruht wahrscheinlich auf unspezifischen reflektorischen Effekten, die der Einschnitt im Gewebe längs der Wirbelsäule auslöst. Die gleichen Effekte ließen sich vermutlich auch über einen flachen Schnitt durch die Haut erzielen.

Am Knie konnte eine Studie beweisen, dass ein kleiner Hautschnitt genauso effektiv ist wie eine arthroskopisch durchgeführte Gelenktoilette.

Fasten: Geschichte und Wirkungen

Geschichtliches

Seit vorgeschichtlicher Zeit haben die Menschen erfahren, dass regelmäßiges Fasten positive Auswirkungen hat. Es ist in allen großen Kulturen rituell verankert.

In der chinesischen Medizin liegen die Wurzeln des Wissens um die medizinischen Effekte von Speisen und Getränken über 4000 Jahre zurück. Bis heute ist die Behandlung mit Nahrungsmitteln, Tees und Gewürzen eine tragende Säule der TCM.

Auch im klassischen Altertum des Okzidents wurde der medizinische Nutzen des Fastens früh erkannt. Hippokrates lehrte schon 400 Jahre vor der Zeitenwende: „Wer stark, gesund und jung bleiben will, sei mäßig, übe den Körper, atme reine Luft und heile sein Weh eher durch Fasten als durch Medikamente."

Und: „Eure Nahrungsmittel sollen eure Heilmittel sein, und eure Heilmittel sollen eure Nahrungsmittel sein."

Auch das Zitat "Der Tod wohnt im Darm" soll von Hippokrates stammen.

Im christlichen Glauben wird das Fasten mit spirituellen und psychosozialen Effekten verbunden. Es soll in der Fastenzeit vermehrt gebetet werden, unter vermehrter Bereitschaft zur Spende von Almosen.

„Das Fasten ist die Speise der Seele. Wie die körperliche Speise stärkt, so macht das Fasten die Seele kräftiger und verschafft ihr bewegliche Flügel, hebt sie empor und lässt sie über himmlische Dinge nachdenken." So Johannes von Antiochia im vierten Jahrhundert nach Christi.

Im Ausklang des 19. Jahrhunderts, parallel zum allmählichen Rückgang des spirituellen Fastens (das auch zunehmend konterkariert wurde – siehe Abbildung nächste Seite), entwickelte sich in Europa und Amerika eine neue Bewegung des medizinischen Fastens zur Prävention und Therapie chronischer Krankheiten. Bis heute bedeutsam sind besonders die von F.X. Mayr und Otto Buchinger begründeten Fastenformen.

Im „Dritten Reich" kam es zu einer Perversion des naturheilkundlichen Denkens. Die Nationalsozialisten unterstützten die Reformbewegung und die Naturheilverfahren ausdrücklich. Hitler war angeblich Antialkoholiker und Vegetarier. Sein Regime propagierte Begriffe wie Volksgesundheit. Auch der Berufsstand des „Heil – Praktikers" ist ein Erbe des Nationalsozialismus. Das bis heute gültige Heilpraktikergesetz stammt von 1938.

Der Gesundheitsbegriff wurde zum Machtinstrument, das zur Abqualifizierung und Vernichtung von Behinderten oder konstitutionell schwächeren Menschen führte.

Die offizielle Schulmedizin hat die Therapierichtung des Heilfastens ein Jahrhundert lang nur am Rande bemerkt oder sogar bekämpft.

Erst in unserer Zeit sind die Fasteneffekte auch in der universitären Medizin unbestritten. Für die Forschung zu der Aktivierung von Regenerationsprozessen wurde dem japanischen Arzt Prof. Ohsumi 2016 der Medizin – Nobelpreis verliehen.

Wirkungen

Es muss zwischen allgemeinen und Mayr – spezifischen Fasteneffekten unterschieden werden.

Die allgemeinen Fasteneffekte treten immer ein, sobald die Energiezufuhr unter dem Energiebedarf liegt. Erste Auswirkungen sind bereits nach 16 Stunden nachweisbar. Die vollständige Umstellung des Stoffwechsels dauert etwa eine Woche

Es kommt zu einer Aktivierung von Ab- und Umbauprozessen im gesamten Organismus. Die Energiegewinnung erfolgt aus den Depots des Körpers. Sie wird zunehmend auf Fettverbrennung umgeschaltet.

Die Zellen steigern einen Prozess, der Autophagie genannt wird. Degenerierte, verbrauchte Strukturen

in den Zellen werden abgebaut, recycelt und für den Wiederaufbau neuer, vitaler Substanz verwertet.
Auch im Bindegewebe findet ein Umbau statt. Überschüssiges, mit Zucker verklebtes Eiweiß wird beseitigt. Abgelagerte Giftstoffe und Säuren werden mobilisiert und ausgeschieden. Der Transit von Sauerstoff und Nährstoffen zu den Zellen verbessert sich. Die latente Entzündlichkeit des Bindegewebes („silent inflammation") geht zurück.
Das Fettgewebe reduziert sich, und damit das Körpergewicht. Besonders die Einschmelzung des Fettes innerhalb des Bauchraumes (Viszeralfett) wirkt antientzündlich.
Verranzte, oxidierte Fette werden vermehrt abgebaut.
Die Wirkung des Fastens auf das Unterhautgewebe ist direkt sichtbar und fühlbar. Die Haut strafft sich, wird rosiger, teigige Verquellungen gehen zurück.
Der Stresslevel als wichtiger krankmachender Faktor wird vom Fasten insgesamt reduziert. Lediglich in der Anfangsphase kann er steigen.
Die Therapie nach Mayr legt ihren Schwerpunkt auf die Behandlung des erkrankten Darmes. Mayr – spezifische Effekte sind vor allem in diesem Organ zu verzeichnen.
Die Verdauungsleistung bessert sich. Eine gestörte Darmflora wird regeneriert. Die Darmbarrieren werden wieder aufgebaut. Die mikroskopische Darmentzündung und das leaky gut Syndrom klingen ab.
Die antientzündlichen Effekte des Fastens sind beim Fasten nach F.X. Mayr wegen der besonderen Effekte auf den Darm noch ausgeprägter als bei anderen Fastenformen.

Allgemeine Fasteneffekte

- Regeneration, Autophagie
- Ausleitung abgelagerter Giftstoffe
- Entsäuerung
- Stressabbau
- Gewichtsreduktion
- Hemmung der Grundentzündlichkeit (bei Mayr mehr als bei anderen Fastenformen)

Mayr – spezifische Fasteneffekte

- Besserung der Verdauung
- Rückgang der microscopic colitis
- Rückgang dess leaky gut syndroms
- Besserung der Darmflora
- Ess - Schulung

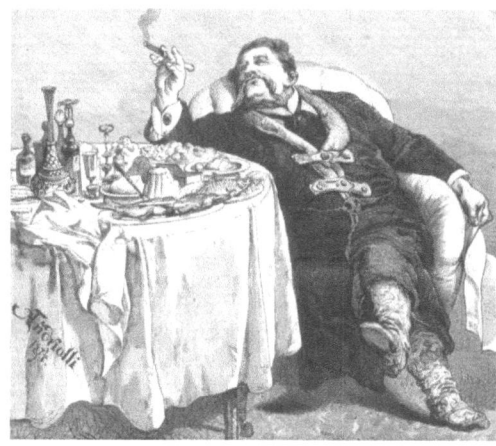

Michał Andriolli:
Fasten
(wie es nicht sein sollte)

Indikationen der Mayr - Therapie

„Es gibt keinen Menschen, der so gesund ist, dass er durch zeitweise Einschränkung oder Änderung seiner üblichen Ernährung nicht noch gesünder, leistungsfähiger, arbeits- und lebensfroher werden könnte."
F.X. Mayr

Dies ist eine sehr weit gefasste Indikationsstellung. In der Tat können auch Gesunde durch die Behandlung nach Mayr profitieren, im Sinne der Prävention. Und es gibt kaum eine Erkrankung, die sich durch befristetes Fasten, Schonung und Säuberung des Darms, Entsäuerung und Entgiftung des Gewebes nicht positiv beeinflussen lässt.
Die Regenerations- und Selbstheilungskräfte des Körpers werden in allen Bereichen verbessert.

Vorsichtig sein sollte man mit der Durchführung einer Fastentherapie bei sehr entkräfteten Menschen (Tumorleiden, Anorexie). Unter Anleitung und Aufsicht eines erfahrenen Mayr - Arztes kann durch eine sehr behutsame Vorgehensweise, Gabe einer energiereichen und dennoch den Schonprinzipien entsprechenden Kost und durch gezielten Ausgleich von Mangelzuständen jedoch auch diesen Patienten geholfen werden.
Vorsicht geboten ist auch bei psychischen Erkrankungen wie schwerer Depression, Manie, Schizophrenie. Durch das Fasten kann eine Verschlimmerung provoziert werden.
Auch die Multiple Sklerose und schwere Autoimmunerkrankungen gelten als Kontraindikationen. Fasten kann zu einem Krankheitsschub führen.
Das Erzeugen eines therapeutischen Durchfalls mit Bittersalz ist bei Dickdarmdivertikeln kritisch.
Typische Indikationen im engeren Sinne führt die folgende Übersicht auf.

Übersicht Indikationen der Mayr - Therapie

- Krankheiten der Verdauungsorgane und der Verdauungsdrüsen
- Verstopfung, Durchfall, Blähungen
- Stoffwechselkrankheiten (Cholesterin, Zucker, Harnsäure)
- Übergewicht
- Bluthochdruck
- Durchblutungsstörungen
- Rücken- und Gelenkschmerzen
- Krankheiten des rheumatischen Formenkreises
- Erkrankungen der Mundhöhle
- Schlafstörungen, Schnarchen
- Krankheiten der Atmungsorgane
- Allergien
- Erschöpfungssyndrom
- Wechseljahresbeschwerden

Diagnostik des Enteropathiesyndroms

Die Diagnose eines funktionsgestörten Darmes ist zugleich einfach und schwierig.

Einfach dann, wenn der Arzt sich seiner fünf Sinne zu bedienen weiß, das Naheliegende, Sicht- und Fühlbare zu erkennen und richtig zuzuordnen gelernt hat.

Schwierig dann, wenn sich der ärztliche Blick auf Röntgen, Labor, EKG, Ultraschall, Gastro- und Koloskopie sowie die Analyse von Gewebeproben beschränkt.

Es müssen grundsätzlich zwei Aspekte bei der Beurteilung von Gesundheit oder Krankheit eines Organs berücksichtigt werden: die Struktur und die Funktion.

Ist ein Organ strukturell geschädigt, beispielsweise durch eine Entzündung oder einen Tumor, lässt sich dies mit den diagnostischen Methoden der Labor- und Gerätemedizin zumeist sicher und zuverlässig feststellen.

Ist ein Organ jedoch in seiner Funktion, seiner „Software" gestört, so können alle gerätetechnisch erfassbaren Befunde in Ordnung sein. Die Funktion ist etwas Immaterielles.

Struktur und Funktion sind nicht zwingend gekoppelt. Schwere Strukturschäden eines Organs können ohne jede Auswirkung bleiben. Und strukturell intakte Organe können in ihrer Funktion erheblich gestört sein.

Bei der Enteropathie handelt es sich, wie bei der überwiegenden Mehrheit aller Krankheitsbilder, mit denen die praktische Medizin konfrontiert wird, um eine vorwiegend funktionelle Störung.

Jedoch führt eine funktionelle Störung, wenn sie lange genug besteht, schließlich zu einer strukturellen Veränderung. Dann ist ein nicht mehr vollständig heilbarer Schaden eingetreten.

Für viele Ärzte und Patienten markiert erst der Strukturschaden mit seinen messtechnisch erfassbaren Veränderungen den Beginn einer Erkrankung. Berücksichtigt man aber die vorausgehende Funktionsstörung mit, die oft schon Jahrzehnte vorher begann, so wird deutlich, dass die Uhr zu diesem Zeitpunkt schon auf fünf vor zwölf steht.

Das Ziel der Mayr - Medizin ist es, die Störung des Darmes zu erkennen und zu beheben, bevor es zu einem nicht mehr reversiblen Strukturschaden des Organs oder weiteren nicht mehr heilbaren Folgeerkrankungen gekommen ist.

Diagnostische Kriterien

- Bauchform und Bauchgröße
- Körperhaltung
- Schmerzempfindlichkeit
- Tastbefund des Bauches
- Beschaffenheit von Haut, Haaren, Nägeln
- Zungenveränderungen
- Mundschleimhaut
- Augen
- Körpergeruch

Bauchform und Bauchgröße

Der Mayrarzt betrachtet den Patienten im Profil. Besteht ein Gasbauch, ein Kotbauch oder eine Kombination der Bauchveränderungen? In Rückenlage werden mit den Händen des Untersuchers verschiedene Bauchmaße genommen und schriftlich dokumentiert. Sie sind nicht auf den Millimeter exakt, jedoch zweckmäßig und für die Verlaufskontrolle völlig hinreichend.

Eine wichtige Bezugsgröße ist der epigastrische Winkel. Es ist der Winkel, den die beiden Rippenbögen am Brustbein miteinander bilden. Er ist ein Maß dafür, wie viel Platz sich der Darm nach oben durch Hochschieben des Zwerchfells und Aufspreizung des Brustkorbes verschafft hat.

Körperhaltung

Der Untersucher schaut sich an, zu welcher Haltungsanpassung es infolge der Darmvergrößerung gekommen ist, und ordnet sie den Mayr'schen Grundtypen zu.
Er achtet auf Asymmetrien des Brustkorbes, auf den Schulter- und Beckenstand und auf den Abstand der Schulterblätter zueinander. Auch aus diesen Abweichungen können Rückschlüsse auf die Funktion des Darmes gezogen werden.

Tastbefund des Bauches

In Rückenlage wird der Bauch beklopft und abgetastet. Wieviel Gasbildung liegt vor? Ist die Bauchwand weich oder fest? Wie fühlt sich der Darm an? Liegen Druck- oder Klopfschmerzhaftigkeiten vor? Jede Schmerzhaftigkeit im Bauch bei der Untersuchung ist ein Zeichen der Enteropathie. Der gesunde Darm ist schmerzfrei. Jedoch ist ein schmerzfreier Darm nicht notwendigerweise gesund.

Beschaffenheit von Haut, Haaren, Nägeln

Die von Mayr „humoralpathologische Zeichen" genannten Veränderungen an Haut, Haaren und Fingernägeln sind Indikatoren einer vermehrten Gewebsbelastung mit Eiweiß- und Zuckerablagerungen, Säuren und eingelagerten Giftstoffen, einer verschlechterten Durchblutung infolge der säureinduzierten Gefäßverengung und einer unzureichenden Nährstoffbereitstellung.
Die Haut wird auf Spannungszustand, Feuchtigkeit, Temperatur und Farbe begutachtet. Kühle Haut, vermehrtes Schwitzen und der Wechsel von blassen, roten und bläulichen Zonen auf kleinstem Raum deuten auf eine Schadstoff- und Säurebelastung hin.
Haut und Unterhautgewebe werden durch Herauskneifen einer Hautfalte, typischerweise über dem Jochbein, auf ihren Gewebsturgor untersucht. Die Skala möglicher Veränderungen reicht über mehrere Zwischenstufen von einem Optimalzustand (Babyhaut) bis zur schweren Dystrophie (Greisenhaut).
Bei den Fingernägeln wird auf Brüchigkeit, Verfärbungen, Längs- und Querrillen geachtet. Sie sind Zeichen für Wuchsstörungen im Nagelbett.
Längsrillen entstehen durch winzige Zonen im Nagelbett, die durch schlechte Stoffwechselverhältnisse über eine längere Zeit gestört sind. Die Nagelsubstanz, welche von diesen gestörten Zonen gebildet wird, ist von minderer Qualität und dünner. Durch das langsame Vorwachsen des Nagels entsteht eine Längsrille.
Querrillen entstehen durch eine kurzzeitige Schädigung des gesamten Nagelbettes. Die während dieser Zeit bestehende Wuchsstörung mit Bildung einer dünneren, oft auch milchig verfärbten Nagelsubstanz wächst als halbmondförmiges Areal langsam mit dem Nagel voran.
Brüchige Fingernägel können auch auf einen Biotin- oder Zinkmangel hinweisen sowie Folge einer Nagelpilzerkrankung sein.
Trockene und spröde, aber auch fettige Haupthaare sowie vermehrter Haarausfall sind mögliche Zeichen einer mangelhaften Ernährungssituation in den Haarwurzeln. Auch die Körperbehaarung wird betrachtet.

Zunge und Mundschleimhaut

Die Schleimhaut im Mundraum gehört bereits zum Darm. Ihr Zustand lässt Rückschlüsse auf Veränderungen in den tieferen Abschnitten des Verdauungstraktes zu.

Bei der Fastenreaktion können Änderungen der Mundschleimhaut diagnostisch ausgewertet werden. Auch ein schlechter Mundgeschmack stellt sich bei der Entgiftung häufig ein.

Die Zunge bietet eine Fülle an Informationen, nicht nur in der Mayr - Medizin. Geachtet wird auf Beläge, die sich während der Mayr – Therapie oft eindrucksvoll ändern, und auf Zahneindrücke am Zungenrand infolge einer Schwellung. Die chinesische Zungendiagnostik kennt Reflexzonen auf der Zunge für Dickdarm, Dünndarm, Magen und Leber.

Untersucht wird auch der Gesundheitszustand der Zähne und des Zahnfleisches. Krankheiten dieser Strukturen können von einer vermehrten Säureausscheidung mit dem Speichel herrühren.

Körpergeruch

Die Entgiftung über den Schweiß kann zu sehr unangenehmen Körpergerüchen führen. Dies ist eine diagnostisch wertvolle Information für den Arzt.

Auch über einen unangenehmen Geruch der Atemluft können sich Entgiftungsvorgänge wahrnehmen lassen. Es handelt sich dann um gasförmige Substanzen, welche über die Blutbahn zu den Lungen gelangt sind.

Augen

Der Mayr - Arzt untersucht die Bindehäute auf die Intensität der Rötung. Sie kann ein Hinweis für eine vermehrte Entgiftung über die Tränenflüssigkeit sein, aber auch viele andere Ursachen haben (Wind, Störung der Tränenflüssigkeit, Allergie). Die Tränen können durch enthaltene Giftstoffe derart aggressiv werden, dass sie auf der Gesichtshaut an Stellen, wo sie im Schlaf häufig hinabrinnen, Verätzungen hinterlassen, so genannte Tränenstraßen.

Weiterhin begutachtet der Untersucher, ob das Weiße im Auge gelblich verfärbt ist. Das kann ein Zeichen der Leberbelastung sein.

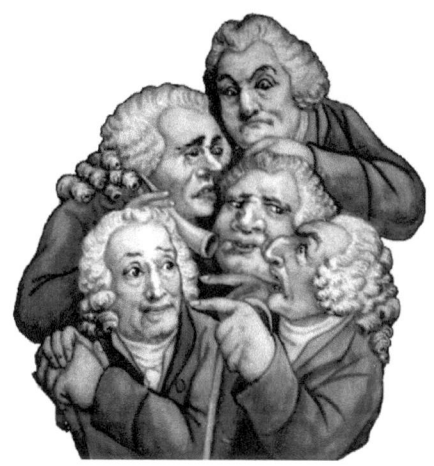

Diagnostisches Rätselraten...
bei Louis – Léopold Boilly im „Konsilium der Ärzte"

Die vier „S": Therapie des Enteropathiesyndroms

> **Übersicht: Therapieprinzipien**
>
> **Schonung**
> des Darms durch Fasten
> des Körpers durch Ruhen
> des Geistes durch Reizabbau
>
> **Säuberung**
> des Darms durch Bittersalz
> Entgiftung durch Trinkkur
> Basenanwendungen, Schwitzen
>
> **Schulung**
> des Kenntnisstandes
> des Kauprozesses
> von Körperfunktionen
>
> **Substitution**
> Basenpulver
> Vitalstoffe
>
> **Ärztliche manuelle Bauchbehandlungen**
>
> **Dunstwickel**

Die Therapie der Enteropathie nach F.X. Mayr basiert auf den vier mit dem Buchstaben „S" beginnenden Prinzipien Schonung, Säuberung, Schulung und Substitution, die gleichzeitig und ausreichend lange angewandt werden müssen.

In einigen Mayr–Zentren werden noch weitere mit „S" beginnende Begriffe ergänzt wie Seele, Sport, Schlaf, Sauerstoff. Diese Aspekte sind in der Mayr–Therapie freilich immer enthalten und bedürften keiner besonderen Erwähnung.

Die zu empfehlende Zeitdauer der Therapie richtet sich nach der Ausprägung der Enteropathie und ihrer Folgeerscheinungen. Selbstverständlich müssen auch die individuellen Möglichkeiten berücksichtigt werden, eine Behandlung in der empfehlenswerten Weise durchführen zu können.

Als Mindestzeit werden vier Wochen veranschlagt, davon je eine Woche Vor- und Nachbehandlungsphase sowie zwei Wochen stationäre Behandlungszeit. In jedem Fall günstiger wirkt sich eine drei- oder sogar vierwöchige stationäre Therapiephase aus. Der längste von Mayr dokumentierte stationäre Behandlungsverlauf umfasste ein gutes halbes Jahr.

Die in den Mayr - Häusern angebotenen Ein - Wochen - Therapien dienen im Wesentlichen zum Kennenlernen der Medizin nach Mayr. Auch lässt sich in dieser Zeit bereits eine recht gute Entgiftung erreichen. Für die erfolgreiche Regeneration eines funktionsgestörten Darmes ist eine Woche jedoch definitiv zu kurz.

Egal wie lange die Therapie im Einzelfall andauert: sie ist immer eine zeitlich befristete Maßnahme.

Mit dem Ziel der Darmregeneration und Entgiftung wird bewusst und unter ärztlicher Anleitung für einige Zeit eine Kostform gegeben, die unter ernährungswissenschaftlichen Gesichtspunkten mehr schlecht als recht ist.

Diese Mangelernährung ihrer Patienten wird den Mayr - Ärzten immer wieder vorgeworfen. Sie ist jedoch trotz ihres nicht optimalen Nährstoffgehaltes für das Erreichen der gesetzten Behandlungsziele erforderlich, weil sie den Darm mindestmöglich belastet.

Nach Abschluss dieser zeitlich befristeten Therapiephase wird auch von Mayr - Ärzten eine ausgewogene, möglichst hochwertige, rohkost- und ballaststoffhaltige, fleischreduzierte Dauerernährung empfohlen, die individuelle Verträglichkeiten berücksichtigt und dem aktuellen ernährungswissenschaftlichen Stand entspricht.

Das erste S: Schonung

Die Schonung ist das oberste Therapiegebot der Mayr - Medizin. Ihr haben sich alle anderen Behandlungsmaßnahmen unterzuordnen.

Voraussetzung dafür, dass die Selbstheilung eines erkrankten oder verletzten Organes einsetzen kann, ist die bestmögliche Schonung.

Einen gebrochenen Arm schont man durch das Anlegen eines Gipsverbandes.

Die Schonung des Darmes erfolgt durch das Fasten. Das Fasten ist in der Mayr - Medizin kein Selbstzweck, sondern nur ein Mittel zum Zweck.

Zu Zeiten von F.X. Mayr wurde die Schonung des Darmes durch rigorose Begrenzung der Nahrungsmenge und striktes Weglassen jeglicher Nahrungsmittel vorgenommen, welche von Mayr als unbekömmlich eingestuft wurden. Und das war alles außer etwas Milch und einem altbackenen Weißmehlbrötchen.

Die moderne Medizin nach Mayr hat es gelernt, hier etwas differenzierter vorzugehen. Gefastet wird noch immer, aber modifiziert. Vor allem bei längerem Fasten wird die Gefahr von Mangelzuständen erkannt und berücksichtigt. Es erfolgt ein individuell angepasster, abgestufter Übergang zu einer vollwertigeren, vitalstoff- und mineralienreichen Schonkost.

Geschont wird nicht nur der Verdauungstrakt. Das Schonprinzip der modernen Mayr - Medizin ist ganzheitlich. Es erstreckt sich auf den gesamten körperlichen und auch auf den geistig - psychischen Bereich.

Schonung des Körpers bedeutet den Verzicht auf jeglichen Ausdauer- oder Leistungssport während der Therapie und das Einhalten großzügig bemessener Ruhezeiten. Hier muss oft Überzeugungsarbeit geleistet werden, weil manche, zumeist jüngere Patienten zu Beginn der Therapie annehmen, sie könnten den Effekt des Fastens durch viel Sport verstärken. Das Gegenteil ist der Fall!

Während des Fastens nimmt die Leistungsfähigkeit ab. Dies muss akzeptiert und als natürlicher Vorgang verstanden werden.

Die Abnahme der Leistungsfähigkeit kann allerdings durch eine Ausschüttung von Endorphinen beim strengen Fasten larviert werden. Durch die Endorphinwirkung gerät der Fastende in eine Art Opiatrausch, wird euphorisch, fühlt sich leistungsfähiger als zuvor – aber er ist es nicht. Er neigt zur Selbstüberschätzung. Wird er dann nicht vom Therapeuten gebremst, kann es zu ernsten gesundheitlichen Komplikationen kommen.

Auch das Abnehmen gelingt bei der Kombination von Fasten und Leistungssport oft schlechter als beim Fasten und Ruhen, weil die Abforderung körperlicher Hochleistung vermehrte Energiesparprogramme in den Ruhephasen aktivieren kann.

Beim Fasten besteht grundsätzlich eine gesteigerte Säurebelastung. Der Stoffwechsel wird katabol, er baut körpereigene Substanzen ab. Es entstehen vermehrt saure Stoffwechselprodukte wie Harnsäure. Die Energiegewinnung wird zunehmend auf kurzkettige Fettsäuren umgestellt.

Körperliches Training im Übermaß verstärkt die Säurebelastung im Körper durch Bildung von Milchsäure.

Die Schonung im geistig - psychischen Bereich gelingt durch das Herauslösen des Menschen aus seinem gewohnten privaten wie beruflichen Umfeld und die Durchführung der Therapie in einer möglichst stressfreien, beruhigenden, entschleunigenden und landschaftlich schönen Umgebung, die zu genussvollen Spaziergängen einlädt. Fernseher, Smartphone und Laptop sollten während der Behandlungszeit möglichst nicht benutzt, die Tageszeitungen abbestellt werden. Geschäftliche Aktivitäten und das Nachsinnen über tagespolitische Geschehnisse bringen eher negative Energien mit sich, vermehren die Stresshormone und sind somit kontraproduktiv.

Es ist der wesentliche Nachteil der ambulanten Mayr - Therapie, dass das allgemeine Schonprinzip nicht so gut umgesetzt werden kann wie in dem stationären Umfeld.

Erst in der letzten Phase der Nachbehandlung wird der Mayr - Patient parallel zum Übergang zur Normalkost allmählich wieder aus der Schonung herausgelöst. Nach ihrem Abschluss ist dann die volle körperliche, geistige und psychische Leistungsfähigkeit wiederhergestellt, und sie ist meist besser als vor der Therapie.

Die moderne Mayr – Medizin kennt vier Fastenintensitäten. Diese vier Fastenstufen sind

- das Teefasten
- die Milch - Semmel - Diät
- die erweiterte Milch - Semmeldiät
- die Milde Ableitungsdiät

Teefasten

Das Teefasten gewährleistet die bestmögliche Schonung des Verdauungstraktes. Für eine begrenzte Zeit wird ganz auf feste Nahrung verzichtet.

Das Teefasten hat Nachteile und birgt Risiken. Es kann nur ein eingeschränktes Kautraining durchgeführt werden. Unerwünschte Begleiterscheinungen wie Kopfschmerzen und Kreislaufreaktionen treten häufiger auf als bei den anderen Fastenstufen. Teefasten ist nur für Menschen mit einer vitalen Grundkonstitution geeignet und sollte immer unter ärztlicher Aufsicht erfolgen.

Der ideale Teefaster ist der Großtrommelträger.

Zum Teefasten wird basischer, kurz gezogener Kräutertee verwendet. Er wird auch bei den anderen Fastenformen als Getränk verwendet. Bei dem Teefasten wird er zu den drei Mahlzeiten als Besonderheit löffelweise aufgenommen, also nicht getrunken. Jeder Löffel voll Tee wird einige Male im Mund bewegt, gleichsam gekaut. Auch dieses mentale Kautraining kann Reflexe zu den Speicheldrüsen im Mundraum und im Verdauungstrakt aktivieren, obwohl keine feste Substanz zugeführt wird.

Der Tee sollte möglichst ungesüßt genommen werden. Auf eine Zuckerzufuhr kann kurzzeitig verzichtet werden. Vor der akuten Unterzuckerung schützen sehr effektive hormonelle Regelkreise (sofern sie funktionieren). Nur im Falle von Heißhungerattacken kann dem Tee ein Löffel Honig zugemischt werden, vorausgesetzt es besteht keine Fruktoseintoleranz.

Milch - Semmel - Diät

Diese Fastenform entspricht am ehesten der klassischen Behandlungsweise von F.X. Mayr. Vor allem um Mayr zu ehren, wurde die Bezeichnung „Milch - Semmel - Diät" beibehalten, auch wenn heute die Weißmehlsemmel und die Frischmilch aus Gründen einer vergleichsweise schlechten Bekömmlichkeit kaum noch eingesetzt werden.

Stattdessen wird üblicherweise eine Semmel aus Dinkelmehl gereicht. Es ist hochwertiger als das Weißmehl und wird meistens (nicht immer) besser vertragen.

Die Zulage dient der Bereitstellung von einem Basisangebot an Eiweiß. Auf Dauer wäre dies viel zu wenig. Die Gefahr von Mangelerscheinungen wird von der Eiweißzulage lediglich gemindert, nicht beseitigt.

Anstelle von Süßmilch, die nach heutigem Kenntnisstand etwa 30% aller Erwachsenen nicht bekommt, wird je nach Verträglichkeit Joghurt, Quark, Sojamilch oder eine andere geeignete Eiweißquelle gereicht.

Als Kuhmilch - Alternative kann auf Ziegen- oder Schafmilchprodukte zugegriffen werden, jedoch nicht bei nachgewiesener Laktose - Unverträglichkeit. Laktose ist in allen Milcharten enthalten (am meisten in Stutenmilch).

Die Milcheiweiße von Schaf und Ziege sind jedoch oft besser verträglich als Kuhmilcheiweiß.

Eine weitere Alternative ist die Mischung von Wasser und Sahne im Verhältnis 1:1.

Die Eiweißmenge, die pro Tag zugeführt werden sollte, ist individuell sehr verschieden.

Bei vitalen Patienten mit vollen Stauspeichern kann sie sehr gering bemessen sein oder ganz wegfallen. Die Mayrmedizin nimmt an, dass bei vermehrter Eiweißablagerung im Bindegewebe und eiweißfreier Kost zuerst diese minderwertigen Depots angegriffen werden und nicht das hochwertige Muskeleiweiß.

Ob das so stimmt, ist jedoch nicht erwiesen. Daher bleibt der Mayrarzt durch Zufuhr wenigstens einer geringen Eiweißmenge lieber auf der sicheren Seite. Bei Menschen mit eher schmächtiger Konstitution muss auf jeden Fall ausreichend viel Eiweiß gegeben werden, sonst setzt rasch ein Muskelabbau ein.

Es ist eine wichtige Aufgabe des Mayr - Arztes, den jeweiligen Bedarf richtig einzuschätzen.

Die berühmt - berüchtigte Semmel der Mayrtherapie („Kursemmel") soll in erster Linie nicht als Nahrungsmittel, sondern als ein Trainingsgerät für den Kauprozess verstanden werden. Als Nahrungsmittel ist sie minderwertig. Sie muss altbacken und zäh sein, was durch eintägiges Lagern unter einem leicht feuchten Tuch oder Einfrieren und Auftauen erreicht wird.

Nur bei einer altbackenen Semmel kann jeder Bissen bis zu fünfzigmal gekaut werden, und trotzdem verbleibt noch Substanz im Mund. Mit einem frischen Brötchen, das zweifellos schmackhafter wäre, gelänge dies nicht.

Erweiterte Milch - Semmeldiät

Für diese Fastenform gilt im Wesentlichen das, was zur Milch - Semmel - Diät gesagt wurde. Neben der Eiweißzulage bekommt der Fastende weitere Zulagen ärztlich verordnet, um Mangelgefahren vorzubeugen: vermehrt Vitamine, Kohlenhydrate, Mineralien, essentielle Fette.

Es setzt sich in der modernen Mayr – Medizin zunehmend durch, bereits in der Basisdiät neben der Eiweißzulage mit weiteren Zulagen zu arbeiten. Pürierter Lachs und Gemüse sowie hochwertige Pflanzenöle erweitern das Spektrum an Vitalstoffen. Außerdem stellt jedes Nahrungsmittel einen therapeutischen Reiz dar, wirkt auf körpereigene Regulationsprozesse ein und kann selbst in winzigen Mengen verabreicht überraschende Änderungen der Befindlichkeit verursachen.

Weitere gern verordnete Zulagen sind Gemüsesuppen, Avocadoaufstrich, Haferbrei, Gofio, geschnittene gedünstete Putenbrust, faserfreie weiche Obstsorten, Eier, Käse.

Milde Ableitungsdiät

Bei der Milden Ableitungsdiät, abgekürzt MAD, handelt es sich um eine warme Mahlzeit als Schon- und Heilkost, mit Vor- und Hauptspeise. Typischerweise wird sie in der Mayrtherapie nach einer Phase strengen Fastens als Übergang zur normalen Ernährungsweise verordnet. Jedoch kann sie bei energetisch geschwächten Patienten auch von vornherein als Fastenform indiziert sein. Selbst Magersüchtigen mit Enteropathiesyndrom kann über die MAD der Zugang zur Mayrbehandlung ermöglicht werden.

Da keine Gefahr von Mangelerscheinungen mehr besteht, eignet sie sich als langfristige Fastenform bei schwer funktionsgestörten Därmen.

Die MAD arbeitet mit hochwertigen, basenspendenden, mineralstoff- und vitaminreichen, ballaststoffarmen Nahrungsmitteln, die schonend und werterhaltend zubereitet werden. Das oberste Gebot bei der Auswahl der Zutaten und der Zubereitung ist die leichte Verdaubarkeit, die Bekömmlichkeit und die Schonung des Verdauungstraktes. Dabei muss auf individuelle Empfindlichkeiten Rücksicht genommen werden. Alles, was sich als belastend, die Sinne benebelnd, den Schlaf störend, blähend, Völlegefühl oder saures Aufstoßen erregend erweist, muss vermieden werden.

Die MAD ist wohlschmeckend und auch für Ungeübte einfach herzustellen.

Einige Rezepte finden sich im zweiten Teil dieses Buches. Nach Verinnerlichung des Grundprinzips bereitet es keine Schwierigkeiten, selbst Rezepturen für ein MAD - konformes Gericht zu kreieren.

In der MAD ist alles erlaubt, was nicht ausdrücklich verboten ist.

Verboten sind ballaststoffreiche Kost, Salate, schwere frische Brote, Vollkornprodukte, Hülsenfrüchte, Weiß- und Rotkohl, Sauerkraut, Grünkohl, Zwiebeln, Lauchgewächse, scharfe Gewürze, Rohkost in jeder Form (auch Obst- und Gemüsesäfte), fette Gerichte, Eingebranntes, Gebackenes, Frittiertes, Paniertes, Mehlschwitzen, gehärtete Fette, Fertiggerichte, Tiefkühlpizzas, Salzgebäck, Süßigkeiten, Kaffee jeder Art, Schwarztee, Limonaden, Cola, Alkohol, Nikotin.

Erlaubt sind, soweit keine Unverträglichkeiten bestehen: Milchprodukte wie Quark, Joghurt, Butter, leicht verdauliche Käsesorten, Haferbrei, Wurzelgemüse, mediterrane Gemüse, Spargel, Mangold und Spinat, Schmorgurken, Kürbis, Eier, hochwertige pflanzliche Öle, Wild- und Gartenkräuter, basische Kräutertees.

Bei den Eiweißträgern ist alles erlaubt. Empfehlenswert sind vor allem heimischer Kaltwasserfisch wie Lachs und Kabeljau, Geflügel, Kalbfleisch, Lamm und Wildbret.

Auch bei den Beilagen ist fast alles erlaubt: Produkte aus gemahlenem, leicht bekömmlichem Getreide (z.B. Polenta aus Maisgrieß), weißer Reis, Nudeln, Spätzle, Kartoffeln. Nur Naturreis sollte wegen der schwer verdaulichen Schalen nicht verwendet werden.

Gesüßt werden sollte überhaupt nicht. Auch die Natursüßen wie Honig und Dicksäfte bestehen zu 98% aus Kristallzucker.

Beim Obst können frühzeitig die weichen Sorten freigegeben werden, welche sich geräuschlos im Mund zerdrücken lassen: Banane, Honigmelone, Papaya, Avocado und faserarme Mango.

Auch die MAD wird zeitlich abgestuft. Blumenkohl, Broccoli und Rosenkohl sind besser bekömmlich als die heimischen Winterkohlsorten, sollte aber nicht gleich zu Beginn der MAD gegessen werden. Zum Ende der Mayr – Therapie wird die MAD mit Ballaststoffen, Salaten und Rohkost ergänzt, beginnend mit winzigen Mengen und dann Tag für Tag etwas mehr. Der Übergang zur Normalkost erfolgt fast stufenlos.

Trotz ihrer Wertigkeit ist die MAD als Langzeiternährung nicht zu empfehlen. Es handelt sich um eine Schonkost. Eine Dauerschonung jeder Art ist für den menschlichen Organismus nicht empfehlenswert.

Jedes Organsystem soll in der Lage sein, bei Bedarf maximale Leistung zu erbringen. Dafür muss trainiert werden, auch im Hochlastbereich. Das gilt für die Muskeln und den Kreislauf, aber auch für den Darm. Durch zu lange Schonung verliert der Darm letztlich die Fähigkeit, schlechter verdauliche Nahrung zu bewältigen. Und der Verlust einer biologischen Fähigkeit ist immer auch ein Verlust von Lebensqualität.

Auch für die MAD gelten die Grundregeln der Kauschulung. Jeder Bissen wird fünfzigmal gekaut, und es wird nur bis zum Erreichen des Sättigkeitsgefühls gegessen.

In der modernen Mayr - Medizin bekommt die MAD eine zunehmend erweiterte Indikation. Durch gezielte Auswahl exquisiter Zutaten und eine kreative, kulinarisch anspruchsvolle Küchentechnik wird das einzelne Nahrungsmittel mit seinen Geschmackskomponenten bewusst als gustatorischer Reiz eingesetzt. So kommt zu der Schulung des Kauprozesses und des Sättigkeitsreflexes als drittes Element das Geschmackstraining hinzu.

Die vier Fastenstufen der Mayr - Medizin

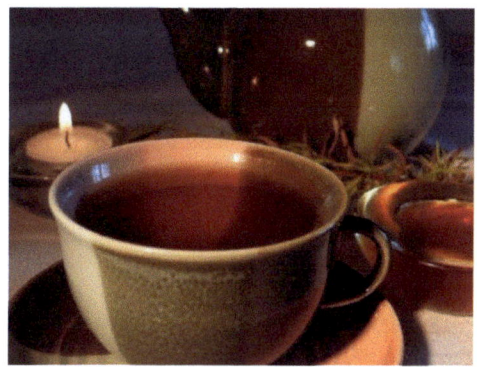

Teefasten

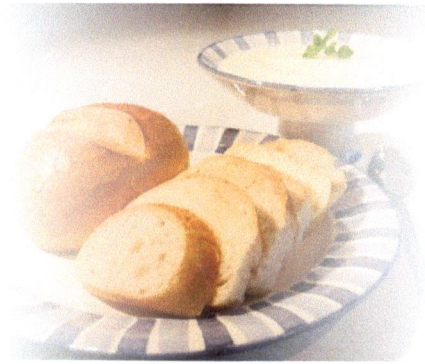

Milch - Semmel - Diät

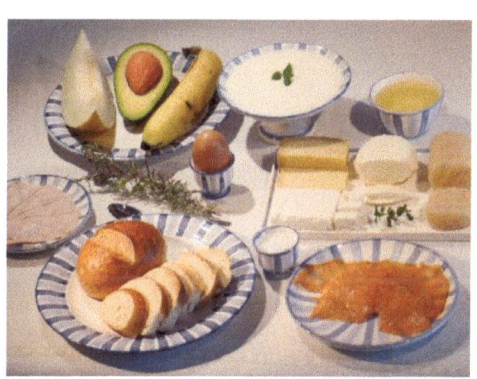

Erweiterte Milch - Semmeldiät mit Zulagen

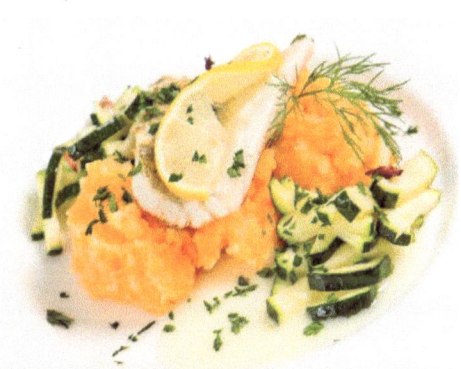

Milde Ableitungsdiät

Das zweite S: Säuberung

Neben der Schonung ist die kontinuierliche Säuberung eine Voraussetzung für die Regeneration des Darms.

Es wird jedoch auch eine allgemeine, möglichst nachhaltige Entgiftung und Entsäuerung des gesamten Körpers angestrebt.

Unter Giftstoffen fassen wir alle potentiell schädlichen Substanzen zusammen, die sich im Körper befinden. Sie entstammen aus körpereigenen, natürlichen Stoffwechselprozessen, aus der beim Enteropathiesyndrom gestörten Verdauung und aus der Umwelt.

Im Übermaß gegessene Nahrungsmittel wie Fett, Eiweiß und Zucker werden ebenfalls zum Gift.

Prinzipiell stehen unserem Organismus zwei Möglichkeiten zur Verfügung, mit Giftstoffen umzugehen. Er kann sie im Stoffwechsel unschädlich machen oder ausscheiden.

Wenn das nicht gelingt, werden sie in Organen und Geweben abgelagert, an Orten, wo sie möglichst wenig stören. Auch Medikamente können sich im Körper anreichern.

Beim Fasten werden die deponierten Substanzen freigesetzt. Sie zirkulieren auf dem Weg zu den Ausscheidungsorganen zunächst wieder in der Blutbahn. In dieser Zeit können sie unerwünschte Symptome (Entgiftungskrisen) auslösen.

Giftstoffe können den Körper auf mehreren Wegen verlassen. Sie alle werden in der Mayr - Behandlung berücksichtigt und nach Möglichkeit geöffnet. Folgende Entgiftungswege stehen dem Körper zur Verfügung:

- Darmschleimhaut
- Leber und Galle
- Niere
- Haut
- Lunge

Daneben existieren so genannte Notventile. Sie stehen normalerweise nicht für die Giftausscheidung zur Verfügung. Bei unzureichender Funktion anderer Entgiftungswege oder ausgeprägter Entgiftungserfordernis werden sie jedoch vom Körper für die Entgiftung herangezogen.

Säuberung des Verdauungstraktes

Der Verdauungstrakt ist ein wichtiges Ausscheidungsorgan für Giftstoffe. Sie werden von der Leber aus der Blutbahn entfernt und über die Gallenflüssigkeit in den Darm entsorgt.

Daneben ist die Darmschleimhaut in der Lage, direkt Giftstoffe aus der Blutbahn aufzunehmen und in den Stuhl abzugeben. Diesen Vorgang nennt die Mayr - Medizin „Zottenpumpe".

Beim Enteropathiesyndrom kehrt sich die Situation um. Der Darm hat nur noch eingeschränkte Fähigkeiten, als Entgiftungsorgan zu wirken. Im Gegenteil wird er zur Hauptquelle aller Giftstoffe, welche den Organismus belasten und schädigen.

Ziel der Mayrtherapie ist es, im Darm vorhandene, giftige Stuhl - Rückstände zu eliminieren, ihre Neubildung zu verhindern und die Zottenpumpe zu aktivieren.

Zur Reinigung des Darms wird ein therapeutischer Durchfall erzeugt. Hierzu bekommt jeder Mayr - Patient morgens ein Trinkglas einer isotonischen Magnesiumsulfatlösung (Bittersalz) verabreicht.

Isotonisch bedeutet, dass die Salzkonzentration derjenigen der körpereigenen Flüssigkeiten entspricht. Um eine in etwa isotonische Flüssigkeit herzustellen, wird ein Teelöffel Salz auf 0,25 Liter Wasser dosiert.

Da sich Bittersalz sehr schlecht in Wasser auflöst, wird empfohlen, bereits am Vorabend das Salz im Trinkglas mit etwa zwei Fingerbreit Wasser zu überschichten. Über Nacht löst es sich auf.

Morgens wird das Glas direkt nach dem Aufwachen, etwa eine Stunde vor dem Frühstück

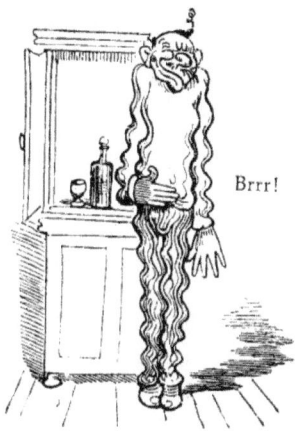

mit lauwarmem Leitungswasser gefüllt und unter Ignorieren des recht scheußlichen Geschmacks getrunken.

Alternativ kann man das Bittersalz in wenig sehr heißem Wasser aufrühren. Dann löst es sich ebenfalls. Mit kaltem Wasser wird dann auf 0,25 l aufgegossen. So erhält es auch Trinktemperatur.

Nach der Bitterwasser - Einnahme darf die Nachtruhe nicht fortgesetzt werden. Der Darm bekam einen kräftigen Weckruf, der sich mit Weiterschlafen nicht verträgt. Die Stunde bis zum Frühstück sollte mit Morgengymnastik, Körperhygiene oder einem kleinen Spaziergang ausgefüllt werden.

Bitterwasser ist als chemische Substanz nur ein sehr schwach wirksames Abführmittel. Seine direkte Wirkung als „salinische Berieselung" im Darm wurde lange Zeit überschätzt. Einen ausgeprägteren Effekt hat der Bitterreiz auf den Magen. Er löst, ähnlich wie bei einem Kräuterbitter als Verdauungsschnaps, über Nervenreflexe eine Kontraktion der Gallenblase aus. Das plötzliche Erscheinen von Gallenflüssigkeit im Darm regt die Peristaltik an, und dadurch entsteht der Durchfall. Dies erklärt auch, warum die Wirkung des Bittersalzes so verschiedenartig ist. Erfolgt nur eine geringe Gallenblasenreaktion, so bleibt das Bittersalz weitgehend wirkungslos. Setzt eine sehr starke Gallenblasenentleerung ein, so kann bereits Minuten nach dem Trunk eine explosionsartige Stuhlentleerung resultieren.

Bei unzureichender Wirkung sollte die Dosis nicht zu rasch erhöht werden. Vielmehr empfiehlt sich auch hier Geduld. Der Reflex vom Bitterreiz im Magen zur Gallenblase wird durch die tägliche Wiederholung geschult, und der Effekt nähert sich von Tag zu Tag der erwünschten Wirkung.

Angestrebt wird eine mindestens einmalige, maximal sechsmalige dünnflüssige Stuhlentleerung.

Bittersalz ist nicht für alle Mayr – Patienten geeignet. Es gibt Kontraindikationen wie Dickdarmdivertikel. Auch bei Unverträglichkeit oder einem zu heftigen Durchfall muss reagiert werden. In der modernen Mayr – Medizin sind milder wirkende Alternativen auf Basis von Magnesiumoxid, Magnesiumhydroxid und Magnesiumcitrat verfügbar.

Sie haben den Vorteil, dass ein Teil des enthaltenen Magnesiums im Darm aufgenommen wird. Bei Bittersalz ist dies nicht der Fall. Hingegen ist nur für Bittersalz ein positiver Effekt auf die Darmflora nachgewiesen.

Sogar Patienten mit Durchfallneigung können von der Bittersalzeinnahme profitieren.

Nach Absetzen des Bittersalzes ist ihr Stuhlverhalten dann oft normalisiert.

Die Reinigung des Darmes wird durch die große Trinkmenge, eine maßvolle körperliche Aktivität und durch die ärztlichen Bauchbehandlungen unterstützt.

Außerdem empfiehlt sich ein Dunstwickel, der täglich mindestens einmal auf den Bauch aufgelegt werden sollte. Auch können Präparationen mit Mariendistel, Löwenzahn, Cumin und Artischockenextrakt zur Aktivierung von Leber und Galle gegeben werden.

Den Abgang von giftigem, altem Stuhl aus dem Dickdarm erkennt man an dem unangenehmen

Geruch und der dunklen Färbung des Stuhls in den ersten Therapietagen. Mitunter ist die Giftausscheidung auch direkt zu spüren: hochspritzender Stuhl kann die Haut regelrecht verätzen. Daher empfiehlt sich vorbeugendes Eincremen und nach dem Stuhlgang eine gründliche Hautreinigung im Gesäßbereich (Sitzbad).

Nach zwei bis drei Tagen sind die Altlasten großenteils entfernt. Der Stuhl wird senffarben und riecht leicht hefig, ähnlich dem Säuglingsstuhl.

Dieser „Mayr-Stuhl" ist Dünndarminhalt, der infolge des Bittersalzes sehr rasch und ohne chemische Modifikation den jetzt sauberen Dickdarm passiert hat.

Jedoch kann es im Verlauf erneut zu dunklem, stinkendem Stuhlgang kommen. Der Darm ist fähig, auch über lange Zeit alte Stuhlreste in seinen vielen Ausbuchtungen abzulagern. Der Abgang ist zuweilen von Unwohlsein und Kopfschmerzen begleitet, weil in den Altlasten enthaltene Giftstoffe während der Ausscheidung wieder in die Blutbahn gelangen können.

Eine dunkle Stuhlfärbung kann auch von Gallenfarbstoffen herrühren. Normalerweise gewinnt der Körper diese für ihn wertvollen Substanzen aus dem Stuhl zurück. Bei zu rascher Darmpassage gelingt dies nicht mehr vollständig.

Wichtig: Medikamenteneinnahme

> Da die Darmentleerung nach der Bittersalzeinnahme sehr rasch erfolgen kann, sollten alle morgens angesetzten Medikamente erst am späten Vormittag eingenommen werden. Sonst besteht die Gefahr, dass die Wirkstoffe infolge der raschen Darmpassage nicht mehr in ausreichender Menge aufgenommen werden können. Betroffen sind vor allem Blutdruck- und Schilddrüsenmedikamente sowie bei Frauen die Antibabypille.

Forcierte Säuberung des Darmes

Sollte über das Bittersalz und die Bauchbehandlungen keine ausreichende Säuberung des Darmes in Gang gesetzt werden können, so gibt es Möglichkeiten nachzuhelfen.

Ein Weg ist die Selbstbehandlung mit einem Einlauf. Hierzu können in Apotheken und Mayrhäusern Gerätschaften erworben werden (z.B. Klyso).

Eine weitere Möglichkeit bietet sich mit der Colon-Hydro-Therapie (CHT). Sie ist eine geräteunterstützte Einlaufbehandlung, bei der über längere Zeit (mindestens 20 Minuten) eine größere Menge an Spülflüssigkeit in den Darm gegeben und wieder abgelassen wird. Begleitet wird die CHT durch eine manuelle Massage des Bauches. Die Darmperistaltik wird durch Temperaturvariationen der Spülflüssigkeit zwischen 20 und 37 Grad angeregt. Oft kommt es erst nach mehreren Spülgängen zum Abgang von Kotbrocken aus dem Dickdarm.

Die Colon-Hydro-Therapie ist ein geeignetes Verfahren, in kurzer Zeit große, im Dickdarm abgelagerte Stuhlmengen zu entfernen.

Den Dünndarm erreicht die Spülflüssigkeit nicht. Hier kann nur mit dem Abführtrunk eine Wirkung erzielt werden.

Die CHT empfiehlt sich besonders zu Therapiebeginn bei stark vergrößerten, trägen und massiv verstopften Därmen.

Nach der CHT kann oftmals beobachtet werden, dass das Bittersalz fortan den gewünschten Effekt hat.

Jedoch sollte die CHT nicht bedenkenlos eingesetzt werden. Zwar besteht bei den modernen Geräten keine ausgeprägte Gefahr für den Darm. Trotzdem können Darmverletzungen auftreten. Es werden ziemlich große Mengen Flüssigkeit gegen die natürliche Passagerichtung in den Darm eingebracht. Dies kann den Darm irritieren. Wie bei allen Therapieformen, muss auch hier der erwartete Nutzen gegen die möglichen unerwünschten Effekte sorgfältig abgewogen werden.

Entgiftung über die Nieren

Die Mayr - Therapie ist eine Trinkkur. Die tägliche Flüssigkeitszufuhr wird erhöht. Sofern von Seiten des Herz – Kreislaufsystems und der Nieren keine Gegenanzeigen bestehen, werden drei Liter täglich und mehr verordnet.

Durch die große Trinkmenge wird erreicht, dass sich über die Nieren ausgeschiedene Giftstoffe im Urin nicht zu stark konzentrieren. Sie vermehrt die Gewebsflüssigkeit und damit den Lymphstrom. Mit der Lymphe werden aus dem Bindegewebe freigesetzte Substanzen in die Blutbahn zurückgeführt. Der zu Fastenbeginn oft sehr unangenehme Kopfschmerz und andere unangenehme Fastenreaktionen lassen sich in vielen Fällen durch eine Erhöhung der Trinkmenge bessern.

Außerdem unterstützt eine vermehrte Flüssigkeitszufuhr die Schweißbildung und die Abführwirkung des Bittersalzes.

Als Getränk sind in der Mayr – Therapie nur Wasser, klare dünne Gemüsebrühe und blonde, basische Kräutertees erlaubt. Die Ziehzeit soll unter drei Minuten liegen.

In die Flüssigkeitsbilanz einberechnet werden alle Ansätze von Basenpulver und Bittersalz. Bei üblicher Dosierung wird bereits auf diesem Wege ein Liter getrunken.

Das deutsche Leitungswasser ist für die Trinkkur derzeit noch verwendbar. Ob dies bei zunehmender Nitratbelastung unserer heimischen Quellen auch noch in einigen Jahren gilt, kann nicht abgesehen werden.

Auf der sicheren Seite ist man mit Trinkwasser, das mittels Osmoseverfahren von Schwebstoffen und Salzen nahezu vollständig gereinigt wird. Moderne Mayr – Häuser verfügen über eine solche Trinkwasseraufbereitung.

Käufliche Wässer sollten mineralstoffarm und kohlensäurefrei sein. Untersuchungen zeigen leider, dass die Keimbelastung mancher stillen Mineralwässer höher ist als die im Trinkwasser.

Um die Güte verschiedener Wässer zu vergleichen, gibt es einen eindrucksvollen und einfach durchzuführenden Test. Füllen Sie die zu untersuchenden Wässer in jeweils ein Trinkglas und hängen Sie über mindestens einen Tag ein Teesieb aus Filterpapier mit grünem Tee hinein. Sie werden dann dem Wasser deutlich ansehen können, wie es um seine Qualität bestellt ist. Ein gutes Wasser bleibt klar. Ein ungünstiges Wasser wird trüb, missfarben, bekommt einen ölfilmartigen Belag.

Kräutertees sollten etwa ein Drittel der täglichen Trinkmenge ausmachen. Es werden „blonde" Tees bereitet, die maximal zwei Minuten ziehen dürfen. In dieser kurzen Zeit gehen nur Geschmacks- und basische Mineralstoffe ins Teewasser über. Die schwerer wasserlöslichen pflanzlichen Drogen mit möglicherweise unerwünschten Begleiteffekten verbleiben in den Teeblättern.

Da die blonden Tees keine pharmakologischen Effekte haben, ist es jedem freigestellt, welche Teesorten eingesetzt werden. Es dürfen auch verschiedene blonde Tees nacheinander getrunken werden.

Entgiftung über die Lungen

Die Lungen versorgen uns mit atmosphärischem Sauerstoff und beseitigen beim Ausatmen das im Zellstoffwechsel entstehende Kohlendioxid. Die Kohlendioxidabgabe entzieht dem Blut Kohlensäure und trägt somit zur Entsäuerung bei.

Außerdem können über die Lungen gasförmige Giftstoffe wie Aceton und auch einige stickstoff- und schwefelhaltige Fäulnisgase abgegeben werden. Diese Gifte lassen sich gaschromatografisch in der ausgeatmeten Luft messen.

Über die Atemwege abgegebene Substanzen können während des Fastens zu einem sehr unangenehmen Mundgeruch führen.

Die Anregung der Atmung durch maßvolle körperliche Aktivität fördert die Entgiftung. Die vermehrten Zwerchfellbewegungen wirken sich mechanisch auf den Darm aus und fördern die Peristaltik. Und die vertiefte Atmung geht mit einem vermehrten Lymphabfluss aus dem Bindegewebe einher. Bei der Einatmung nimmt die Gewebsspannung zu, bei der Ausatmung nimmt sie ab. Dies wirkt wie eine Gewebspumpe.

Entgiftung über die Haut

Die Schweißdrüsen der Haut haben mehrere Funktionen.
Der Schweiß ist chemisch sauer. Jede Schweißsekretion bewirkt somit eine Säureabgabe aus dem Körper.
Der Säureschutzmantel schützt die Haut vor Infektionen.
Durch Verdunstung des Schweißes wird die Körpertemperatur gesenkt.
Um die Entgiftung über den Schweiß zu fördern, werden zwei Mechanismen therapeutisch eingesetzt:

- Aktivierung der Schweißbildung
- Zerstörung des Säureschutzmantels

Aktivierung der Schweißbildung

Die Schweißbildung lässt sich durch Erhöhung der Körpertemperatur vermehren. Dies gelingt durch regelmäßige, maßvolle körperliche Betätigung, wobei jedoch entsprechend dem Schonungsgebot bei der Mayr - Therapie der Ausdauer- oder Leistungstrainingsbereich nicht erreicht werden darf.
Zur Anregung der Schweißbildung empfiehlt sich der häufige Besuch der Sauna. Herz- Kreislaufgesunden kann sie während der Mayr - Therapie täglich empfohlen werden.
Abzuraten ist von dem traditionellen Kältebad nach dem Saunagang. Es belastet den Körper und widerspricht dem Schonungsprinzip. Für die Körperhygiene, zur Anregung von Kreislauf und Immunsystem reicht eine kühle, gerade noch angenehm empfundene Dusche völlig aus.

Gezielte befristete Zerstörung des Säureschutzmantels

Nimmt man dem Körper seinen Säureschutzmantel, so muss er ihn regenerieren. Das erfolgt durch eine vermehrte Säureausscheidung über den Schweiß. Die Säuren werden dem Körperinneren von den Schweißdrüsen entzogen und über die Oberfläche abgegeben.
Der Säureschutzmantel lässt sich durch basische Flüssigkeiten zerstören, die mit der Haut in Kontakt gebracht werden.

Meerwasserbäder

Meerwasser ist schwach basisch, zudem hat es über das Meersalz osmotische Wirkungen auf die Haut. Wird eine Mayr- Behandlung am Meer durchgeführt, so empfehlen sich tägliche Seebäder.
Die gleichen Effekte lassen sich auch in der Badewanne durch Meersalz - Zugabe erzeugen.

Basenbäder

Medizinische Bäder mit Basenzusatz sind einfach herzustellen und preiswert. Natron oder Kernseife sind geeignete Substanzen. Jedoch sollte der Einsatz nicht übertrieben werden, sonst kommt es zur Hautschädigung („Waschfrauenhaut").
Weitere geeignete Badezusätze können über das Reformhaus bezogen werden.

Heilkreide

Die auf Rügen im Tagebau gewonnene Kreide ist ein von den Krankenkassen anerkanntes Heilmittel. Neben muskelentspannenden Effekten wirkt sie basisch auf der Haut, im Unterschied zum sauren Naturmoor.
Man kann sie als Badezusatz verwenden oder als Kreidepackung auf die Haut geben. Der Einsatz im häuslichen Bereich ist problematisch, weil der Kreideschlamm die üblicherweise verbauten Abflussrohre mit relativ engem Durchmesser verstopft.

Die Wirkung der Kreide kann durch Beimischung anderer Substanzen wie Meeralgen und Meersalz verstärkt werden.

Wegen der stark entfettenden Wirkung sollte die Haut im Anschluss an die Anwendung gut rückgefettet werden

Heilkreide ist nur zur äußerlichen Anwendung zugelassen. Obwohl sie dafür ideal geeignet wäre, darf sie als Basentrunk nicht eingesetzt werden.

Elektrische Ströme

Die Übersäuerung des Gewebes ist physikalisch gesehen ein Mangel an Elektronen. Die Behandlung mit schwachen Gleichströmen, beispielsweise im Stangerbad, kommt somit einer Basentherapie gleich.

Entgiftungsmassagen (Azidosemassagen)

Massagebehandlungen haben vielfältige Effekte auf die Haut, das Bindegewebe, die Blut- und Lymphgefäße, die Muskulatur und das vegetative Nervensystem. Grundsätzlich wirkt sich jede Massagetechnik auf alle diese Gewebe aus. Spezielle Massagetechniken erzielen jedoch schwerpunktmäßige Wirkungen in einzelnen Geweben.

Zur Entgiftung kommen Massagetechniken zum Einsatz, die nicht immer angenehm sind. Ein leichter schneidender Schmerz ist bei adäquater Behandlungstechnik oft unvermeidbar, und es können sich kleine oberflächliche Blutergüsse bilden.

Zu einer Entgiftungsmassage gehören grundsätzlich Lymphdrainagetechniken, um die aus den Zellen freigesetzten und aus den Gewebsspeichern mobilisierten Substanzen über den Lymphstrom in die Blutbahn zu befördern. Erst dann können sie über die Leber, Niere oder Haut ausgeschieden werden.

Sehr wirksam auf das Bindegewebe sind Schröpfkopfmassagen. Hierbei wird eine Glasglocke, in der mit einem Gummiball ein leichter Unterdruck erzeugt wird, auf der eingeölten Haut bewegt.

Psychische Entgiftung

Der Neurologe und Nobelpreisträger Professor Wagner v. Jauregg stellte fest, dass schon eine energische Darmreinigung manchem Menschen den Weg in die Psychiatrie ersparen kann.

Die Entgiftung über den Darm und die anderen Reinigungswege führt oft zu einer spürbaren, tief gehenden, seelisch - psychischen Befreiung. In ihrem Zuge kann es geschehen, dass verdrängte und verschüttete, vormals unbewusste psychische Belastungen wieder ans Tageslicht treten, oftmals in Form sehr lebhafter Träume.

Die stationäre Mayr - Behandlung in einer angenehmen, stressfreien Umgebung ist das ideale Umfeld, solche Rekapitulationsreaktionen im seelischen Bereich durch ein vertrauensvolles Gespräch mit dem Arzt oder einem Psychologen aufzufangen und, wenn nötig, therapeutisch zu bearbeiten.

Notventile

Jede vom Körper abgesonderte Flüssigkeit kann auch zur Ausschleusung von Giftstoffen genutzt werden. Zu nennen sind die Tränen, der Speichel, bei der Frau das Scheidensekret und das Menstruationsblut.

Der Nutzung dieser Flüssigkeiten zur Entgiftung und Entsäuerung erfolgt nur bei starker Giftbelastung und kann zu Schädigungen führen. Saure Tränen verursachen eine Bindehautentzündung. An den Stellen, wo die Tränen herabfließen, wird die Haut verätzt. Es entstehen dunkle Streifen (Tränenstraßen).

Ein zu saurer Speichel begünstigt Karies und Parodontose. Die Übersäuerung des Scheidensekretes kann das Milieu der Scheide so verändern, dass es zu Infektionen kommt.

Somit sollte die Entgiftung über die Notventile nach Möglichkeit unterbunden werden. Sie kommt von selbst zum Erliegen, wenn die Gesamtbelastung des Körpers mit Giftstoffen reduziert wird.

Das dritte S: Schulung

Die Schulung als dritte tragende Säule der Therapie erfolgt durch den Mayr - Arzt und das von ihm angeleitete therapeutische Team. Ziel der Schulung ist zum einen die Verbesserung des Kenntnisstandes zu gesundheitsbezogenen Themen und zu Ernährungsfragen. Dieses Ziel wird im individuellen ärztlichen Gespräch, in Vorträgen oder durch Wissensübermittlung in Schriftform erreicht.

Noch wichtiger ist die Schulung körperlicher, bewusster und unbewusster Abläufe: das richtige Kauen, die Anregung der Speicheldrüsen, das Wahrnehmen der Sättigkeit, die Erziehung des Darmes und eine verbesserte Atmung.

Kautraining

Die Nahrungsaufnahme erfolgt beim Fasten nach einem festen Schema, das in allen Mayr - Häusern in ähnlicher Weise angewendet wird.

Jeder Bissen wird exzessiv lange gekaut. Bei der Milch - Semmeldiät wird zuerst der trockene Bissen Semmel etwa fünfzigmal durchgekaut. Erst dann wird ein Löffel der Zulage genommen, das Ganze im Mund durchmischt und heruntergeschluckt. Bei der Milden Ableitungsdiät wird jeder Bissen, egal ob Beilage, Gemüse, Fleisch oder Fisch, fünfzigmal gekaut.

Das gründliche Kauen trainiert die Mundmuskulatur, und der Kauvorgang entleert mechanisch die Speicheldrüsen im Mundraum. Über Reflexbögen zum Verdauungstrakt wird auch in den dort lokalisierten Drüsen die Ausschüttung von Verdauungssäften bewirkt.

Die mehrmals tägliche Wiederholung führt zu einer zunehmend besseren Funktion.

Geschult und gefördert wird durch das betont langsame Kauen auch die Wahrnehmung des Sättigkeitsreflexes. Satt sein heißt nicht voll sein. Lange vor dem Überfüllungsgefühl regt sich ein unterschwelliges Gefühl. Es schmeckt noch, es könnte noch weiter gegessen werden, aber es muss nicht mehr sein.

Das Sättigkeitsgefühl kann erst nach einer mindestens 20minütigen Essdauer entstehen. Beim zu hastigen Essen ist der Sättigkeitspunkt nach diesen 20 Minuten längst überschritten.

Durch die Wiederholung des Kautrainings lernt der Patient es von Tag zu Tag besser, den Sättigkeitsbereich wahrzunehmen.

Wenn das Sättigungsgefühl einsetzt, wird der Rest der Mahlzeit auf dem Teller liegengelassen und die Mahlzeit beendet. Auch die Zulage wird nicht aufgegessen.

Kinder sollten nicht dazu gezwungen werden, ihren Teller leer zu essen. Kinder haben zumeist einen sehr gesunden Sättigkeitsinstinkt. Durch den Zwang des Aufessen - Müssens wird dieser zerstört. Der Zwang aufzuessen stammt noch aus der Kriegsgeneration, die mit dem Mangel und dem Hunger aufgewachsen ist. Diese Zeiten sind zum Glück vorbei. Es ist aus heutiger Sicht allemal besser, das übrig gebliebene Essen wegzuwerfen (oder für später einzufrieren), als den eigenen Verdauungstrakt zum Müllplatz verkommen zu lassen.

Das betont lange Kauen während der Therapie soll dazu führen, dass auch nach der Behandlungszeit unbewusst gründlicher gekaut und eingespeichelt wird als zuvor. Ziel ist eine bleibende Umprogrammierung des Essverhaltens.

Zum Essen darf beim Kautraining prinzipiell nichts getrunken werden. Die relative Trockenheit des Bissens ist ein wichtiger Stimulus für die Drüsenaktivität.

Eine Viertelstunde vor dem Essen wird letztmalig gegen den Durst getrunken. Während des Kauens sollen die Speicheldrüsen dann mit ihrem Sekret und den darin enthaltenen Enzymen die Nahrungsbissen anfeuchten.

Insofern ist die Unsitte in Restaurants, dass der Kellner bereits an der Garderobe nach den Getränkewünschen fragt, durchaus Mayr - konform: man bekommt das Getränk lange vor dem Essen. Es darf dann nur nicht dem Kalkül der Gastronomie gefolgt werden, zum Essen noch ein weiteres großes Getränk zu bestellen.

Geordert wird am besten vorneweg eine Karaffe lauwarmes Leitungswasser. Der Kellner wird sich trösten, wenn ihm zum Essen die Bestellung eines guten Weines in Aussicht gestellt wird.

Denn das Viertele guten Weines zu einem guten Gericht ist erlaubt – außerhalb der Mayrtherapie. Es wird als Genussmittel angesehen, nicht als Getränk.

Nach dem Essen wird frühestens eine halbe Stunde nach der Mahlzeit wieder gegen den Durst getrunken. Zu diesem Zeitpunkt haben sich die Verdauungsdrüsen entleert.

Während des Kautrainings sind Gespräche verboten.

Sprechen beim Essen ist technisch unmöglich. Entweder es wird gekaut oder geredet. Wird jemand etwas gefragt, so muss er, um antworten zu können, den Bissen hastig herunterschlucken, und der Effekt der Kauschulung ist zerstört.

Auch das passive Verfolgen eines Gesprächs ist beim Kautraining unerwünscht. Jeder soll beim Kauen meditativ in sich hineinhorchen, Geschmacksimpulsen nachspüren, auf den Sättigkeitsreflex achten. Beim Belauschen eines Gespräches ist dies erschwert.

Schweigen beim Essen zeigt an, dass die Prinzipien der Essschulung verinnerlicht wurden, und ist keineswegs unhöflich. Für Konversation bleibt außerhalb der Mahlzeiten genug Gelegenheit.

Schulung der Esskultur

Die richtige Auswahl der täglichen Nahrungsmittel ist zur Gesunderhaltung wichtig. Dies ist allgemein bekannt. Aber damit allein ist noch keine gesunde Ernährung gewährleistet.

Es konnte wissenschaftlich nachgewiesen werden, dass eine schnell gegessene Portion erheblich mehr dick macht als dieselbe Essensmenge langsam gegessen.

Die Essgeschwindigkeit gilt als eigenständiger Risikofaktor für die Entstehung und Ausprägung der Typ II – Zuckerkrankheit.

Schon Mayr kam zu der Erkenntnis, dass es viel wesentlicher ist, wie gegessen wird, als was gegessen wird.

Ein Ziel der Mayr - Medizin ist die Erziehung zu einer bleibenden Lebensstiländerung im Essverhalten.

> **Es ist wichtiger,
> wie gegessen wird,
> als was gegessen wird**

Essen in Ruhe, mit Muße und Genuss

Jede Mahlzeit soll als ein besonderer Höhepunkt des Tages aufgefasst und zelebriert werden. Sie verspricht Entspannung und Genuss wie eine kurze Urlaubsreise weg vom Alltag.

Während der Mahlzeit geht es nur um das Essen. Alle Sinne sind auf die Wahrnehmung der Speisen ausgerichtet. Jeder Bissen wird ausgeschmeckt. Berufliche oder negativ besetzte private Themen sollten beim Essen nicht erörtert werden. Ablenkungen wie Fernsehen, Zeitung oder Radio zerstören die gehobene Grundstimmung, die beim Essen entstehen sollte.

Das Essen soll eine Insel im Fluss des Alltags sein, auf die wir uns gerne und mit allen Sinnen zurückziehen, bereit und fähig, das zu genießen, was auf den Teller kommt.

Nach Möglichkeit bereitet man sich innerlich beizeiten auf das Essen vor. Schon beim Erstellen der Einkaufsliste darf Vorfreude darüber entstehen, was es mittags geben wird. Bereits jetzt beginnt die zephale Phase der Verdauung.

Regelmäßiger Essrhythmus

Die Einhaltung regelmäßiger Hauptmahlzeiten ist anzustreben. Jedoch ist dies familiär oder durch den Beruf bedingt oft schwierig umzusetzen.

Mehr als drei Mahlzeiten pro Tag sind nicht erforderlich. Viele Menschen kommen sogar mit nur zwei Mahlzeiten sehr gut zurecht.

Zwischenmahlzeiten sind für Stoffwechselgesunde unnötig, ja sogar schädlich. Sie bergen die Gefahr einer überschießenden Insulinproduktion mit zunehmendem Heißhunger auf Süßes.

Ausgenommen sind Menschen mit Stoffwechselstörungen wie der Zuckerkrankheit. Für sie können Zwischenmahlzeiten lebensnotwendig sein.

Auch Personen mit sehr schlechter Verdauungsleistung fahren möglicherweise besser, wenn sie ihr Essen über den Tag verteilt in ganz vielen winzigen Portionen einnehmen.

Ab 16 Stunden Nahrungspause (Intervallfasten) setzen erste positive Fasteneffekte auf die Regeneration von Zellen und Gewebe ein. Dafür darf in dieser Zeitspanne aber wirklich nichts an Kalorien gegessen oder getrunken werden!

Wir müssen uns nicht sklavisch an die Einhaltung der Regelmäßigkeit halten. Gelegentlich ein Stück Torte zum Nachmittagstee oder eine gute Schokolade zum vormittäglichen Espresso sind Genuss, und Genuss ist im Leben wichtiger als das pedantische Einhalten von Regeln.

Nur sollten die Torte und die Schokolade nicht zum alltäglichen Ritual werden.

Prinzipiell gilt: fehlt ein gesundes Hungergefühl, gleichzusetzen mit kräftigem Appetit, so wird auch nichts gegessen.

Wenn kein Hunger auftritt, keine Zeit zu ruhigem Essen vorhanden ist, Überforderung oder Übermüdung bestehen oder man sich krank fühlt, so sollte gefastet werden.

Schulung des Bauchgefühls

Was gegessen wird, muss der individuellen Verdauungsleistung angepasst sein und auch vertragen werden. Um zu erkennen, was uns bekommt, hat die Natur uns mit einem gesunden Instinkt, einem Bauchgefühl ausgestattet.

Ein wichtiges Schulungsziel der Mayrtherapie ist, diesen lebenswichtigen Körperinstinkt neu wahrnehmbar zu machen. Die Patienten lernen wieder, auf ihren Bauch zu hören. Er leitet sie bei der Nahrungsauswahl. Der Appetit auf bestimmte Speisen wird zum zuverlässigen Ratgeber. Und wenn einmal fehl gegriffen wurde, so wird der Bauch dies unmittelbar darauf mit deutlicher Stimme rückmelden.

Wie sehr der Körperinstinkt durch langfristig falsche Ernährung irregeleitet sein kann, sieht man zuweilen bei Menschen mit Nahrungsmittelunverträglichkeiten, zum Beispiel auf Milchzucker, Fruchtzucker oder Histamin. Sie essen gezielt laktose-, fruktose- oder histaminreiche Nahrung, weil die darauf folgende Darmirritation die Stresshormone im Blut ansteigen lässt. Dies gibt ihnen einen trügerischen Wachheits- und Leistungskick. Sie werden nach den unverträglichen Speisen auf diese Weise regelrecht süchtig.

Nach einer ausreichend langen Phase der Schonung und Säuberung spüren sie dann wieder, wie schlecht es dem Bauch durch Zufuhr der unbekömmlichen Substanzen geht, und vermeiden sie künftig.

Das vierte S: Substitution

Substitution als viertes Therapieprinzip der modernen Mayr - Medizin bedeutet die gezielte Zufuhr von Substanzen, welche Mangelzuständen während des Fastens vorbeugen oder bestehende Mangelzustände ausgleichen sollen.

Das Wissen über die Bedeutung von Vitaminen, Mineralstoffen, und das Säure- Basengleichgewicht hat erst in den Jahrzehnten nach Mayrs Wirken Einzug in die Medizin gefunden, eine Entwicklung, die bis heute noch keineswegs abgeschlossen ist. In unserer Zeit hat sich eine eigene medizinische Fachdisziplin herausgebildet, die sich ausschließlich mit Fragen zur Substitution beschäftigt: die orthomolekulare Medizin.

Für die Substitution der meisten Vitamine und Mineralstoffe gibt es keine allgemeingültigen Empfehlungen. Das Erfordernis richtet sich nach dem individuellen Zustand und Bedarf des Patienten.

Von einem unkritischen, breit gefächerten Einsatz von Nahrungsergänzungspräparaten ist generell abzuraten. Eine Überdosierung kann gesundheitsschädigend sein. Und verabreichte Einzelsubstanzen können völlig anders, sogar gegenteilig wirken als die gleiche Substanz in ihrem natürlichen Nahrungskontext.

Bis auf wenige Ausnahmen kann die Zufuhr von drei Substanzen für alle Menschen empfohlen werden, die sich einer Fastentherapie unterziehen:

- Basenpulver
- Magnesium
- Kalium

Basenpulver

Wir müssen davon ausgehen, dass bei nahezu allen Menschen der heutigen Zeit eine mehr oder weniger ausgeprägte Gewebsübersäuerung vorliegt. Diese Situation wird beim Fasten grundsätzlich verstärkt, weil die Umschaltung des Stoffwechsels auf eine vermehrte Fettverbrennung mit einer gesteigerten Säurebildung einhergeht. Wird beim Fasten fälschlich Leistungssport betrieben, so steigert sich die Säurebelastung weiter.

Um der Übersäuerung entgegenzuwirken, wird in der Mayr - Medizin Basenpulver verabreicht. Es besteht aus einer Mischung von Natriumhydrogencarbonat mit anderen basischen Salzen.

Die Hauptwirkung des Basenpulvers liegt in einer chemischen Neutralisierung der Magensäure. Dadurch kann der Organismus eigene Basen einsparen, die er sonst zur Neutralisierung des Magensaftes einsetzen müsste.

Das Basenpulver ist eine feinkristalline Substanz, die wasserunlöslich ist. Sie wird mit lauwarmem Wasser angesetzt – 1 Teelöffel Pulver auf 0,25 Liter Wasser. Nach Aufrühren wird das Basenpulver sofort getrunken.

Die Einnahme erfolgt in einem Zeitfenster frühestens zwei Stunden nach einer Mahlzeit bis eine Stunde vor der nächsten Mahlzeit. Die Magensäure hat direkt nach dem Essen wichtige Funktionen, welche nicht durch eine zu frühe Neutralisierung unterbrochen werden sollten.

Üblicherweise wird das Basenpulver dreimal täglich zugeführt. Die Einnahme erfolgt nach ärztlicher Anordnung.

Neben der Säureneutralisierung hat Basenpulver nachweislich günstige Effekte auf den Cholesterinspiegel, die Entzündungsaktivität, Herzbeschwerden, Juckreiz, Hautausschläge, Schlafstörungen.

Auch sogenannte „Kurkrisen" wie starker Kopfschmerzen werden unter Basenpulvereinnahme seltener beobachtet.

Bei der chemischen Säureneutralisierung entsteht im Magen das Gas Kohlendioxid. Dies kann als Nebeneffekt zu einem vermehrten Aufstoßen führen. Entleert sich der Mageninhalt nach der Basenpulvereinnahme sehr rasch in den Dünndarm, so findet die Reaktion mit der Magensäure erst hier statt. Das entstehende CO_2 kann so zu ausgeprägten Blähungen führen. In diesem Fall empfiehlt es sich, den Basenpulvertrunk nur zimmerwarm und über das Zeitfenster gestreckt in vielen kleinen Schlucken einzunehmen.

Die chemische Reaktion mit der Salzsäure führt zu einer Bildung von Kochsalz. Bereits im Mundraum, bei sehr saurem Speichel, kann dieser Effekt bemerkbar werden: das Basenpulver schmeckt mitunter salzig.

Die Kochsalzbildung ist für Personen mit Bluthochdruck problematisch. Ein starker Blutdruckanstieg kann zum Absetzen des Basenpräparates zwingen.

Andererseits kann Basenpulver aber auch zu einer Senkung des Blutdruckes führen. Durch die Säureneutralisation von außen spart der Körper eigenes Bikarbonat. Die bessere Verfügbarkeit von Bikarbonat bewirkt eine vermehrte Ausscheidung von Natrium über die Niere.

Durch die Neutralisierung des Magensaftes kann es zu einer Anregung der Magensäurebildung kommen. Zur Entsäuerung ist das sehr erwünscht. Jedoch kann die vermehrte Säurebildung eine bestehende Säurekrankheit des Magens wie Schleimhautentzündung oder Geschwür verstärken. Bei Vorliegen dieser Krankheitsbilder ist mit dem Einsatz von Basenpulver Vorsicht geboten.

Eine hohe Dosierung von Basenpräparaten sollte nicht unkritisch über längere Zeit erfolgen. Es gibt Hinweise, dass ein Zuviel an Basen genauso schädlich sein kann wie ein Zuviel an Säuren. Manche Krebsarten wie das Speiseröhrenkarzinom scheinen in einem basischen Milieu besser zu wachsen.

Letztlich richtet sich die Dosierungsempfehlung nach dem Gewebsbefund in der ärztlichen Diagnostik – Durchblutung, Temperatur, Quellungszustand, Schmerzhaftigkeit, Schweißbildung.

Die Säurebelastung des Organismus und somit der individuelle Bedarf an Basenpulver lassen sich nicht messen. Die früher übliche Bestimmung des Urin- oder Speichel - pH - Wertes zur Dosierung des Basenpulvers wird in der modernen Mayr - Medizin nicht mehr empfohlen. Der pH - Wert der ausgeschiedenen Körperflüssigkeiten korreliert nicht mit der Säuresituation des Gewebes und ist somit kein geeignetes Kriterium zur Dosisanpassung des Basenpulvers.

Magnesium und Kalium

Der Magnesiummangel ist eine sehr häufige Störung. Die übliche Mayr – Kost ist magnesiumarm. Zeichen eines Magnesiummangels unter der Fastentherapie können nächtliche Wadenkrämpfe sein. Kalium ist der Hauptelektrolyt innerhalb aller Zellen. Eine exakte Konzentrationsdifferenz des Kaliums zwischen Zellinnerem und Zelläußerem ist für die Zellfunktion lebenswichtig.

Normalerweise ist die ausreichende Kaliumzufuhr mit der Ernährung kein Problem, egal wie die Ernährung aussieht. Beim Fasten ist eine ausreichende Kaliumzufuhr jedoch nicht gewährleistet. Und durch die therapeutische Erzeugung von Durchfall wird dem Körper zusätzlich Kalium entzogen.

Somit kann eine großzügige Substitution von Kalium wie die von Magnesium beim Mayr - Patienten empfohlen werden.

Kalium und Magnesium können in einem Nahrungsergänzungspräparat gemeinsam verabreicht werden.

Eine befristet reduzierte Kalziumzufuhr stellt beim Fasten kein Problem dar, weil der Körper über ausreichend große Speicherreserven verfügt.

Ärztliche manuelle Bauchbehandlungen

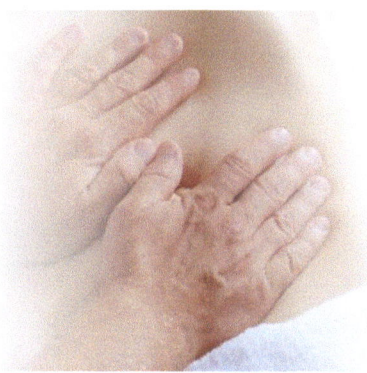

Die ärztlichen Bauchbehandlungen sind weit mehr als nur Massagen. Sie bilden einen integralen Bestandteil der Mayr - Medizin und sollten mindestens dreimal wöchentlich, bei ausgeprägter Enteropathie sogar täglich durchgeführt werden.

Die Bauchbehandlungen geben dem Mayr - Arzt Gelegenheit, den Verlauf engmaschig zu beurteilen und im Falle von drohenden unerwünschten Reaktionen zeitnah zu reagieren. Jede Bauchbehandlung ist auch ärztliche Diagnostik. Die Aufgaben der ärztlichen Visite werden während der Bauchbehandlungen mit erfüllt.

Abhängig vom Befund werden die manuellen Grifftechniken und die weitere Therapieplanung dem aktuellen Funktionszustand des Darmes sowie dem allgemeinen Befinden des Fastenden angepasst.

Wegen der Bedeutung dieses diagnostischen Aspektes der Therapie darf die manuelle Bauchbehandlung in der Mayr - Medizin nicht an Physiotherapeuten delegiert werden.

Die praktische Schulung des Arztes in der manuellen Diagnostik des Darmes und in der Technik der Bauchbehandlung macht etwa 50% der über zwei Jahre erfolgenden Qualifikation zum Mayr - Arzt aus. Die Grifftechniken wurden teils von Mayr und seinen Schülern entwickelt, teils in neuerer Zeit der viszeralen Osteopathie entlehnt.

Die therapeutischen Effekte gehen über eine mechanische Beeinflussung der Bauchorgane, des Zwerchfells, der Brustwandmuskulatur und der Gefäße im Bauchraum weit hinaus. Es kommt auch zu einer energetischen, auf das Ganze zielenden Interaktion zwischen Arzt und Patient, die für Beide deutlich spürbar wird, obgleich sie mit wissenschaftlichen Erklärungsmodellen nach dem derzeitigen Stand der Medizin nicht erklärt werden kann.

Am Darm erreicht die Bauchbehandlung eine Harmonisierung der muskulären Wandspannung und der Peristaltik. Es handelt sich somit um eine Ordnungstherapie. Überaktive Darmsegmente werden beruhigt, schlaffe Darmabschnitte angeregt. Die Peristaltik wird harmonisiert.

Der im Durchmesser und in der Längsausdehnung vergrößerte Darm findet durch wiederholte Bauchbehandlungen allmählich zu seiner optimalen Ausdehnung zurück, erkennbar an der Besserung der Körpermaße nach Mayr.

Weiterhin gelingt es bei der Bauchbehandlung, im Dickdarm befindliche Stuhlmassen zu mobilisieren und der Ausscheidung zuzuführen. Sie dient somit der Säuberung des Darmes.

Im Bauchraum hinter dem Darm, etwa in Höhe des Bauchnabels, befindet sich eine Gewebsbrücke, die Radix mesenterii oder Mesenterialwurzel. Sie führt Blut- und Lymphgefäße zum Darm. Bei der Enteropathie ist diese Gewebsbrücke oft geschwollen und leicht entzündlich verändert. Dann wird sie druckempfindlich. Grifftechniken der Lymphdrainage können die Mesenterialwurzel entstauen und gehören zur Bauchbehandlung dazu.

Die Bauchbehandlung hat Effekte auf die Durchblutung. Der Abtransport venösen Blutes und der Zustrom sauerstoffreichen arteriellen Blutes werden aktiviert. Über vegetative Nervenreflexe bessert sich die Durchblutung im gesamten Körper, spürbar an einem deutlichen allgemeinen Wärmegefühl. Der Stressnerv Sympathikus wird gedämpft, was während der Behandlung zur Müdigkeit bis zum Einschlafen führen kann.

Die Bauchbehandlung ist auch eine Lebertherapie. Beim Fasten und bei der Entgiftung wird die Leber stark beansprucht, was zu einer leichten Organschwellung führen kann. Dies wird zuweilen durch ein Völle- und Spannungsgefühl im mittleren und rechten Oberbauch spürbar. Die an der Brustwand ansetzenden Vibrations- und Pumpgriffe entlasten die Leber.

Die Grifftechniken wirken sich auch entspannend auf die Muskulatur des Zwerchfells der Bauch- und der Brustwand aus. Die Effekte in der Muskulatur erstrecken sich bis hin zu den Schultergürtel- und Rückenmuskeln. Es kommt zur Lösung von Rippenblockierungen und zur Mobilisation der Wirbelsäule.

Somit greift die Bauchbehandlung weit über den Bauchraum hinaus auch in orthopädische Funktionsstörungen und Schmerzbilder ein.

Die Bauchbehandlung hat auch Schulungsaspekte. Durch atemgymnastische Übungen wird die natürliche Zwerchfellatmung dem Patienten bewusst gemacht und vertieft.

Und nicht zuletzt ist während der Bauchbehandlung Gelegenheit, medizinische oder sonstige Themen zu besprechen.

Der Dunstwickel

Der Dunstwickel wird während der gesamten Therapiedauer möglichst täglich eingesetzt. Es handelt sich um eine Wärmflasche, die mit war-mem Wasser (um 50°C) gefüllt und mit einem feuchten kleinen Handtuch umwickelt wird.

Zu heißes Wasser kann böse Verbrennungen erzeugen, beim Befüllen der Wärmflasche, wenn das heiße Wasser versehentlich über die Hand läuft, und auch durch die Wärmflasche selbst auf den Bauchdecken.

Die so vorbereitete Wärmflasche wird auf den Bauch gelegt – diagonal von rechts oben nach links unten. Auf diese Weise erreicht sie Darm und Leber.

Mit dem Dunstwickel legt man sich ins Bett. Zum Schutz der Bettdecke gegen die Feuchtigkeit wird ein weiteres, trockenes Handtuch zwischengelegt.

Die feuchte Wärme des Dunstwickels entspannt, lindert Beschwerden, aktiviert den Parasympathikus, regt die Darmfunktion und die Verdauung an. Die Durchblutung im Bauchraum nimmt zu. Nebeneffekt ist eine angenehme Müdigkeit.

Der Dunstwickel sollte daher besser während der Ruhephase nach dem Mittagessen aufgelegt werden und nicht, wie mancherorts empfohlen, vor dem Essen.

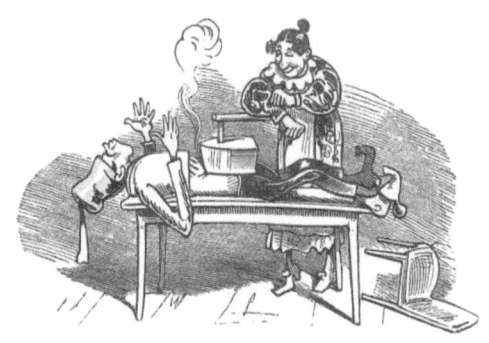

Dunstwickel nach W. Busch

Ablauf der Behandlung

Die Mayr - Therapie besteht aus vier Phasen:

- Vorbehandlungsphase
- (stationäre) Hauptphase
- Nachbehandlungsphase
- Ausleitungsphase

Die Vorbehandlungsphase soll möglichst verhindern, dass es aufgrund eines zu abrupten Wechsels der Kost- und Lebensgewohnheiten zu unerwünschten Reaktionen kommt.
Die Nachbehandlungs- und Ausleitungsphase stabilisieren die während der Therapie erreichten Erfolge und gewährleisten einen möglichst behutsamen und stufenlosen Übergang von der Schonung in das normale Leben. Der an die Schonung adaptierte Organismus wäre bei einem sofortigen Wechsel zurück in die normalen Lebens- und Ernährungsgewohnheiten überfordert.

Vorbehandlungsphase
In der Woche vor der stationären Therapie sollte die Schonung des Darmes vorbereitet und eine milde Entgiftung begonnen werden. Dies gelingt beispielsweise durch Weglassen von Kaffee, Alkohol, Rohkost und Salaten. Die Essmenge wird noch nicht beschränkt. Die Trinkmenge wird auf 3 Liter pro Tag erhöht. Bittersalz und Basenpulver können nach ärztlicher Rücksprache und von therapieerfahrenen Patienten bereits genommen werden.

Hauptphase der Therapie
Die im Idealfall stationäre Therapie wird ärztlich geleitet und grundsätzlich den individuellen Erfordernissen angepasst. Häufig ist bei dreiwöchiger stationärer Behandlungszeit folgender Ablauf im Fastenprogramm sinnvoll:

- 10 Tage Milch - Semmel - Diät
- optional 3. -6. Tag Teefasten
- 4 Tage erweiterte Milch - Semmel - Diät
- 7 Tage Milde Ableitungsdiät (MAD)

Während der stationären Therapie wird ein möglichst gleichförmiger Tagesablauf angestrebt. Die Zeiten für morgendliches Aufstehen, Mahlzeiten, Ruhe- und Aktivitätsphasen und Beginn der Nachtruhe sollten sich möglichst wenig ändern. Das Monotonieprinzip unterstützt die Schonung.

Nachbehandlungsphase
Die Therapie nach Mayr wird nicht abrupt beendet, sondern allmählich ausgeleitet. Die Kostform wird zuhause so fortgesetzt, wie sie zuletzt im stationären Umfeld war. Üblicherweise ist es die MAD.
Mit Obst ist noch Vorsicht geboten. Weiche, wenig gärungsfreudige Sorten wie Bananen, Himbeeren und Heidelbeeren, Avocados, Papayas, faserfreie Mangos („Mangas" im spanischen Sprachraum) und Honigmelonen können zum Frühstück zumeist schon genossen werden.
Basenpulver und Bittersalz werden in dieser Phase noch weitergenommen, sofern im ärztlichen Abschlussgespräch nichts anderes verordnet wurde. Die Trinkmenge bleibt erhöht. Ausdauer- oder Leistungssport sind noch verboten. Maßvolle tägliche Bewegung wird empfohlen.
Gegessen wird weiterhin dreimal täglich zu möglichst gleichen Zeiten. Zwischenmahlzeiten sind abzulehnen.
Das Kautraining ist während der Nachbehandlungsphase bei allen Mahlzeiten konsequent und bewusst fortzusetzen. Jede Mahlzeit soll in Ruhe

und Muße in einer genussfördernden Umgebung erfolgen.

Im Idealfall stehen noch keine beruflichen oder familiären Konfliktsituationen an. Sowohl die körperliche als auch die geistig – psychische Schonung werden fortgesetzt.

Der täglichen Körperhygiene, der Aktivierung des Kreislaufs und der Entgiftung über die Haut ist ausreichend Zeit einzuräumen, am besten morgens vor dem Frühstück. Es empfiehlt sich, die Haut zunächst mit einem trockenen Frotteetuch abzureiben, dann warm zu duschen mit gerade noch als angenehm empfundenen Kaltreizen während einer Ausatemphase. Die abgetrocknete Haut kann anschließend zur Durchblutungsanregung mit sanften, weichen Bürstenreizen massiert werden (trockenbürsten).

Ausleitungsphase

In der letzten Phase wird, üblicherweise über eine weitere Woche, die Schonung Schritt für Schritt reduziert.

Das Bittersalz sollte spätestens jetzt abgesetzt werden. Für eine intensive Darmreinigung besteht keine Notwendigkeit mehr.

Angestrebt wird eine regelmäßig tägliche Darmentleerung möglichst ohne Hilfsmittel.

Auch wenn die Gewöhnungsgefahr beim Bittersalz geringer ist als bei anderen Abführmitteln, so ist sie doch nicht gleich null. Das plötzliche Absetzen des Bittersalzes kann daher zu einer Verstopfung führen.

Es empfiehlt sich, das Bittersalz langsam über eine Woche auszuschleichen, beginnend mit dem Zeitpunkt, ab dem wieder Salate gegessen werden dürfen. Dies geschieht am besten unter Beibehaltung des morgendlichen Trinkvolumens von 0,25 l lauwarmem Wasser.

Die abends angesetzte Bittersalzmenge wird jedoch schrittweise reduziert, so dass nach Ablauf einer Woche nur noch reines, lauwarmes Wasser getrunken wird.

Dies kann als morgendlicher Weckruf für den Darm auch nach Abschluss der Ausleitungsphase beliebig lange fortgesetzt werden.

Sollte es während des Absetzens zu einer Verstopfung kommen, so ist die Bittersalzzufuhr wieder zu erhöhen und die Geschwindigkeit des Ausschleichens zu reduzieren.

Das Basenpulver kann ohne Ausschleichen abgesetzt werden. Solange sich das Körpergewicht noch reduziert, sollte es wenigstens einmal täglich weitergenommen werden.

Im Speiseplan erscheinen zunehmend wieder vollwertige, ballaststoffreiche Nahrungsmittel, Rohkost und Salate. Begonnen wird mit einer kleinen Menge von grünem Blattsalat und Tomate als mittägliche Vorspeise. Er wird mit etwas Weinessig und Olivenöl angerichtet. Der Essig darf einige Minuten einwirken, bis der Salat einzufallen beginnt. Das bessert die Verdaubarkeit.

Balsamico ist wegen seines Histamingehaltes nicht zu empfehlen.

Rohgemüse sollte der Salatvorspeise erst nach einigen Tagen erstmals zugemischt werden, unter sorgfältiger Beachtung des anschließenden Bauchgefühls. Bei Auftreten von Blähungen, saurem Aufstoßen, breiigen Gärungsstühlen und Völlegefühl wird es wieder ausgelassen.

Auch ballaststoffreiche Kost, Kleieprodukte, Nüsse und Mandeln dürfen wieder gegessen werden, sobald Rohgemüse freigegeben ist.

Gärungsfreudige und fruktoselastige Obstsorten sollten erst gegen Ende der Ausleitungsphase wieder zugeführt werden. Das gilt vor allem für Steinobst (Kirschen, Zwetschgen, Aprikosen, Pfirsiche), Wassermelonen und das saure Beerenobst (Johannisbeeren, Stachelbeeren).

Auch Äpfel sollten erst gegen Ende der Therapieausleitung im Speiseplan erscheinen, zunächst in geschälter und geriebener Form.

Die Kombination von Rohgemüse mit Obst (Obstsalate) wird meist schlechter vertragen als jede Komponente für sich.

Obst- und Gemüsesäfte enthalten den Saft sehr vieler Früchte und Gemüse in konzentrierter Form und neigen sehr zur Gärung, vor allem wenn sie rasch getrunken und nicht eingespeichelt werden.

Ganze, rohe Getreide- oder Maiskörner werden genauso ausgeschieden, wie sie gegessen wurden. Nur gemahlenes Korn ist ein verdaubares und somit hochwertiges Nahrungsmittel.

Nach 14 Uhr darf generell nichts Rohes, sei es Obst oder Gemüse, und nichts Ballaststoffreiches gegessen werden. Dieses Gebot sollte lebenslang beherzigt werden.

Alkoholische Getränke, Kaffee und Schwarztee sind erst nach Abschluss der Ausleitungsphase wieder freigegeben.

Auch Espresso sollte noch nicht getrunken werden. Zwar ist er bekömmlicher als Bohnenkaffee, und er wird in der Therapie zuweilen als Medikament gegen Blutunterdruck oder den Kaffeeentzugs – Kopfschmerz eingesetzt. Das sollte jedoch niemanden verleiten, Espresso als generell erlaubtes Getränk anzusehen.

Beim Kostaufbau soll der Patient sich nicht in erster Linie an schriftliche Empfehlungen halten, sondern auf seine natürlichen Ratgeber für die Kostauswahl hören: seine Instinkte und Sinne, den Appetit oder die Abneigung, das Bauchgefühl.

Im Zustand der Überfrachtung vor der Therapie waren die Sinne und Instinkte oft verkümmert. Durch die Therapie konnten sie gesunden. Die Ablehnung des Unbekömmlichen und das Verlangen nach dem individuell Richtigen sind jetzt viel deutlicher spürbar.

Alle Speisen, nach denen kein spürbares Bedürfnis besteht, sind zu meiden.

Zum Erstaunen der Betroffenen ist das Verlangen nach früheren Lieblingsspeisen und Leckereien nach einer Mayr - Therapie oft verschwunden. Dafür besteht nun eher das Bedürfnis nach einfachen, schlicht zubereiteten, naturnahen Lebensmitteln.

Die Einhaltung der Nachbehandlungsphase mit ihren Verboten und Essregeln stellt für manche Patienten ein Problem dar. Oft wird auf berufliche Zwänge und das Angewiesen sein auf Kantinenkost hingewiesen. Im ärztlichen Gespräch sollte diese Problematik möglichst frühzeitig besprochen und nach individuellen Lösungswegen gesucht werden. Dass oft Kompromisse gefunden werden müssen, ist jedem Mayr - Arzt bewusst. Doch egal was, wann und in welcher Umgebung gegessen wird: eine individuelle Kostauswahl mit Weglassen von Rohkost, der Verzicht auf Alkohol und Kaffee, das gründliche Kauen und Einspeicheln und das Essen nur bis zum Sättigkeitsgefühl sollten grundsätzlich möglich sein.

Ein häufig angesprochenes Problem sind unaufschiebbare Festivitäten während der Nachbehandlungszeit. Es ist durchaus möglich, solchen Festen beizuwohnen und die Regeln der Nachbehandlungsphase einzuhalten, ohne unhöflich zu erscheinen.

Auf Rohkost und Salate zu verzichten, ist an einem Buffet kein Problem. Die Portionsgröße sollte klein bemessen bleiben. Es sollte bei einer Portion bleiben.

Gründliches Kauen und Einspeicheln sind auch auf einer Feier möglich. Alkohol sollte, wenn überhaupt, nur symbolisch und dann nur in Form von Wein oder Bier zugeführt werden.

Erlaubte und verbotene Speisen während der Mayr - Therapie

Empfohlen	Verboten/Vermeiden
alle Speisen der Milden Ableitungsdiät und deren Zubereitungsarten. Basensuppen, Kartoffelgerichte, gedünstetes Gemüse, vor allem Wurzelgemüse, Zucchini, Auberginen, Spargel, Spinat, Kürbis, Frischkräuter, Quark, Haferflocken, Maisgrieß, Dinkelgrieß, Hirse, Frischkräuter	Schwere, frische Voll- und Mehrkorngerichte, Hülsenfrüchte, Sauerkraut, Weißkohl, Grünkohl, Wirsing, Rotkohl, Vollkornprodukte, Vollwertreis, Zwiebeln, Knoblauch, Bärlauch Scharfe Gewürze, Chili, Ingwer **Was in den Augen brennt, ist verboten**
Werterhaltende Zubereitung der Speisen (Dampfgaren, Blanchieren)	alles Eingebrannte, Panierte, Gebackene, Frittierte, Geröstete, Mehlschwitze
Nahrungsmittel aus eigenem Anbau, vom Biobauern, frisch Eingefrorenes Obst und Gemüse mit „Stellen" ist meist hochwertig!	Eingekochtes, Superbilliges vom Discounter Klinisch reines Obst und Gemüse, das auch nach Wochen noch nicht schimmelt oder verdirbt, ist suspekt
hochwertige kalt gepresste Pflanzenöle (Oliven-, Raps-, Walnussöl), wenig Butter	Margarine, gehärtete Fette
Fisch (fette Kaltwasserfische), magere Fleischsorten (Pute, Lamm, Huhn, Kalb, Rind), Eier	Schweinefleisch, Wurstwaren Rotes Fleisch nur in geringen Mengen
weiches Obst (Banane, Honigmelone, Papaya, Mango), Avocado. Gegen Ende der Ausleitungszeit: Blattsalate vor 14:00 erlaubt	Alle harten Obst- und Rohkostsorten **Was zwischen den Zähnen kracht, ist verbotenen**
Haferflocken 30 min in Wasser eingeweicht mit Bananenmus	handelsübliche Müslis, Kleie, Vollkornprodukte (ganze Körner sind unverdaulich)
Wasser, helle Kräutertees, Malzkaffee, grüner Tee, Roibustee	schwarzer Tee, Kaffee, Cola, Limonaden, Eistee, Säfte, Alkohol
sparsam Honig, Sirup, Dicksaft	Fabrikzucker (auch brauner Zucker), Fruchtzucker, Marmeladen, Süßigkeiten
Therapiesemmeln, leichtes Knäckebrot, Reiswaffeln, Zwieback, altbackenes Graubrot	Vollkornbrote, Hefegebäck, Kuchen

Unerwünschte Reaktionen

Zu Beginn des Fastens kommt es zu Stoffwechselumstellungen, welche unangenehme, aber nicht immer vermeidbare Begleiterscheinungen mit sich bringen. Die Entgiftungsprozesse können ebenfalls gesundheitliche Beeinträchtigungen auslösen.

Streng genommen sind es keine „negativen" Reaktionen, denn sie zeigen das Funktionieren der Entgiftung und die Reaktion des Organismus auf das Fasten an.

Die Intensität der unangenehmen Symptome kann durch einen behutsamen Fastenbeginn über die Vorbehandlungsphase, durch eine nochmals gesteigerte Trinkmenge, die Zufuhr von Basenpulver und eine möglichst rasche Reinigung des Darms bereits am Therapieanfang (ggf. Colonhydrotherapie) reduziert werden.

Erfahrungsgemäß kommt es bei etwa jedem dritten Patienten zu einer oder mehreren negativen Reaktionen.

Übersicht Begleitreaktionen

- Toxische Reaktionen
- Entzugserscheinungen
- Provokationsreaktionen
- Rekapitulationsreaktionen
- Psychoreaktionen
- Mangelerscheinungen

Toxische Reaktionen

Sie entstehen durch eine plötzliche Belastung des Organismus mit Giftstoffen aus dem Darm oder aus Gewebedepots. Diese Belastung ist bei der Entgiftung unvermeidbar und hat ihr Maximum während der ersten Behandlungswoche. Alle im Körper gespeicherten Gifte müssen auf dem Weg zu den Ausscheidungsorganen in die Blutbahn gelangen. Solange sie dort zirkulieren, beeinträchtigen sie das Befinden.

Aus dem Darm mobilisierte Stuhlbestandteile werden unweigerlich erneut dem Verdauungsprozess zugeführt, was zu schmerzhaften Darmreaktionen und dem Übertritt von Giftstoffen in die Blutbahn führen kann.

Die häufigste negative Therapiereaktion ist der Kopfschmerz. Er tritt zumeist bereits am ersten Tag auf. Migränepatienten erleiden zum Fastenbeginn sehr oft einen Migräneanfall. Sollten eine vermehrte Trinkmenge und die Zufuhr von mehr Basenpulver nicht ausreichen, so ist der befristete Einsatz eines Schmerzmittels mit den Zielen der Mayrtherapie vereinbar. Auch ohne Therapie klingt der Kopfschmerz in der Regel nach spätestens drei Tagen von selbst ab.

Häufig tritt zum Fastenbeginn auch Übelkeit bis hin zum Erbrechen auf. Trotz der unangenehmen subjektiven Begleiterscheinungen ist das Erbrechen in diesem Fall die beste Therapie. Direkt danach geht es den Betroffenen spürbar besser. Sofern es zeitlich möglich ist, sollte unmittelbar vor dem Erbrechen Basenpulver zugeführt werden. Durch die Magensäureneutralisierung werden der unangenehme Geschmack und das Brennen in der Nase weitgehend unterbunden.

Das vermehrte Zirkulieren von Giftstoffen im Blut führt zu einer vermehrten Ausscheidung über den Schweiß. In Hautregionen mit hoher mechanischer Belastung und verminderter Feuchtigkeitsabfuhr kann dies zur Bildung von Ekzemen und wunden Stellen führen. Betroffen sind die Leistengegend, bei stark Übergewichtigen die Haut unter Fettschürzen und bei Frauen die Region unter der Brust. Die Heilung wird durch Anwendung einer Basensalbe und durch Basenbäder begünstigt.

Eine weitere mögliche Hautreaktion ist das toxische Exanthem. Es tritt oft erst um den zehnten

Therapietag auf und äußert sich als punkt- und fleckförmige Rötung vor allem im Dekolletee, am Körperstamm und auf den Streckseiten der Extremitäten. Nach einigen Tagen wandelt sich die Rötung in eine braune Pigmentierung um, welche 14 Tage und länger bestehen bleiben kann. Auch bei dieser Hautreaktion sind basische Anwendungen hilfreich.

Im Analbereich, an vorhandenen Hämorrhoiden und Mariskenkönnen die zu Therapiebeginn extrem giftbelasteten, entsprechend übelriechenden Ausscheidungen mit dem Stuhlgang zu sehr schmerzhaften Hautverätzungen führen. Vorbeugend wirken gründliche Sitzbäder nach dem Abführen.

Ähnlich wie der vermehrt toxische Schweiß oder Stuhlgang die Haut schädigen können, greifen vermehrt giftstoffbelastete Tränen die Augen an. Folge können Augenbrennen, Bindehautentzündungen und Sehstörungen sein.

Wegen der vermehrten Entgiftungsleistung der Leber kann dieses Organ etwas anschwellen und sich durch Völlegefühl und Oberbauchschmerzen bemerkbar machen. Auch Schlafstörungen und Reizbarkeit können Zeichen einer Leberbelastung sein. Ein typisches Leberzeichen ist das Erwachen gegen drei Uhr in der Frühe. Abhilfe schaffen neben den manuellen Bauchbehandlungen der Dunstwickel oder ein warmes Heusäckchen.

Gegebenenfalls kann ein Leberschutzmittel genommen werden. Hilfreich sind Bitterstoffe aus Mariendistel, Artischocke, Löwenzahn, außerdem Cumin.

Oft wird in den ersten Fastentagen über leichte Muskel- und Gelenkschmerzen sowie Konzentrationsstörungen geklagt.

Eine vermeidbare toxische Reaktion ist ein akuter Gichtanfall. Gicht entsteht durch Kristallbildungen von im Blut zirkulierender Harnsäure in einem Gelenk, was eine akute, heftige und schmerzhafte Entzündungsreaktion auslöst. Meistens ist ein Großzeh betroffen, weil die relative Kühle dieses Körperteils die Kristallbildung begünstigt. Beim Fasten kommt es grundsätzlich zu einem Anstieg der Harnsäurekonzentration im Blut. Vor allem stark übergewichtige Patienten, die in der Vorgeschichte bereits einen Gichtanfall erlitten haben, sind gefährdet und sollten sicherheitshalber bereits vor Fastenbeginn ein harnsäuresenkendes Medikament (z.B. Allopurinol) einnehmen.

Entzugserscheinungen

Die häufigste Entzugserscheinung tritt infolge des Kaffee - Entzugs bei starken Kaffeetrinkern auf. Sie äußert sich in bohrenden Kopfschmerzen oder Kreislaufproblemen (Unterdruck). Zur Therapie (und nur dann!) kann ein täglicher Espresso verordnet werden.

Die Behandlung des Kaffee - Entzugskopfschmerzes mit Espresso führt bei Mayr - Patienten zuweilen zu der fälschlichen Auffassung, dieser sei generell erlaubt. Dies ist nicht der Fall. Er ist zwar etwas weniger magenschädigend als der Bohnenkaffee, aber sein Genuss ohne zwingenden Grund widerspricht definitiv dem Schonungsprinzip.

Seltener finden sich Beschwerden infolge Alkohol- oder Medikamentenentzug.

Der Süßspeisenentzug kann depressive Verstimmungen verursachen, welche nach zwei Tagen abklingen.

Bei Patienten mit einem anstrengenden Berufsleben findet sich zuweilen ein Stressentzug Der plötzliche Wegfall der Stresshormone lässt sie körperlich und psychisch in ein tiefes Loch fallen.

Ein zuweilen beobachtetes Phänomen ist der Gewohnheitsentzug. Wenn beispielsweise beim Essen regelmäßig eine Zeitung gelesen wird, so stellt sich ohne diese Zeitung kein Hungergefühl mehr ein.

Provokationsreaktionen

Hierunter versteht man das Akutwerden von chronisch schwelenden Krankheiten infolge des Fastenreizes. Provokationsreaktionen treten vor allem beim plötzlichen und strengen Fastenbeginn auf. Der Betroffene empfindet dies meist als Missgeschick. Unter regulationsmedizinischen Gesichtspunkten ist diese Reaktion jedoch durchaus erwünscht. Dem Körper gelingt es auf dem Weg der Verschlimmerung, die oft langjährige Pattsituation im Stellungskrieg zwischen Erkrankung und Abwehr zu überwinden und die chronische Krankheit dann auszuheilen. Ein häufiges Beispiel für eine solche Krankheit, die beim Fasten aufflammen kann, ist die chronische Nasennebenhöhlenentzündung.

Rekapitulationsreaktionen

Beim Fasten können vermeintlich längst vergessene Störungen aus der Vergangenheit wieder auftreten. Eine stumme Narbe wird plötzlich empfindlich. Ein Zahnschmerz aus der Jugend wird wieder spürbar. Insgesamt sind Rekapitulationsreaktionen selten.

Psychoreaktionen

Nach Fastenbeginn spüren manche Patienten eine zunehmende Abgeschlagenheit, Lustlosigkeit und depressive Verstimmung, oft gepaart mit Reizbarkeit. Sie kann sich, meist am dritten Therapietag, zu einer Sinnkrise steigern und zum Wunsch nach Therapieabbruch führen. Es ist Aufgabe des ärztlichen Gesprächs, diese Erscheinungen als typische Entgiftungskrise bewusst zu machen und zum Durchhalten zu motivieren. Erfahrungsgemäß geht es mit der Stimmung ab dem vierten Tag wieder aufwärts.

Beim Fasten kommt es grundsätzlich zu einer Sensibilisierung für die eigene Person. Die künstlichen Schutzschilde und Lebenslügen fallen ab.

Verdrängte Probleme, oft aus längst vergangenen Zeiten, können schmerzlich bewusst werden, auch in Form lebhafter Träume. Vor allem bei längerer Fastendauer in einer monotonen, reizarmen Umgebung führen manche Patienten eine persönliche Standortanalyse durch: sind gesteckte Ziele erreicht oder erreichbar? War die Berufswahl richtig? Welche partnerschaftlichen Probleme stehen an? Eine begleitende psychotherapeutische Gesprächsführung kann in diesen Fällen durchaus indiziert sein.

Mangelerscheinungen

Infolge der einseitigen Schonkost, mit der in der Mayr - Therapie gearbeitet wird (ausgenommen MAD), können zuvor noch latent vorhandene Mangelzustände zu manifesten Symptomen führen. Es würde den Rahmen dieses Kapitels sprengen, sie alle ausführlich darzustellen. Einige der möglichen Mangelerscheinungen und ihre Leitsymptome seien hier stichpunktartig aufgeführt. Die Behandlung besteht in der vermehrten Zufuhr der fehlenden Substanz als Nahrungsergänzung oder als Infusion.

Mangelzeichen für Magnesium und Kalium treten häufiger auf. Die übrigen Mangelerscheinungen sind extrem selten.

Mangelerscheinungen

Magnesium, Kalium: Muskelkrämpfe in Ruhe

Kalzium: Muskelschmerzen in Bewegung

Kochsalz: Schweregefühl der Beine

Zink: Störungen der Haut, Haare, Nägel, Juckreiz an Handflächen und Fußsohlen, Immunschwäche, Depressionen, Psychosen

Vitaminmangel: wunde Mundwinkel (Rhagaden), Heißhunger auf Obst

Eiweißmangel (selten): Ödeme

Unterzuckerung (selten): Heißhunger, Zittern

Vom Bauch zum Rücken
Behandlungsansätze bei Wirbelsäulenproblemen

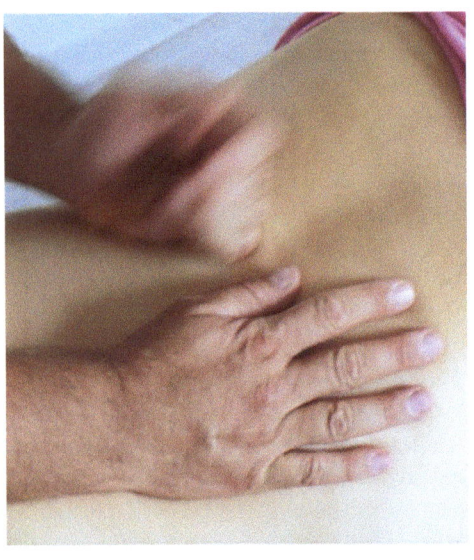

Eine effektive Therapie des Rückenschmerzes, insbesondere nach längerer Schmerzdauer mit ihren vielfältigen Folgen, muss multimodal erfolgen.
Erforderlich ist die Regeneration des Darmes mittels der nachhaltigen, ausreichend lange durchgeführten Therapie nach F.X. Mayr. Sie ist die Voraussetzung zur Wiedererlangung einer gut balancierten, normalen Körperhaltung, zur Entlastung des Beckenbodens und zur Absenkung des Zwerchfells.
Die Übersäuerung und Toxinablagerung im Zwischenzellgewebe wird durch Basengabe und ausleitende Verfahren behandelt. Azidosemassagen, Basenbäder, Thalassotherapie und alle durchblutungsfördernden Anwendungen sind hilfreich.
Wirbelsäulenblockierungen und Muskeltriggerpunkte sind beim länger anhaltenden Rückenschmerz praktisch immer zu finden. Einige lösen sich bei erfolgreicher Darmregeneration spontan.

Für die weitere Behandlung sind chirotherapeutische, osteopathische und neuraltherapeutische Methoden sowie Akupunktur geeignet, welche den Teufelskreis aus Schmerz und Verspannung durchbrechen. Begleitend werden Tiefenentspannungstechniken (Autogenes Training, progressive Muskelentspannung nach Jacobson) und Meditationsverfahren eingesetzt.
Da alle diese Techniken letztlich über eine Beeinflussung der Muskelsteuerung wirken, werden sie unter dem Begriff „muskelkybernetische Behandlungsverfahren" zusammengefasst.
Zur Wiederherstellung harmonischer Bewegungsabläufe bedarf es oft einer langfristig angelegten Physiotherapie, verbunden mit Bewegungsarten, die auf das natürliche Zusammenspiel der Muskelgruppen hinwirken. Empfehlenswert ist das nordic walking mit der Bahnung uralter, aus der Vierfüßerzeit überlieferter Bewegungsprogramme, dreimal wöchentlich über 30 Minuten durchzuführen. Weiterhin empfehlenswert sind das Sitzen auf einem Therapieball, das Stehen auf einem Schaukelbrett und das Barfußgehen auf unebenem Gelände (Strand). Über ständig variierende Gleichgewichts- und Stellreflexe wird das physiologische Zusammenspiel insbesondere der tiefen, kurzen Haltemuskeln gebahnt.
Eine medikamentöse Schmerzbehandlung muss individuell erwogen werden. Prinzipiell stellt sie eine wichtige Option dar, insbesondere um die negativen, weitere Schmerzen verursachenden Folgen des Schmerzes zu verhindern.
Die medikamentöse Behandlung sollte frühzeitig erfolgen, ausreichend dosiert sein, einem festen Therapieplan folgen und sich an den Stufenempfehlungen der WHO orientieren. Wegen der möglichen, auch ernsten Nebenwirkungen ist immer eine sorgfältige Nutzen - Risiko - Abwägung erforderlich.
Die Verabreichung von Schmerzmitteln oder Entzündungshemmern per intramuskulärer Injektion

(Schmerzspritze ins Gesäß) ist obsolet. Sie hat keinerlei Vorteile gegenüber einer Schmerztablette. Jedoch bestehen sehr hohe Risiken ernster Komplikationen wie allergischer Schock oder Spritzenabszess.

Auch aus juristischer Sicht gilt die intramuskuläre Gabe von Medikamenten, die genauso gut eingenommen werden könnten, als Kunstfehler. Dennoch wird sie leider vielerorts noch immer praktiziert.

Eine sehr schwer behandelbare Auswirkung des Schmerzes ist eine langsame Umprogrammierung des Nervensystems. Der Schmerz bekommt eine zunehmend größere Repräsentationszone im Gehirn, je länger er andauert. Er tritt immer mehr in den Bewusstseinsmittelpunkt. In der schmerzhaften Region werden Sinnesrezeptoren für Druck, Temperatur, Position, Berührung in ihrer Funktion umgeschaltet und fangen stattdessen an, Schmerzsignale zu senden.

Zuletzt lösen bereits ein leichtes Berühren der Haut im Schmerzareal und jedes Bewegen eine heftige Schmerzwahrnehmung aus.

Begleitend kann eine Psychotherapie indiziert sein, insbesondere um die seelischen Folgen des lang anhaltenden Schmerzes wie Frustration, depressive Verstimmung, Resignation, psychosozialer Rückzug aufzufangen. Auch ist eine psychosomatische Mitursache der Wirbelsäulenbeschwerden nicht selten zu finden.

Kofaktoren wie die psychosoziale Unzufriedenheit können psychotherapeutisch ebenfalls bearbeitet werden.

Den schädlichen Gebrauch von Genussgiften, insbesondere Nikotin, sollte jeder Betroffene bereits vor Inanspruchnahme jedweder medizinischer Behandlung abgestellt haben.

Akupunktur

Die Akupunktur als uralte Erfahrungsmedizin arbeitet mit feinen Nadelstichen an besonders reizempfänglichen Punkten der Körperoberfläche. Sie harmonisiert den Energiestrom im Körper, löst Verspannungen und gleicht Regulationsstörungen der inneren Organe aus. In der Behandlung von Rücken- und Knieschmerzen ist die Akupunktur nachweislich die wirksamste Therapieform.

Neuraltherapie

Bei der Neuraltherapie werden kleine Mengen eines kurz wirksamen, örtlichen Betäubungsmittels (Procain), gegebenenfalls mit anderen Wirkstoffen kombiniert, an Schmerzpunkte oder in Störfelder injiziert. Dies bessert die Durchblutung, den Informationsfluss und den Stoffwechsel am Ort der Injektion. Pathologische Regelkreise werden durch die kurzzeitige Betäubung durchbrochen. Der Schmerz löst Gewebsveränderungen aus, welche wiederum den Schmerzen verstärken.

Erfolgt die Injektion in Akupunkturpunkte, so bezeichnet man dieses Vorgehen als Neuralakupunktur. Neben den örtlichen Effekten wirkt sie, genauso wie die Akupunktur, als Regulationstherapie über Reflexe im ganzen Körper. Ein Vorteil ist, dass diese Technik weniger unangenehm ist. Die Kanüle wird nach Einbringen der Substanz sofort wieder entfernt, während die Akupunkturnadel in der Regel noch einige Zeit im Punkt verbleibt.

Bewegungstherapie

Sie dient der Rückgewinnung harmonischer Bewegungsabläufe, der Löschung ungünstiger Bewegungsstereotypien, der Giftausleitung über Schweiß und ausgeatmete Luft und ist ein mildes Leistungstraining für Herz, Kreislauf und Muskulatur.

Säure - Basen - Regulation

Wird ein Patient im ärztlichen Aufnahmegespräch zu Beginn der Mayr - Therapie nach seinen individuellen Zielen gefragt, so äußert er häufig den Wunsch, sich zu entsäuern.
Die Übersäuerung ist ein populäres, aber kontrovers diskutiertes Stoffwechselproblem.

Säuren
Säuren sind chemische Verbindungen, die in wässriger Lösung Wasserstoffionen abgeben. Saure Lösungen haben eine hohe Wasserstoffionenkonzentration. Die Konzentration wird mit dem pH - Wert gemessen. Neutrale Flüssigkeiten haben einen pH von 7. In sauren Lösungen ist der pH kleiner 7. Je niedriger die Zahl, desto konzentrierter ist die Säure. Der pH - Wert wird auf einer logarithmischen Stufenskala abgebildet. Der Schritt von pH 5 zu pH 4 bedeutet eine zehnfach höhere, der Schritt von pH 5 zu pH 3 eine hundertfach höhere Wasserstoffionenkonzentration der Lösung.
Säuren haben in Körperflüssigkeiten und im Gewebe viele biologische Funktionen. Auf der Haut und im Urin schützen sie vor Infektionen. Die Entzündungsreaktion zur Abwehr eingedrungener Erreger und zur Wundheilung findet in einem sauren Milieu statt. Im Magen werden durch Säureeinwirkung Eiweiße denaturiert und Keime abgetötet.
Beispiele für biologisch wichtige Säuren sind Salzsäure, Essigsäure, Kohlensäure, Milchsäure, Harnsäure, saure Mucopolysaccharide in der Bindegewebsgrundsubstanz und im Knorpel.

Basen
Basen sind Substanzen, die in wässriger Lösung Wasserstoffionen aufnehmen. Der pH - Wert von Basen liegt zwischen 7 und 14. Je höher der pH - Wert, desto stärker ist die Base. Eine wichtige biologische Aufgabe ist die Neutralisation der ständig im Körper entstehenden Säuren. Viele chemische Reaktionen erfordern ein alkalisches Milieu, beispielsweise die Verdauung im Dünndarm.
Im Körper wichtige Basen sind Bicarbonat und Phosphat.

Puffersubstanzen
Unter einem Puffer versteht der Chemiker eine Substanz, die in wässriger Lösung sowohl Wasserstoffionen aufnehmen als auch abgeben kann. Wird der Pufferlösung eine Säure zugegeben, so bindet der Puffer Wasserstoffionen. Wird eine Base zugegeben, so setzt er Wasserstoffionen frei. Auf diese Weise bleibt der pH - Wert der Lösung trotz Zugabe von Säuren oder Basen nahezu konstant. Erst wenn die Kapazität der in der Lösung befindlichen Puffermoleküle zur Aufnahme oder Abgabe von Wasserstoffionen erschöpft ist, kommt es zu raschen pH - Veränderungen in der Lösung.
Puffersubstanzen befinden sich in allen Geweben, im Blut und in nahezu allen Körperflüssigkeiten.

Herkunft der Säuren im Körper
Die Entstehung von Säuren im lebenden Organismus ist ein natürlicher Prozess. Der Zellstoffwechsel benötigt Sauerstoff und Nährstoffe und produziert als Abfallprodukt Kohlendioxid und Säuren. Wasserstoffionen (Protonen) werden ständig in das Zwischenzellgewebe abgegeben, dort von Puffersubstanzen aufgefangen und ans Blut weitergegeben. Das Blut muss immer und unter allen Umständen leicht basisch bleiben, um die ständig im Zellstoffwechsel entstehenden Säuren auffangen zu können. Im Blut werden die Säuren ebenfalls wieder an Puffersubstanzen gebunden und zu den Säureausscheidungsorganen transportiert. Dabei hat es die Natur so eingerichtet, dass die Ausscheidung saurer Substanzen dem Organismus nützt (Säureschutzmantel der Haut, Säureschutz im Urin).
Im Idealfall stehen Säurebildung und Säureausscheidung im Gleichgewicht.

Wege der Säureausscheidung

Die wichtigsten Wege für den Organismus, Säuren auszuscheiden, laufen über

- Blut
- Lunge
- Niere
- Leber
- Haut
- Notventile

Blut

Alle Säuren, die zu den Ausscheidungsorganen gelangen, werden vom Blut dorthin transportiert. Im Blut muss der pH - Wert jedoch exakt konstant auf einem pH von 7,4 gehalten werden. Kleinste Schwankungen können lebensgefährlich sein.
Der Blut- pH - Wert ist unabhängig von der Säurebelastung des Körpers. Er ist selbst bei einer massiven Gewebsübersäuerung normal. Seine laborchemische Bestimmung ist in der Intensivmedizin von Bedeutung, jedoch in der Mayr- Medizin irrelevant.
Die Fähigkeit des Blutes, ohne Änderung des pH - Wertes als Haupttransporteur für Säuren zu arbeiten, beruht auf Puffersubstanzen. Der wichtigste Puffer ist der rote Blutfarbstoff (Hämoglobin). Es stellt 35% der Pufferkapazität im Blut. Die übrigen Eiweiße im Blut bringen 7%, das im Blut gelöstes Phosphat 5%.

Lunge

Über die Atmung kann der Organismus blitzschnell auf pH - Änderungen des Blutes reagieren. In einigen Arterien lokalisierte Messfühler für den Blut - pH wirken direkt auf die Atemfrequenz und -tiefe ein.
Eine vermehrte Atmung ändert den Sauerstoffgehalt des Blutes nicht. Dieser liegt immer nahe 100%. Sie bewirkt jedoch eine vermehrte Ausscheidung von Kohlendioxid (CO_2) mit der Atemluft. Dies entzieht dem Blut Kohlensäure und lässt das Blut alkalischer werden.
Die Kohlensäure im Blut und das Kohlendioxid der Atemluft stehen über folgende Summenformel in direkter Beziehung:

$$HCO_3^- + H^+ \Leftrightarrow H_2CO_3 \Leftrightarrow H_2O + CO_2$$

Eine verminderte Atemtiefe lässt den pH - Wert im Blut durch Anreicherung mit Kohlensäure abfallen. Dieser Mechanismus ist jedoch durch das gleichzeitige Absinken der Sauerstoffkonzentration limitiert. Eine „Überbasung" des Blutes kann durch massives Erbrechen, Medikamente (Diuretika) oder auch durch überdosierte Baseninfusionen entstehen.
Das offene Puffersystem der Atmung übernimmt 53% der gesamten Blutpufferleistung und ist somit am wirkungsvollsten.

Niere

Über die beiden Nieren werden Säuren in den Urin ausgeschieden. Auch der Urin ist gepuffert (Phosphate). Der Urin - pH sagt somit nicht viel über die Gesamtsäuremenge im Urin aus.
Ein saurer Urin ist normal und schützt den Körper vor aufsteigenden Harnwegsinfekten. Es darf somit nicht das Ziel eines falsch verstandenen Baseneifers sein, den Urin dauerhaft zu alkalisieren.

Leber

Neben ihren vielen anderen Aufgaben ist die Leber auch ein wichtiges Ausscheidungsorgan für Säuren. In der Leber werden organische Säuren (Milchsäure, Essig- und Fruchtsäuren) abgebaut. Außerdem neutralisiert sie saure Eiweißbestandteile über die Harnstoffbildung. Die Abbauprodukte werden teils über die Gallenflüssigkeit in den Darm ausgeschieden, teils ans Blut abgegeben und dann von der Niere entsorgt.

Haut

Die Haut scheidet Säuren über den Schweiß aus. Dies entzieht dem Organismus Säuren und schützt über den Säuremantel zugleich vor Infektionen der Haut.

Notventile

Säuren können auch über die Tränenflüssigkeit, den Speichel und das Vaginalsekret ausgeschieden werden.

Bedeutung des Magens

Der Magen scheidet sehr viel Säure in den Magensaft aus, jedoch spielt dies für den Säure – Basen - Gesamtbestand des Körpers keine Rolle. Im Dünndarm wird die Magensäure durch den basischen Verdauungssaft wieder neutralisiert. Es kommt nur zu einer Verschiebung von Säuren und Basen zwischen Magen und Dünndarm.

Der Magensaft ist die sauerste Flüssigkeit des menschlichen Körpers. Die Belegzellen der Magenschleimhaut geben Salzsäure in den Magensaft ab. Der Mechanismus heißt in der Medizin „Protonenpumpe". Für jedes in den Belegzellen gebildete und in den Magensaft ausgeschiedene Säuremolekül muss aus Gründen des chemischen Gleichgewichtes ein Basenmolekül zurückbleiben. Diese Basenmoleküle werden von den Belegzellen ins Blut abgegeben. Gleichzeitig mit der Magensäurebildung findet somit ein Baseneinstrom ins Blut statt (Basenfluten). Es erreicht seinen Höhepunkt etwa zwei Stunden nach den Mahlzeiten. Diese zyklische Vermehrung der Basenmenge im Blut ist zwar für die Gesamtbilanz an Säuren und Basen ebenfalls unerheblich, weil sie weder zu einem Säure- noch zu einem Basenverlust nach außen führt (allenfalls zu einem tendenziellen Basenverlust, wenn während des Basenflutens der Urin - pH leicht ansteigt). Jedoch verbessert das Basenfluten die Abgabe von Säuren aus dem Bindegewebe ins Blut und ist somit sehr bedeutsam für die Gewebsentsäuerung.

Das Zuviel an Säuren: die Azidose

In der Medizin unterscheidet man die

- respiratorische Azidose
- metabolische Azidose
- akute Azidose
- chronische Azidose

Die respiratorische Azidose ist selten und nur in der Intensivmedizin relevant. Sie entsteht durch eine zu geringe Atmung, beispielsweise infolge einer Lungenerkrankung.

Bei der metabolischen Azidose besteht ein Missverhältnis zwischen Säurebildung und Säureausscheidung. Es kommt zur Säureanreicherung im Körper.

Die akute Azidose entsteht rasch, ist zeitlich begrenzt und macht zumeist deutliche Symptome: Infektion, Entzündung.

Bei der chronischen Azidose besteht eine langfristige Übersäuerung.

Es muss weiter differenziert werden zwischen der manifesten und der latenten chronischen Azidose. Bei der manifesten Form bestehen laborchemisch nachweisbare Entgleisungen des Säure – Basen – Haushaltes. Hier ist eine sofortige medizinische Intervention erforderlich.

Bei der latenten Form kann der Körper noch ein fragiles Gleichgewicht halten.

Womit sich die Mayr - Therapie zumeist befassen muss, ist die latente, chronische, metabolische Azidose.

Ursachen der chronischen Azidose

Zumeist liegen bei der chronischen metabolischen Azidose mehrere Ursachen gleichzeitig vor: eine vermehrte Säurebildung im Gewebe, eine vermehrte Säureentstehung im Darm, eine vermehrte Säureeinlagerung ins Gewebe, eine vermehrte Säurebelastung und verminderte Basenzufuhr über die Ernährung und eine verminderte Säureausscheidung aus dem Gewebe.

Vermehrte Säurebildung im Gewebe

Ist die Sauerstoff- und Nährstoffversorgung der Zellen verschlechtert, so kommt es zur Zelldegeneration. Sie führt zu einer vermehrten Säurebildung und -ausschüttung ins Gewebe.

Eine Hauptsäurequelle ist die zu starke Anhäufung von Milchsäure (Laktat) im Muskel. Laktat entsteht, sobald nicht genügend Sauerstoff für die aerobe Energiegewinnung aus Zucker zur Verfügung steht. Dann wird auf eine weniger effiziente Verbrennung umgeschaltet, die ohne Sauerstoff funktioniert (anaerobe Energiegewinnung).

Die anaerobe Situation tritt bei starker sportlicher Belastung auf. Aber auch bei zu wenig Bewegung ist die Laktatbildung im Muskel ständig vermehrt. Der zu langsame Kreislauf führt zu einem Sauerstoffmangel der Muskelzellen.

Eine verminderte Sauerstoffzufuhr zu den Zellen kann bei auch bei Störungen des Blutes, der Lunge, der Blutgefäße auftreten.

Die Bindegewebsverquellung als Folge von Fehlernährung und -verdauung führt zu einem verschlechterten Nährstoffübertritt vom Blut zu den Zellen.

Eine vermehrte Säurebildung findet grundsätzlich beim Fasten statt, wenn der Zellstoffwechsel auf eine vermehrte Fettverbrennung umgestellt wird.

Die Säurebildung kann auch durch psychische und emotionale Faktoren vermehrt werden: Negativgedanken und Stress aktivieren das sympathische Nervensystem, was zu einer Gefäßverengung und somit zu einer verschlechterten Durchblutung vieler Gewebe führt.

Vermehrte Säureentstehung im Darm

Bei der Enteropathie bilden sich vermehrt saure Substanzen infolge der Fehlverdauung. Hier kommt der übermäßigen Vergärung von Kohlenhydraten die Hauptbedeutung zu.

Daneben entstehen auch saure Fettsäure – Ester, Azetate und Aldehyde. Die sauren Gärungsgifte gelangen in die Blutbahn.

Ernährungsbedingte Basenmangel – Azidose

Die durchschnittliche Ernährung ist säurebetont: viel Eiweiß in Form von Fleisch, Fisch und Milchprodukten, viele Kohlenhydrate über Getreideerzeugnisse und Gesüßtes.

Tierische Fette, insbesondere das Schweinefett mit seinem hohen Gehalt an Arachidonsäure, können Entzündungsprozesse im Körper vermehren. Die erhöhte Grundentzündlichkeit hat neben der vermehrten Säurebelastung des Gewebes auch weitere krankmachende Folgen.

Zusätze in der Nahrung wie Süßstoffe, Geschmacksverstärker und Emulgatoren tragen zur Übersäuerung bei. Sie finden sich vor allem in Fertignahrungsmitteln.

Basische Nährstoffe, insbesondere aus Obst, Gemüse und pflanzlichen Ölen, sind in vielen Speiseplänen nicht mehr in ausreichender Menge enthalten.

Auch sind die basischen pflanzlichen Nährquellen infolge der ausgelaugten Böden an Vitalstoffen verarmt.

Weitere Ursachen der Übersäuerung sind das Rauchen, der Kaffee und der Alkohol (auch aus der Gärung im eigenen Darm).

Ein nicht zu unterschätzender Faktor für die Übersäuerung sind Stress, Sorgen und negative Gedanken.

Die digitale Welt fordert zunehmend ihren Preis durch die Erfordernis einer ständigen Verfügbarkeit. Das Smartphone wird zur elektronischen Fessel, die Tag und Nacht um Aufmerksamkeit heischt und sekundenschnelles Reagieren verlangt. Es bleibt kaum noch Raum zum Atmen.

Vermehrte Säureeinlagerung ins Gewebe

Hauptursache ist das Zuviel an Eiweißen und Zucker in der Nahrung. Überschüssige Eiweiße werden im Bindegewebe und in den Gefäßinnenschichten abgelagert. Der Zucker bindet sich chemisch verstärkt an Eiweißmoleküle (Glykierung). Die Ablagerungen sind sauer, und sie vermehren die Säurebelastung des Gewebes durch Verschlechterung der Zellernährung.

Verminderte Säureausscheidung aus dem Gewebe

Die langfristige Übersäuerung kann durch eine angeborene Schwäche der Entsäuerungsmechanismen verursacht werden. Dies ist sehr selten.
Praktisch bedeutsam ist die zu geringe Gewebsdurchblutung und -drainage. Neben der Bindegewebs- und Gefäßverdickung spielt hierbei der Bewegungsmangel eine wichtige Rolle. Maßvolle Bewegung aktiviert die Durchblutung und den Lymphstrom. Außerdem fördert sie die Schweißproduktion, was dem Körper Säuren entzieht.

Folgen der chronischen Azidose

Die Belastung mit Säuren steigert die Entzündungsbereitschaft im Bindegewebe („silent inflammation").
Das verquollene Bindegewebe wird schmerzempfindlich (sogenannte Fibromyalgie oder Weichteilrheumatismus). Haut und Hautanhangsgebilde altern vorzeitig.
Betroffen sind auch die Weichteilstrukturen der Gelenke. Die Gelenkübersäuerung führt zu entzündlichen Schmerzen (Arthritis). Die Wundheilung verschlechtert sich.
Es kommt zu einer säurebedingten Schädigung der Zelloberfläche. Die hier lokalisierten Rezeptoren werden angegriffen und verlieren ihre volle Funktionsfähigkeit. In den Zellen wird das Regenerationsvermögen herabgesetzt. Es kann zur vermehrten Bildung minderwertiger Eiweiße kommen, welche beispielsweise im Zusammenhang mit der Alzheimer – Demenz stehen.

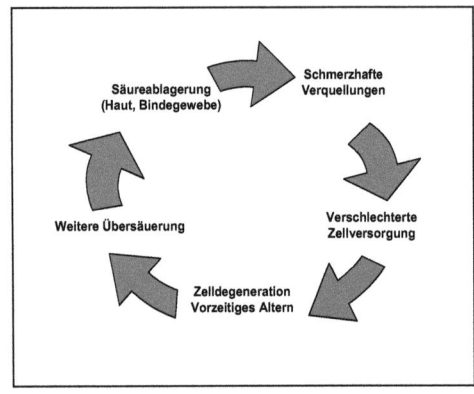

Der Teufelskreis der Gewebsübersäuerung

Die Übersäuerung führt zu einer vermehrten Bildung freier Radikale.
Die latente chronische Azidose gilt als Risikofaktor für die Zuckerkrankheit, die Arteriosklerose und den Bluthochdruck.
Die Übersäuerung kann Ursache von Schlafstörungen, Schnarchen, Schlafapnoe, Konzentrationsstörungen und Kopfschmerzen sein. Auch die psychische Befindlichkeit wird verschlechtert („sauer sein").
Es kann infolge der allgemeinen Übersäuerung zur vermehrten Magensäurebildung kommen. Auch auf diesem Weg versucht der Organismus, die überschüssigen Säuren zu eliminieren. Dadurch werden Krankheiten des Magens wie Magengeschwür und Schleimhautentzündung begünstigt. Bei Säurereflux in die Speiseröhre kommt es zu Sodbrennen und saurem Aufstoßen.
Ausdruck der Übersäuerung ist auch eine gesteigerte Schweißneigung. Über die vermehrte Schweißabsonderung werden Säuren eliminiert.
Infolge der Übersäuerung werden vermehrt basische Substanzen verbraucht. Bedeutsame Folgekrankheiten sind Osteoporose (Knochenschwund) und Gebiss-Schäden.

Im schlimmsten Fall kann es zur tödlichen akuten Säurekatastrophe kommen (Herzinfarkt, Schlaganfall). Diese tritt dann auf, wenn Zellgruppen infolge ihrer eigenen Säurebildung bei Erschöpfung der Säureausscheidungskapazität und der Gewebspuffer zugrunde gehen.

Die Gefahr der Säurekatastrophe ist besonders dann sehr groß, wenn ohnehin übersäuerte Menschen gleichzeitig streng fasten und Leistungssport betreiben. Beim sogenannten „Fastenwandern" gab es bereits mehrfach tödliche Komplikationen.

Beurteilung der Säure - Basen - Situation

Die latente chronische metabolische Azidose lässt sich labormedizinisch schlecht objektivieren. Der pH - Wert im Blut wird absolut konstant gehalten. Die pH - Wert – Messung in den Körperflüssigkeiten (Urin, Speichel) ist eine Momentaufnahme und korreliert nicht mit dem Zustand der Gewebe.

Die vielerorts praktizierte pH- Messung über Lackmuspapier in Speichel, Urin oder Schweiß ist somit für die Steuerung einer Basentherapie ungeeignet. Ein basisch werdender Urin zwei Stunden nach dem Essen zeigt an, dass das Basenfluten stattgefunden hat. Weitere Aussagen zur Säure - Basen - Situation des Organismus sind über den Urin - pH nicht möglich.

Auch aufwändigere Testverfahren wie die Harntitration nach Sander oder die Blutpufferbestimmung nach Jörgensen sind nur begrenzt aussagekräftig. Die Säure – Basensituation in Blut und Urin unterliegt eigenen Regulationsmechanismen und sagt wenig über die Säurebelastung im Gewebe aus.

Am zuverlässigsten ist heute wie vor hundert Jahren die Beurteilung der humoralpathologischen Gewebsveränderungen durch den geschulten (Mayr-) Arzt. Zeichen der Gewebsübersäuerung sind schmerzhafte Verquellungen, Degenerationszeichen von Haut und Hautanhangsgebilden, fleckförmige Störungen der Gewebsdurchblutung mit Blässe, Rötung oder violetter Verfärbung, kühle Haut, Störungen der Schweißbildung, Zungen- und Schleimhautveränderungen.

Ausleitung von Säuren

Zur Säureausleitung sollte eine individuell angepasste, eiweiß- und kohlenhydratreduzierte, basenbetonte, mineralstoffreiche Kost zugeführt werden. Die Portionsgröße ist gering zu halten. Rohkost, Obst und Salate sind mengenmäßig zu begrenzen. Gegessen wird langsam und bis zum Erreichen des Sättigkeitsgefühls.

Die Trinkmenge wird gewichtsabhängig auf 3 - 4 Liter / Tag gesteigert.

Die Säureabgabe wird durch maßvollen Sport und Saunabesuche gefördert. Azidosemassagen und basische Bäder bessern den Säureabtransport aus Bindegewebe und Muskulatur sowie die Säureausscheidung über den Schweiß.

Im geistig - psychischen Bereich sind das Positivdenken zu fördern und Stress abzubauen.

Eine erhöhte Basenzufuhr erfolgt mit Basenpulver oder -tabletten zwei Stunden nach bis eine Stunde vor den Mahlzeiten.

Diese Therapieprinzipien zur Säureausleitung sind Teil der Behandlung nach F.X. Mayr.

Therapie der Magenübersäuerung

Die Magenübersäuerung kann als Folge der allgemeinen Übersäuerung auftreten und zu behandlungsbedürftigen Magen- und Speiseröhrenschäden führen.

Üblicherweise werden dann Protonenpumpenhemmer verordnet. Sie haben ihren Stellenwert in der Therapie, da sie vorhandene Säureschädigungen rasch zum Abheilen bringen. Jedoch sollten sie nur kurzzeitig genommen werden, denn sie blockieren mit der Magensäurebildung auch das wichtige Basenfluten. Die Gewebsübersäuerung nimmt durch langfristige Einnahme der Protonenpumpenhemmer somit zu.

Antazida (Aluminiumoxid, Magnesiumoxid) sind ebenfalls nicht empfehlenswert. Die im Magen gebundene Säure wird im Dünndarm wieder freigesetzt und dem Körper somit nicht entzogen.
Vorzuziehen sind Basenpräparate, z.B. Natrium - Hydrogenkarbonat. Nur mit ihnen gelingt in der chemischen Bilanz eine echte Säureneutralisation und Säureausscheidung.
Mit dem Protonenpumpenhemmer Antra wurden in den USA 5,83 Mrd. Euro pro Jahr umgesetzt. Er war das zweitumsatzstärkste Medikament weltweit. Platz 6 belegte Agopton mit 3,34 Mrd. Euro, ein weiterer Protonenpumpenhemmer. Die Verordnung von Protonenpumpenhemmern wird mit einem riesigen Werbeetat angekurbelt.
Folge ist eine im allgemeinärztlichen Bereich ausgeuferte, kritiklose Verordnung selbst bei unspezifischen, nicht säureassoziierten Bauchbeschwerden.
Dass von Seiten der Pharmalobby keine Unterstützung bei der Forderung zu erwarten ist, den Konsum von Protonenpumpenhemmern zugunsten eines billigen Basenpräparates aufzugeben, dürfte angesichts dieser Summen einleuchten.

Osteoporose – eine typische Säurekrankheit

Die Osteoporose ist eine häufige Zivilisationskrankheit. Jede vierte Frau und einer von 17 Männern über 50 Jahre sind betroffen. Jährlich erkranken 885.000 Menschen in Deutschland neu an Osteoporose.
Es kommt zu einem langsamen Schwund an Knochensubstanz im gesamten Skelettsystem.
Folge können Knochenbrüche bereits bei geringen Belastungen sein. Am häufigsten sind Brüche der Wirbelkörper, welche zu starken Rückenschmerzen und Wirbelsäulenverformungen („Witwenbuckel") führen.
Als Ursache der Osteoporose wird gemeinhin ein Kalziummangel in der Ernährung angeschuldigt. Eine vermehrte Kalziumzufuhr soll vor Osteoporose schützen oder eine bestehende Osteoporose bessern.
Trotz der Vielzahl von Kalziumpräparaten auf dem Markt ist der Nutzen fraglich.
Lange Zeit wurde auch ein Östrogenmangel als Ursache der Osteoporose bei Frauen angeschuldigt. Über mehrere Jahrzehnte wurden Frauen mit Östrogenen behandelt, um sie vor der Osteoporose zu schützen.
Erst in den letzten Jahren stellte sich heraus, dass die Östrogengabe keineswegs vor der Osteoporose schützt, sondern im Gegenteil sogar die Entwicklung tödlicher Krankheiten begünstigt.
Für die Entstehung der Osteoporose erscheinen vielmehr zwei andere Mechanismen bedeutsam: die Übersäuerung und der Bewegungsmangel.
Infolge der Übersäuerung wird aus dem Knochen vermehrt basisches Phosphat mobilisiert und zur Pufferung der Säuren herangezogen.
Mit dem Phosphatabbau ist ein Schwund des gespeicherten Kalziums und anderer basischer Mineralstoffe verbunden. Sie werden über den Urin ausgeschieden und gehen dem Körper verloren.
Die knochenbildenden Zellen, die Osteoblasten, werden unter anderem durch Erschütterungsreize zur Knochenneubildung angeregt. Beim Bewegungsmangel bleiben diese Stimuli aus.
Somit ist die beste Prophylaxe der Osteoporose die regelmäßige körperliche Bewegung und die Vermeidung bzw. die Behandlung der Übersäuerung.

Freie Radikale, oxidativer Stress

Freie Radikale sind instabile und hochreaktive Substanzen, welche bei anderen Molekülen eine chemische Reaktion mit Sauerstoff (Oxidation) auslösen. Dabei kann es zu Kettenreaktionen mit der Bildung neuer freier Radikale kommen.

Freie Radikale entstehen im Rahmen des Sauerstoffmetabolismus. Sie haben wichtige biologische Funktionen, beispielsweise für die Zerstörung krankmachender Keime im Rahmen der Immunabwehr oder die Zellregeneration.

Ein Zuviel an freien Radikalen im Körper kann jedoch hochgradig gesundheitsschädigend sein. Aufgrund ihrer starken chemischen Reaktivität können sie praktisch alle Strukturen des Organismus angreifen. Chemisch handelt es sich um den Prozess der Oxidation, physikalisch um den Verlust von Elektronen.

Besonders sensibel sind die Zellmembranen und die Erbsubstanz.

Für Krankheiten wie Arteriosklerose, Krebs und vorzeitige Alterung wird ein Zuviel an freien Radikalen als zumindest mitursächlich angesehen.

Freie Radikale können bei Übergewicht, Fehlernährung und Übersäuerung vermehrt im Organismus entstehen.

Das Zigarettenrauchen bringt eine erhebliche Mehrbelastung an freien Radikalen mit sich. Mit jedem Zug an einer Zigarette werden etwa 10^{14} freie Radikale aufgenommen.

Erhöhte Strahlenbelastung (UV - Licht), Umweltfaktoren (Ozon, Stickoxide) und manche Medikamente erhöhen die Menge an freien Radikalen im Körper.

Die Gesamtbelastung des Organismus mit freien Radikalen bezeichnet die Medizin als oxidativen Stress. Er kann laborchemisch bestimmt werden (Malondialdehyd - Test).

Der Organismus verfügt über Schutzsysteme zur Abwehr freier Radikale. Es handelt sich um Stoffe, die Elektronen abgeben können.

Viele dieser Substanzen sind Enzyme, zum Beispiel Peroxidasen, Katalasen und die Superoxid – Dismutasen. Ihre Funktion ist an einen genügenden Körperbestand von Spurenelementen wie Kupfer, Zink, Selen gebunden ist.

Vitamine dienen als Radikalenfänger, insbesondere Vit. C, Vit. E und Betacarotin (Vit. A).

Die Doppelbindungen in den ungesättigten Fettsäuren haben eine Schutzfunktion vor den freien Radikalen.

Antioxidativ wirksam sind außerdem Glutathion und die Hormone Melatonin und DHEA, ein männliches Geschlechtshormon, und sogar Alkohol in geringen Mengen.

Auf dem Markt werden unzählige antioxidative Nahrungsergänzungsmittel angeboten. Die Sinnhaftigkeit dieser Präparate ist umstritten. Das antioxidative Schutzsystem kann nur dann effektiv arbeiten, wenn alle Komponenten gleichzeitig anwesend sind. Somit sollte im Falle einer Einnahme von Antioxidantien ein Präparat ausgewählt werden, welches die gesamte antioxidative Substanzkaskade enthält.

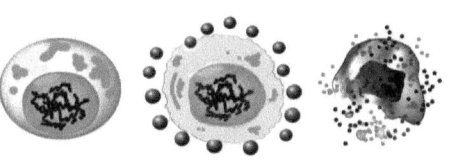

Angriff freier Radikale auf eine Zelle

Behandlung der Darmflora

Die immense Bedeutung unserer Darmflora, dem Mikrobiom, und der Gesamtheit aller von ihr hergestellten Stoffwechselprodukte, dem Metaboliom, wurde von der medizinischen Wissenschaft erst jüngst erkannt.
An kaum einer anderen Thematik wird derzeit weltweit intensiver geforscht.
Die Darmflora beeinflusst unser Leben auf eine vielfältige Art und Weise, im Gesunden wie im Kranken.
Wie dies im Einzelnen funktioniert, und wie sich das Wissen um diese Funktionszusammenhänge eines Tages vielleicht gezielt therapeutisch nutzen lässt, ist noch nicht abzusehen.
Aktuell ist noch nicht einmal genau definiert, was eigentlich eine „gesunde Darmflora" ausmacht.
Bedeutsamer als das Vorhandensein oder Fehlen einzelner Bakterienarten scheint die Vielseitigkeit der vorhandenen Darmflora zu sein.
Es gibt noch keine Möglichkeit, einzelne Bakterienarten selektiv zu fördern oder im Wachstum zu hemmen.
Dennoch hat die Medizin einige Werkzeuge, mit denen ein positiver Einfluss auf die Darmflora im Ganzen genommen werden kann.

Ernährung und Darmflora

Für den Erhalt eines vielseitigen, vitalen Mikrobioms ist eine vielseitige, abwechslungsreiche Ernährung erforderlich.
Jede Monotonie in der Nahrungsauswahl führt zu einer Monotonie auch in der Darmflora.
Die Darmbakterien leben vor allem von den Nahrungsstoffen, welche unser Darm mit seinen Verdauungsenzymen nicht aufschließen kann. Das sind naturbelassene pflanzliche Fasern und Zellwände.
Für die Darmflora empfiehlt sich eine bunte, ballaststoffreiche, rohkosthaltige, vorwiegend pflanzliche Ernährung.

Die Darmbakterien nutzen die rechtsdrehende Milchsäure als Nährstoff. Sie ist nicht mit der Milchsäure aus dem anaeroben Zuckerstoffwechsel identisch, diese ist linksdrehend. Das Molekül ist sozusagen spiegelverkehrt.
R - Laktat entsteht bei der Vergärung von Pflanzenfasern. Insofern sind alle vergorenen Lebensmittel günstig für die Darmflora: Sauerkrautwasser, Obstessig, Joghurt, Brottrunk sind Beispiele.
Auch Kartoffeln dienen mit der enthaltenen resistenten Stärke als Nahrungsquelle für Darmbakterien. Durch starkes Erhitzen (Ofenkartoffel) wird die resistente Stärke allerdings zu 100% zerstört. Insofern ist die gekochte Kartoffel für die Darmflora günstiger. Bei 100 Grad bleibt etwa die Hälfte der resistenten Stärke erhalten.
Anschließendes Abkühlen steigert den Gehalt an resistenter Stärke wieder (Kartoffelsalat).

Milieutherapie

Um sich vermehren zu können, benötigt jeder Darmkeim optimale Umgebungsbedingungen. In einem gestörten Darm liegen diese Bedingungen nicht mehr vor. Die Behandlung des gestörten Darmes über die Therapie nach F.X. Mayr ist somit der erste Schritt in der Behandlung einer mangelhaften Darmflora. In vielen Fällen regeneriert sie sich schon hierdurch von allein.
Auch die Einnahme von Bittersalz wirkt sich günstig auf die Darmflora aus. Zwar wird die Gesamtzahl der Keime durch den therapeutischen Durchfall reduziert. Das Spektrum der verbleibenden Keime wird jedoch qualitativ besser.
Darmbakterien können ihre Zellzahl binnen 24 Stunden verdoppeln. Die quantitative Erholung erfolgt nach der Mayr – Therapie sehr rasch.

Präbiotische Therapie

Hierunter versteht man die Einnahme von Nahrungsergänzungsstoffen, welche der Darmflora als Nährstoffquelle dienen. Das sind Zuckerverbindungen wie resistente Stärke, Zellulose, Inulin, Oligofruktose, Arabinose.

Auch die Akazienfaser wirkt sich nachweislich günstig auf die Darmflora aus. Sie ist in Pulverform verfügbar.

Die vermehrte Zufuhr von Ballaststoffen sollte immer von einer ausreichenden Trinkmenge begleitet sein, sonst droht eine Verstopfung.

Probiotische Therapie (Symbioselenkung)

Die meisten Darmbakterien sterben ab, sobald sie mit dem Luftsauerstoff in Kontakt kommen. Lediglich eine geringe Zahl der Darmkeime lässt sich außerhalb des Darmes am Leben erhalten und steht für die Herstellung von sehr hilfreichen Präparaten zur Verfügung.

Die Einnahme solcher Präparate wurde von der Medizin jahrzehntelang als Unfug abgetan. Inzwischen ist ihr Effekt wissenschaftlich bewiesen.

Die Behandlung mit lebenden Darmkeimen heißt probiotische Therapie oder Symbioselenkung.

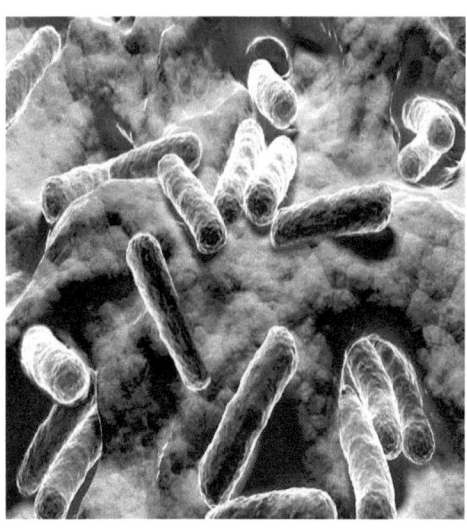

Darmflora

Sie muss ausreichend lange erfolgen, mindestens 12 Wochen. Empfehlenswert ist die Kombination mehrerer Präparate, um ein möglichst umfassendes Spektrum aller verfügbaren Keime zu erhalten.

Stuhltransplantation

Eine wirksame Behandlungsmöglichkeit mit lebenden Darmkeimen besteht in der Stuhltrans-plantation. Hierbei wird frischer Stuhl eines Gesunden aufgefangen, grob gereinigt, mit Kochsalzlösung verdünnt und sofort mitsamt der enthaltenen Darmflora per Endoskop in den Dickdarm des Erkrankten eingebracht.

Diese Methode hat fraglos einen hohen Ekelfaktor – aber sie funktioniert. Bei bestimmten entzündlichen Darmkrankheiten ist sie nachweislich wirksamer als die herkömmliche Behandlung mit Antibiotika und Entzündungshemmern.

In einem Tierversuch konnte mit der Übertragung des Stuhls einer übergewichtigen Maus in den Darm einer normalgewichtigen Maus und vice versa das Essverhalten komplett umprogrammiert werden.

Das Gewicht der übergewichtigen Maus normalisierte sich, und die vormals normalgewichtige Maus wurde fett.

Problematisch und sehr aufwändig ist die Bestimmung eines gesunden Spenders. 2019 kam es in den USA zu einem Todesfall nach Übertragung eines unerkannt mit gefährlichen Keimen kontaminierten Spenderstuhls.

Und es ist nicht auszuschließen, dass mit der Stuhltransplantation ungewollt irgendwelche krankmachenden Faktoren übertagen werden, von denen heute noch niemand etwas ahnt. Aktuell werden deshalb nur Spender aus dem unmittelbaren familiären Umfeld ausgewählt.

Die Stuhltransplantation ist noch keine Therapieoption für die Enteropathie, und sie wird bislang nur in wenigen Universitäts- und Spezialkliniken durchgeführt.

Stellenwert der Labordiagnostik bei der Enteropathie

Beim Reizdarmsyndrom (Enteropathie) handelt es sich um eine vorwiegend funktionelle Erkrankung. Somit sind keine eindeutigen Ergebnisse der herkömmlichen Diagnostik (Labor, Stuhluntersuchung, Koloskopie) zu erwarten.

Das Reizdarmsyndrom ist eine sehr häufige Störung. Die Kriterien sind ungenau. Wer fühlt sich nach dem Stuhlabgang nicht besser als davor? Bereits dies ist ein Reizdarm - Kriterium der sogenannten ROM – III – Klassifikation.

Vor der Diagnose eines Reizdarmsyndroms müssen mehrere Erkrankungen ausgeschlossen werden, welche ein anderes therapeutisches Vorgehen erfordern würden.

Zu Basisdiagnostik zählt eine konventionelle Stuhluntersuchung auf bestimmte Schadkeime und Parasiten.

Im Blutlabor kann allgemein auf entzündliche Vorgänge und gezielt auf seltene allergische Erkrankungen wie die Zöliakie (Sprue) untersucht werden. Auch auf Mangelzustände an bestimmten Vitaminen sollte untersucht werden.

Unverträglichkeiten auf schwer verdauliche Zucker wie Milchzucker, Fruktose und Sorbit lassen sich mittels H_2 – Atemgasanalyse nachweisen oder ausschließen.

Eine Darmspiegelung sollte bei Bestehen von Reizdarmsymptomen immer vorgenommen werden.

Vor einem Überhandnehmen an Labordiagnostik muss gewarnt werden. Vieles von dem, was vor allem in der „Alternativmedizin" an Laborleistungen angeboten wird, ist von fraglichem Nutzen. Die Therapieempfehlungen sind sich oft bestürzend ähnlich und zeigen wenig Spezifität für die jeweiligen Laborergebnisse. Gewiss ist nur, dass die Diagnostik für die Betroffenen mit erheblichen Kosten einhergeht.

Und ein Übermaß an Diagnostik hat direkt krankmachende Effekte. Es kommt zu immer neuen, oft widersprüchlichen Befunden, welche Folgeuntersuchungen nach sich ziehen. Der Patient wird immer ratloser und unsicherer. Mit jedem weiteren Befund sieht er sich näher am Grabe.

Die Krankenakte wird von Woche zu Woche dicker und unübersichtlicher. Irgendwann ist niemand mehr in der Lage, sich auch nur ansatzweise in sie einzuarbeiten.

Es gibt umfassende Immuntests auf Nahrungsmittelbestandteile. Beim Enteropathiesyndrom ist fast zu erwarten, dass sehr viele Parameter ausschlagen. Dies ist kein Zeichen einer Immunstörung, sondern ein Hinweis für eine zusammengebrochene Schutzbarriere zwischen den Immunzellen in der Darmwand und dem Speisebrei. Die Befunde sind nur eine Momentaufnahme. Einige Tage später würden sich ganz andere scheinbare Unverträglichkeiten ergeben.

Die vielen positiv getesteten Nahrungsmittelbestandteile im Speiseplan wegzulassen, ist nicht nur fast unmöglich in der praktischen Durchführung. Es hat auch keinen nachhaltigen Effekt. Therapieziel muss die Regeneration der Darmbarriere sein.

Für Summen im dreistelligen Bereich kann eine genetische Analyse des kompletten Mikrobioms vorgenommen werden. Diese Untersuchung wird vermutlich eines Tages größere klinische Bedeutung bekommen. Momentan hat sie außerhalb von wissenschaftlichen Studien noch keinen besonderen Nutzen. Es gibt kaum Wissen über die Bedeutung der vielen nachgewiesenen Keime. Und es gibt derzeit noch keine Möglichkeit, gezielt in die Darmflora einzugreifen.

Die verfügbare Therapie der Darmflora ist unspezifisch Das Ergebnis der Genanalyse hat aktuell noch keine therapeutische Konsequenz.

Teil 2

Das Ars purgandi - Ernährungskonzept

Richtlinien für eine gesunde Lebensweise

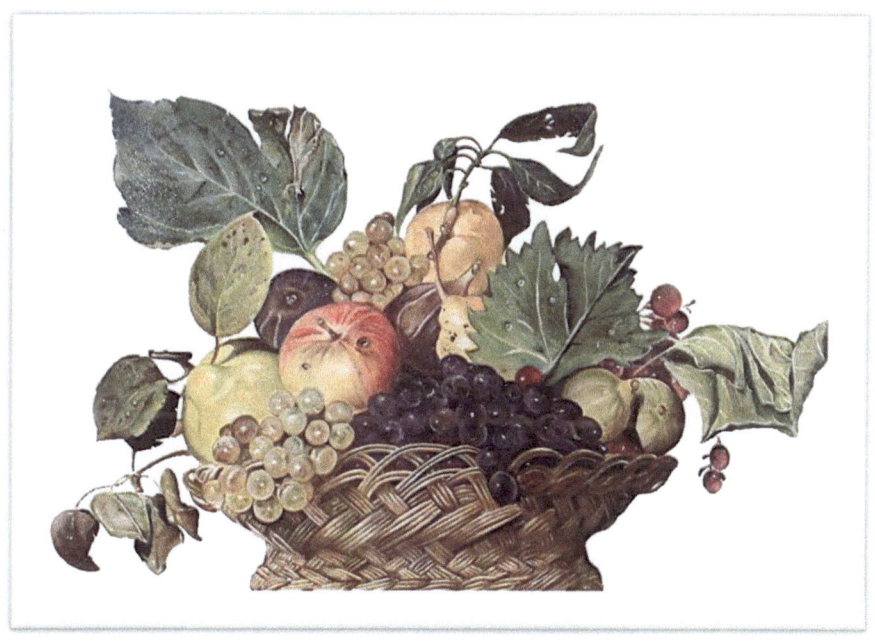

Michelangelo Merisi da Caravaggio: Obstkorb

Nahrung und Ernährung

„Der Mensch ist, was er isst."
Hippokrates

Die Begriffe „Nahrung" und „Ernährung" werden oft durcheinander gebracht. Nahrung bedeutet Nahrungsmittel, Nährstoff, Kost. Ernährung ist hingegen ein Vorgang, bei dem Nahrungsmittel gegessen, durch Verdauung abgebaut und die daraus entstehenden Stoffe und Energien zu Körpersubstanz und -energie umgewandelt werden.

Nahrung ist somit nur ein Teil der Ernährung. Das Essen einer besonders gesunden Nahrung mit vielen Vitaminen, Mineralien, günstigen Kohlenhydraten und Fetten führt nicht automatisch zu einer gesunden Ernährung des Organismus.

Die Umwandlung der Nahrung im Verdauungstrakt kann mangelhaft sein. Dies heißt in der Medizin „Maldigestion", schlechte Verdauung.

Die verdauten Substanzen werden möglicherweise nicht mehr richtig aus dem Darm aufgenommen. Dann liegt eine „Malabsorption" vor.

In beiden Fällen genügt es nicht, irgendeine vermeintlich gesunde Nahrung zu essen, um gesunde Ernährung und allgemeine Gesundheit zu erzielen. Das Gegenteil kann der Fall sein. Oft sind es gerade die biologisch hochwertigen Nahrungsmittel, die bei zu reichlichem Verzehr den Darm überfordern und gesundheitsschädigend werden.

Richtlinien für eine bessere Ernährung dürfen daher nicht einseitig unter dem Aspekt des optimalen Nahrungsmittels erfolgen, sondern müssen sämtliche den Ernährungsprozess beeinflussenden Faktoren berücksichtigen.

Der wichtigste Faktor ist die individuelle Leistungsfähigkeit des Verdauungstraktes. Sie schwankt sehr stark. Schon bei Kindern gibt es den Vielfraß und den Suppenkasper. In allen Altersgruppen beobachten wir eine große Bandbreite von Verdauungsleistungen, vom Verdauungsschwächling, der immer mager und kümmerlich bleibt, egal wie viel und was er zu sich nimmt, über den bescheiden und bewusst essenden Menschen, dem alles gedeihlich anschlägt, bis zum vitalen Gourmand, der Unmengen in seinen Großtrommelträgerbauch hineinschlingt.

Die Mayr - Therapie zielt in erster Linie darauf ab, die individuell bestmögliche Verdauungsleistung zu erreichen und auf diesem Wege die Verwertbarkeit der Nahrung, also die Ernährung zu bessern.

Die Dauerernährung nach der Therapie muss so beschaffen sein, dass sich das erreichte Ergebnis stabilisiert und möglichst lange hält. Für alte und junge Menschen, den Verdauungsschwächling und den Vitalen, den körperlich schwer Arbeitenden und den Büromenschen ergeben sich hierbei völlig verschiedene Kostempfehlungen.

Außerdem gilt: je weiter im Norden gelebt wird, desto mehr Eiweiß und Fett benötigen die Menschen im Durchschnitt.

Die optimale Kost ist immer eine Individualkost. Wegen der unterschiedlichen Ernährungsnaturelle und Verdauungskräfte der Menschen ist es unmöglich, allgemeinverbindliche Ernährungsempfehlungen zu formulieren. Letztlich muss jeder Einzelne für sich selbst herausfinden, welche Nahrungsmittel zu welchen Zeiten er jeweils benötigt und auch verträgt.

Die von der Natur mitgegebenen Sinne und Instinkte für die richtige Auswahl der täglichen Ernährung sind uns oft abhanden gekommen. Ein Schulungsziel der Mayr - Therapie ist es, diese gesunden Körperinstinkte wieder wachzurufen. Der Körper ist in der Lage, uns zu sagen, was er gerade braucht oder ablehnt. Wir müssen nur wieder lernen, auf diese Stimme zu hören.

Vor den vielen Ernährungslehren, die mit oft drastischen und einseitigen Ernährungsregimen für alle daherkommen, kann nur gewarnt werden. Sei es Makrobiotik, Veganismus, Rohkost, Vollwertkost,

Glyx - Diät, Atkinson – Diät, Montaignac - Lehre und was auch immer an vermeintlichen Heilslehren alle paar Monate neu am Gesundheitshorizont erscheint: sie führen meist nach einer durch Umstellungseffekte bewirkten, kurzzeitigen Verbesserung des Allgemeinbefindens zu einschneidenden Zustandsverschlechterungen.

Für jedes Ernährungsnaturell gilt hingegen gleichermaßen: die Grundregeln der Esskultur müssen befolgt werden. Ohne gesunden Appetit darf nicht gegessen werden. Speisen, auf die kein Appetit besteht, sind abzulehnen.

Die Mahlzeit hat in Ruhe und Muße, abseits von Stress, Ärger und Hektik des Alltags zu erfolgen. Während der Mahlzeit liegt die Konzentration ganz auf dem Genuss und dem Nachschmecken jeden Bissens.

Fernsehen, Nachrichten und Zeitung werden aus dem Speisezimmer verbannt. Jeder Bissen wird gründlich gekaut und eingespeichelt. Zum Essen wird möglichst nichts getrunken – ausgenommen gelegentlich ein kleines Bier oder ein Schoppen Wein als Genussfaktor.

Sobald sich das Sättigkeitsgefühl regt, wird die Mahlzeit beendet. Zu große Quantität zerstört die Qualität. Jedes Zuviel, auch an so genannter „gesunder Kost", ruft vermehrte Zersetzungsprozesse im Darm hervor und wird somit zum krankmachenden Faktor.

Die Anzahl der Mahlzeiten ist bis auf Ausnahmen (Diabetiker, sehr schwache Verdauung) auf zwei bis drei pro Tag zu beschränken. Dabei sollte die Abendmahlzeit am bescheidensten sein und nicht zu spät stattfinden. Frühstücke wie ein König, iss zu Mittag wie ein Bürger und zu Abend wie ein Bettler, sagt der Volksmund zu Recht. Der Verdauungstrakt arbeitet morgens und mittags am besten. Reichliche Kost am Abend bleibt über Nacht weitgehend liegen und fällt der Gärung und Fäulnis anheim. Am nächsten Morgen, wenn der Verdauungstrakt das Abendessen dann zu verarbeiten beginnt, macht sich nur wenig Appetit bemerkbar. Die Wirkung der über Nacht gebildeten Zersetzungsgifte hält noch an. Diese Menschen fühlen sich verkatert, unausgeschlafen, erheben sich nur mühsam aus dem Bett, haben einen unangenehmen Mundgeschmack und -geruch.

Das Abendbrot sollte möglichst vor 19 Uhr stattfinden und keine gärungsfreudigen Nahrungsmittel (Obst, Salat, Rohgemüse) beinhalten. Auch Obst- und Gemüsesäfte sind abends zu vermeiden.

Rohkost, Salat, Getreide und Obst werden von nahezu jeder Ernährungsrichtlinie zum reichlichen Genuss empfohlen.

Bezüglich der Menge an empfohlener pflanzlicher Rohkost hat sich in der Mayrmedizin ein Paradigmenwechsel vollzogen. Früher wurde wegen der besseren Verdaubarkeit vorwiegend gekochtes Gemüse empfohlen. Mit dem neuen Wissen um die Darmflora wird heute auch von Mayr - Ärzten zum reichlichen Verzehr von Rohkost, Ballaststoffen und vergorenem Gemüse geraten, bis zur individuellen Verträglichkeitsgrenze. Nur während der Therapie wird pflanzliches Rohes verboten.

Wegen der schweren Verdaubarkeit und der Gärungsfreudigkeit bleibt die Mayr - Medizin aber dabei, diese Nahrungsmittel nicht nach 14 Uhr zu empfehlen.

Menschen mit schwacher Verdauungsleistung reagieren zuweilen schon auf geringste Salat-, Vollwert- und Rohkostmengen mit Blähungen, breiigen Stühlen, Völlegefühl und saurem Aufstoßen. Sie müssen möglicherweise ganz auf diese Speisen verzichten.

Der Mensch ist kein Fleisch- oder Pflanzenesser, sondern weist alle Merkmale des Gemischtessers auf (Darmlänge, Gebissform). Die dem Menschen artgemäßeste Kostform ist somit eine gemischt pflanzliche und tierische Nahrung ohne extreme Einseitigkeiten. Alle Nahrungsbestandteile sollten, soweit keine Unverträglichkeiten bestehen, auf dem Speisezettel erscheinen. Er sollte berücksichtigen, was gerade der Region und der Jahreszeit gemäß frisch bezogen werden kann. Der Schwerpunkt liegt auf der pflanzlichen Kost, möglichst aus vertrauenswürdigem, biologischem Anbau. Die Zufuhr tierischen Eiweißes (Fleisch, Fisch, Milchprodukte) kann in den meisten Fällen eingeschränkt werden. Zwei Fleisch- oder Fischmahlzeiten pro Woche decken zumeist den Bedarf.

Rasch in die Blutbahn übertretende Kohlenhydrate (Raffineriezucker, Süßspeisen, Süßigkeiten) sind restriktiv zu handhaben. Hingegen sollte auf die tägliche Zufuhr hochwertiger Fette geachtet werden (pflanzliche kaltgepresste Öle, Nüsse).

Die richtige Küchentechnik trägt dazu bei, den Wert der Speisen zu erhalten. Optimal ist die Zubereitung im Dampfgarer.

Nicht nur die Mahlzeiten sollten in einer ruhigen, positiv gestimmten Grundhaltung eingenommen werden. Dem echten Künstler gelingt es, alle Anforderungen des Lebens in dieser positiven, lebensbejahenden Einstellung vorzunehmen. Ruhe, Muße und Genuss sind lebenswichtig. Es gilt, Genussfähigkeit als eine die Sinne und Sinnlichkeit aufschließende Grundkompetenz wiederzuentdecken und zu fördern. So können die kleinen und großen täglichen Herausforderungen und Erlebnisse aufmerksam, entspannt und mit Gewinn in den Geist und die Seele einsinken. Dann besteht auch keine Gefahr, dass sich Genussmittel in ihr Gegenteil verwandeln.

Die während der Mayr - Behandlung verabreichte Fastenkost ist ein Therapiemittel, keine gesunde und ausgewogene Ernährung. Sie darf nur zeitlich befristet und unter ärztlicher Aufsicht eingenommen werden.

Lediglich die Milde Ableitungsdiät nähert sich dem an, was als Dauerkost empfohlen werden kann.

Während der Nachbehandlungsphase erfolgt eine behutsame Wiedereinstellung auf eine Dauerernährung, die energetisch ausreichend, vollwertig und bezüglich ihres Nährstoff-, Vitamin- und Mineralstoffgehaltes optimiert sein soll.

Nahrungsergänzungspräparate sind im Idealfall überflüssig. Eine hochwertige Ernährung wird den Körper mit allen Vitalstoffen versorgen, die er benötigt.

Jedoch gelingt es bei dem heutigen Marktangebot mehr oder weniger schadstoffbelasteter, bezüglich ihrer Inhaltsstoffe oft fragwürdiger Nahrungsmittel nicht jedem, ohne eine zusätzliche Zufuhr von Nahrungsergänzungsstoffen auszukommen.

Auch besondere Situationen wie Schwangerschaft, Leistungssport, zehrende Erkrankungen können den Einsatz von Nahrungsergänzungsmitteln zweckmäßig werden lassen.

Eine diesbezügliche Beratung gehört zum Schulungsauftrag der Mayr – Medizin.

Nahrungsergänzungsmittel können gesundheitsschädlich sein. Eine kritiklose Einnahme hoher Dosen über längere Zeit ist abzulehnen.

Die Dauerkost darf keine Schonkost sein. Wie jedes Organsystem, sollte auch der Darm gelegentlich an seine Leistungsgrenzen kommen. Sonst verliert er die Fähigkeit, ab und zu auch mit Schwerverdaulichem und Unbekömmlichem fertig zu werden.

Die Grundbausteine der Nahrungsmittel

Eiweiße (Proteine)

Proteine sind Körperbausteine mit einer Vielzahl von Aufgaben. An sämtlichen Lebensfunktionen sind Proteine direkt oder mittelbar beteiligt. Sie sind ein wichtiger Energiespeicher und können im Körper zu Fetten oder Zucker umgewandelt werden. Sie haben Stützfunktionen im Knochen und im Bindegewebe. Proteine erlauben es den Muskelfasern, sich zu kontrahieren. Proteine dienen als Transportvehikel für andere Substanzen im Blut oder in den Geweben. Auch der Transport der meisten mit der Nahrung aufgenommenen Substanzen vom Darminneren ins Blut erfolgt vermittels Proteinen, die in der Darmschleimhaut lokalisiert sind. Die Abwehr- und die Blutgerinnungssubstanzen zählen zu den Eiweißen. Die Fähigkeit von Zellen, andere Zellen als körpereigen oder körperfremd zu erkennen und in letzterem Fall die Immunabwehr auf den Plan zu rufen, ist an Proteine gebunden. Viele Hormone gehören zu den Proteinen. Somit haben Eiweiße auch die Funktion der Informationsübertragung im Körper. Und bei fast allen Stoffwechselprozessen dienen spezialisierte Proteine, die Enzyme, der Umwandlung von Molekülen in andere chemische Bausteine.

Aufbau

Biochemisch gesehen sind Proteine lange Ketten aus Aminosäuren. Die Zahl der verfügbaren Aminosäuren ist gering. Jedoch kann aufgrund der Abfolge, mit der die Aminosäuren zu Proteinen zusammengesetzt werden, eine nahezu unbegrenzte Menge verschiedener Eiweißmoleküle konstruiert werden. Im menschlichen Körper sind über 20.000 verschiedene Eiweiße bekannt.

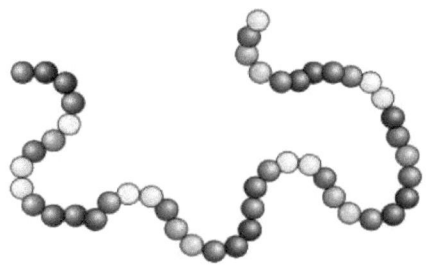

Eiweiß – Primärstruktur. Jede Kugel stellt eine Aminosäure dar

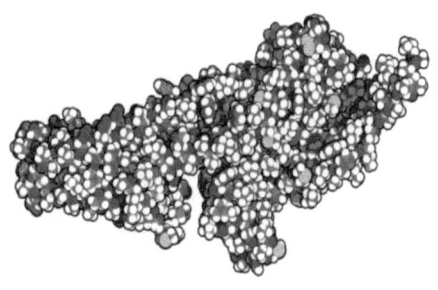

Eiweiß – Knäuelstruktur

Einige der Aminosäuren sind essentiell, das heißt der Organismus ist auf die Zufuhr von außen angewiesen. Die übrigen, nicht essentiellen Aminosäuren können durch chemischen Umbau anderer Aminosäuren im Körper ineinander überführt werden. Dies geschieht überwiegend in der Leber.
Der Konstruktionsplan für alle Eiweißmoleküle des menschlichen Organismus liegt in den Zellkernen auf der Erbsubstanz, den Genen.
Aufgrund elektrischer Ladungsungleichgewichte der Aminosäuren knäuelt sich der Eiweißfaden zu einer komplexen räumlichen Struktur zusammen. Zonen mit gegensinnigen Ladungsträgern ziehen sich an, gleichsinnig geladene Areale stoßen sich ab. Die Funktion der Eiweiße ist an diese räumliche Struktur gebunden. Ein Eiweiß, das entknäuelt

wird, verliert seine biologischen Wirkungen und wird zum reinen Nährstofflieferanten.

Eiweißquellen

Sowohl tierische als auch pflanzliche Nahrungsquellen liefern Eiweiß.

Tierisches Eiweiß enthält grundsätzlich alle Aminosäuren, die der Körper benötigt. Es ist in Fleisch, Fisch, Eiern, Milchprodukten, Wurstwaren und Krustentieren enthalten.

Pflanzliches Eiweiß enthält nicht alle notwendigen Aminosäuren. Somit ist bei vegetarischer Ernährung immer die Kombination mehrerer pflanzlicher Eiweißquellen notwendig. Zudem wird die Eiweißaufnahme aus pflanzlicher Kost durch die Faserbestandteile der Pflanzen erschwert, was vor allem bei einseitiger Rohkosternährung Mangelzustände herbeiführen kann.

Pflanzliche Eiweißspender sind Getreide, Hülsenfrüchte, Nüsse, Mandeln, Pilze, Soja, Algen, Schokolade (Kakaoanteil > 70%).

Kombination mit anderen Nährstoffen

Da Eiweiße aus Aminosäuren bestehen, zählen sie in der Säure - Basenbilanz zu den Säuren. Dennoch kann das intakte Eiweißmolekül chemisch neutral oder gar basisch im Stoffwechsel wirken.

Es ist bei der Nahrungszusammenstellung günstig, Eiweiße mit basenspendenden Gemüsen zu kombinieren.

Zurückhaltung ist bei der Kombination mit Beilagen zu üben, die reich an rasch verfügbaren und säuremehrenden Kohlenhydraten sind (Nudeln, Spätzle, Brot).

Noch ein Argument spricht für diesen Grundsatz. Proteine in Kombination mit ballaststoffreichem Gemüse setzen das Hormon Glukagon frei. Glukagon mobilisiert als Gegenspieler des Insulins Zucker und Fette aus den Speichermedien. Diese werden vermehrt verbrannt. Somit unterstützt Glukagon das Abnehmen.

Eiweiß in Kombination mit den zuckerlastigen Beilagen vermehrt hingegen die Insulinbildung, was zu einer erhöhten Speicherung von Fetten und Kohlenhydraten führt und das Zunehmen begünstigt.

Bei der Trennkost wird das Prinzip der richtigen Kombination konsequent angewendet: Fleisch plus Gemüse oder Gemüse plus Kohlenhydrat - Beilage, aber kein Fleisch plus Kohlenhydrat - Beilage.

Die Trennkost wird in der Mayr - Medizin als Sonderform der MAD zuweilen eingesetzt. Wie jede Schonkost, wird sie als Dauerernährung jedoch trotz ihrer Vorzüge nicht generell empfohlen.

Eiweißmangel und -überschuss

Zeichen eines Eiweißmangels treten im westlichen Kulturkreis so gut wie nie auf. Wenn ein Patient mit Eiweißmangelsymptomen in die ärztliche Behandlung gelangt, so liegt dies entweder an schweren konsumierenden Erkrankungen (Krebsleiden, Tuberkulose) oder an einer jahrelangen Mangelernährung (Rohkostvegetarier, chronischer Alkoholismus). Auch beim Fasten in der stationären Mayr - Behandlung werden Eiweißmangelzustände fast nie manifest, trotz teilweise nahezu eiweißfreier Kostform.

In Regionen mit Nährstoffknappheit sieht man das Bild des Eiweißmangels jedoch leider häufig. Der Eiweißmangel zeigt sich durch Muskelabbau, Knochenschwund (Osteoporose), Immunschwäche und Ödeme („Hungerbauch"). Er führt letztlich zum Tode.

Viel bedeutsamer ist in unserem Lebensraum das gegenteilige Phänomen, die Eiweißübermästung.

Das Zuviel an Nahrungseiweiß führt insbesondere bei verlängerter Verweildauer des Stuhls im Darm infolge des Enteropathiesyndroms zu Fäulnis, stinkenden Blähungen und Giftübertritten in die Blutbahn. Das vermehrte Ammoniak aus der Eiweißfäulnis ist ein Nervengift. Die überschüssige Nahrungsenergie aus den Eiweißen wird in Form von Fett, das aus Eiweißen in der Leber erzeugt wird, gespeichert. Im Übermaß zugeführte Eiweiße können sich in Gefäßwänden und Bindegewebe ablagern. In den Gefäßen beschleunigt dies die Arterioskleroseentstehung. Im Bindegewebe kommt es zur Versulzung mit schmerzhaften Verquellungen, weichteilrheumatischen Erscheinungen und Übersäuerung. Auch der Gelenkrheumatismus kann durch ein Zuviel an Eiweißen verschlimmert werden.

Die Fließfähigkeit des Blutes nimmt wegen der vermehrten Bluteiweiße ab. Es drohen Gerinnselbildungen, Thrombosen. Werden Gerinnsel mit dem Blutstrom fortgespült und setzen sich in einem anderen Organ fest, spricht man von einer Embolie. Der Stofftransit von den Blutgefäßen zu den Zellen verschlechtert sich infolge der Bindegewebsverdickung, was einen Anstieg der Nährstoffkonzentration im Blut und Bluthochruck auslösen kann.

Außerdem ist das Homocystein im Blut bei überhöhter Eiweißzufuhr vermehrt, welches ein weiterer Risikofaktor für die Arteriosklerose ist.

Richtwerte für die Eiweißzufuhr sind 40 bis maximal 80 Gramm pro Tag, bezogen auf den reinen Eiweißanteil. Das entspricht einer kleinen Fleisch- oder Fischportion.

Der Durchschnittseuropäer konsumiert 200 Gramm reines Eiweiß täglich.

Günstige Eiweißquellen

Kaltwasserfische	Hüttenkäse
Geflügel	Mozzarella
Kalbfleisch	Tofu
Mageres Rindfleisch	Hülsenfrüchte
Lammfleisch	Sojabohnen
Fettarme Käsesorten	Nüsse

Zucker (Kohlenhydrate)

Zucker sind ringförmige Moleküle aus Kohlenstoff, Wasserstoff und Sauerstoff. Viele Stoffwechselprozesse im Körper beziehen ihre Energie aus der Zuckerverbrennung. Lebensnotwendig ist Zucker jedoch nur für den Energiebedarf des Nervensystems. Die anderen Organsysteme (in Grenzen auch das Nervensystem) können für ihre Energieversorgung bei Wegfall der Zuckerzufuhr auf eine vermehrte Fettverbrennung umschalten.

Wenn der Blutzuckerspiegel unter 60 mg/100 ml abfällt, kommt es zu Ausfallserscheinungen von Seiten des Nervensystems. Sie beginnen mit Unruhe, Kaltschweißigkeit, Heißhunger und Zittern, können sehr rasch zum Koma und schließlich auch zum Tode führen.

Dies kommt jedoch bei Stoffwechselgesunden nicht vor.

Der körpereigene Zuckerspeicher in Leber, Nieren und Muskulatur reicht für etwa 24 Stunden aus, den Blutzuckerspiegel konstant zu halten.

Wird auch nach dieser Zeit kein Zucker zugeführt, so werden Eiweiße abgebaut und zu Zucker umgewandelt.

Lang andauerndes Fasten führt somit zu einer Einschmelzung des Körperfettes und der Eiweißreserven, nicht aber zu einer Unterzuckerung.

Nomenklatur und Funktionen

Zuckermoleküle können isoliert vorliegen oder verschieden lange Ketten bilden. Die biochemische Namensgebung differenziert verschiedene Zuckerarten nach dem Molekülaufbau und der Kettenlänge.

Einfachzucker (Monosaccharide) wie Glukose oder Fruktose sind sofort für die Energiegewinnung in den Zellen verfügbar.

Zu den Zweifachzuckern (Disacchariden) gehören Fabrikzucker (Saccharose) und Milchzucker

(Laktose). Auch sie stehen zur raschen Energiegewinnung zur Verfügung.

Mehrfachzucker (Polysaccharide) sind lange Ketten aus Zuckermolekülen, z.B. Stärke (Glykogen). Sie stellen die Speicherform für Zucker dar. Für die Energiegewinnung müssen einzelne Bausteine von den Ketten abgetrennt werden.

Saccharose (Fabrikzucker), ein Disaccharid

Zucker sind nicht nur Energieträger. Sie haben im Körper noch viele andere Aufgaben. Sie bilden oft Molekülverbände mit Proteinen (sog. Glycoproteine), spielen eine Rolle bei der Zellerkennung, können Eiweiße miteinander vernetzen, Zellen zu festen Verbänden zusammenkleben oder sind mitbestimmend für die jeweilige Proteinfunktion. In Körperflüssigkeiten, beispielsweise der Gelenkschmiere, reduzieren sie die Fließfähigkeit zu einer schleimigen Konsistenz.

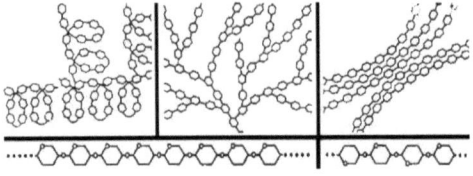

Beispiele für Zuckerketten (Polysaccharide)

Für die Verbrennung von Zucker stehen zwei Wege zur Verfügung.

Die aerobe Glycolyse bringt eine sehr hohe Energieausbeute und führt zum vollständigen Abbau von Zucker. Sie findet unter Sauerstoffverbrauch statt (daher aerob).

Die anaerobe Glycolyse verläuft ohne Sauerstoffzufuhr. Der Zucker wird nur bis zur Milchsäure (Laktat) abgebaut. Dieser Stoffwechselweg stellt sehr rasch Energie bereit, beispielsweise im Muskel bei sportlichen Leistungsspitzen. Die Energieausbeute ist jedoch geringer als bei der aeroben Glycolyse, und im Gewebe reichert sich das saure Laktat an. Stehen bei allgemeiner Übersäuerung nicht genügend Puffersubstanzen im Gewebe zur Verfügung, so kann es zu akuten säurebedingten Gewebsschäden kommen. Besonders gefährdet sind übersäuerte Menschen, die streng fasten und gleichzeitig Leistungssport betreiben („Fastenwandern"). Erst nach Beendigung der Leistungsspitze wird das Laktat unter Sauerstoffverbrauch weiter verstoffwechselt und die „Sauerstoffschuld" beglichen.

Blutzuckerregulation

Wegen des Erfordernisses eines stets ausreichend hohen Blutzuckerspiegels für die Funktionsfähigkeit des Nervensystems wird der Zuckergehalt im Blut in engen Grenzen von Hormonen reguliert. Da eine Unterzuckerung rasch lebensbedrohlich werden kann, während eine kurzzeitige Überzuckerung ungefährlich ist, gibt es nur ein Hormon, das den Zuckerspiegel absenkt, das Insulin. Hingegen gibt es eine Vielzahl von Hormonen, die den Zuckerspiegel steigern (z.B. Glukagon, Kortison, Adrenalin).

Insulin wird von den Inselorganen der Bauchspeicheldrüse gebildet. Es veranlasst die Zellen, Zucker aufzunehmen und als Glycogen zu speichern. Somit sinkt der Blutzuckerspiegel ab.

Außerdem führt Insulin zur Aufnahme von Fetten und Eiweißen aus dem Blut in die Speichermedien und in der Leber zu einer vermehrten Umwandlung von Blutzucker zu Fetten, die wiederum in die Blutbahn abgegeben werden.

Ist der Insulinspiegel aufgrund einer Fehlernährung dauerhaft erhöht, so steigert es den Blutdruck und schädigt direkt die Gefäßwände.

Kohlenhydratmast und -falle

Die Fehlernährung, bei der diese Überproduktion von Insulin auftritt, ist die Kohlenhydratmast. Überreichliche Kohlenhydratzufuhr löst einen starken Anstieg des Insulins aus, was zu einer ständig vermehrten Aufnahme nicht nur von Zucker, sondern auch von Fetten und Eiweißen in die Speichermedien führt. Das Körpergewicht nimmt rasch zu.

Sind die Speicher voll, so setzen sie sich gleichsam gegen eine weitere Aufnahme zur Wehr. Sie werden insulinresistent. Es sind zunehmend größere Insulinmengen im Blut erforderlich, um dennoch Zucker aus dem Blut in die überfüllten Speicher hineinzupressen.

Nun liegt ein so genannter Typ 2 - Diabetes vor: überfüllte Speicher, erkennbar an massivem Übergewicht, Tendenz zu erhöhten Zuckerwerten im Blut und ein exorbitant hoher Insulinspiegel.

Verschärft wird die Stoffwechselstörung bei der Kohlenhydratmast durch einen zusätzlichen Regulationsfehler der Insulinproduktion. Nach Zufuhr einer Kohlenhydratmahlzeit steigt der Insulinspiegel überproportional stark an, was zu einer latenten Unterzuckerung mit Heißhunger auf Süßes etwa zwei Stunden nach der Mahlzeit führt. Es werden erneut Kohlenhydrate zugeführt, um den Zuckerspiegel wieder zu steigern. Der Effekt schaukelt sich immer weiter auf.

Als drittes Problem tritt durch vermehrte Zuckerzufuhr eine Suchtentwicklung ein. Ein hoher Blutzucker hemmt den Abbau des „Glückshormons" Serotonin. Blutzuckerspitzen führen somit auch zu einer kurzzeitigen Serotoninvermehrung im Nervensystem, was als Euphorisierung wahrgenommen werden kann.

Wir nennen dieses Phänomen die Kohlenhydratfalle. Sie kann durch kohlenhydratreiche Zwischenmahlzeiten wie z.B. Müsliriegel gefördert werden. Auch das Pausenbrot der Schüler (oft durch Süßigkeiten „aufgewertet") ist nach dieser Erkenntnis überflüssig, ja schädlich, ein vollwertiges und in Muße eingenommenes Frühstück vorausgesetzt. Es handelt sich mehr um ein Ritual als um eine biologische Notwendigkeit. Die Kinder haben keinen Appetit und essen ihr Pausenbrot nicht auf, wenn ihre Körperinstinkte noch funktionieren.

Infolge der kohlenhydratreichen Überernährung und dem Feststecken in der Kohlenhydratfalle leiden bereits viele Schulkinder an Übergewicht und Typ 2 - Diabetes, Tendenz stark steigend.

Die dauerhaft erhöhte Insulinproduktion führt mit der Zeit zu einem Versagen der Inselorgane. Die Situation kippt zu einem Insulinmangelzustand, dem Typ 2b - Diabetes.

Nicht eine zu fettreiche Kost, sondern zu viel Insulin durch zu viel Zucker in der Ernährung ist die Hauptursache des Übergewichtes.

Die Folgen einer fettreduzierten und kohlenhydratvermehrten Ernährung lassen sich an der amerikanischen Bevölkerung gut studieren.

Im Zuge der „low fat" – Hysterie ging der Fettkonsum dort in den letzten 20 Jahren kontinuierlich zurück, während der Kohlenhydratanteil der Ernährung zunahm. Folge war: die Menschen wurden immer dicker. Der relative Anteil Übergewichtiger in der Bevölkerung stieg von 40% auf 67%.

Glykämischer Index und glykämische Last

Der glykämische Index (Glyx) ist eine Maßzahl dafür, um wie viel langsamer der Blutzuckerspiegel nach Genuss eines Nahrungsmittels mit 50 g Zuckergehalt ansteigt als nach Zufuhr von 50 g reinem Zucker. Glyx 50 bedeutet, dass der Anstieg halb so schnell ist, Glyx 20 bedeutet eine Anstiegsgeschwindigkeit von 20% gegenüber Zucker.

Prinzipiell gilt: je höher der Glyx, desto ungünstiger ist das Nahrungsmittel. Der rasche Anstieg des Blutzuckers führt zu einem raschen, starken Insulinanstieg mit den oben beschriebenen Gefahren.

Für die Praxis hat sich die Arbeit mit dem Glyx jedoch nicht bewährt, weil die Zuckerkonzentration der Nahrungsmittel nicht berücksichtigt wird. Um 50 g Zucker in Form von Möhren zuzuführen, müsste man über 1 kg davon verzehren, was kaum zu schaffen und auch nicht zu empfehlen ist.

Das Gleiche gilt für die Wassermelone: sie hat einen sehr hohen Glyx, aber einen geringen absoluten Kohlenhydratgehalt.

Für Pumpernickelbrot gilt das Umgekehrte: es hat einen niedrigen glykämischen Index, enthält jedoch extrem viele Kohlenhydrate.

Weitaus praxisgerechter ist der neu eingeführte Begriff der glykämischen Last. In die glykämische Last wird sowohl die Gesamtmenge an Kohlenhydraten, bezogen auf 100 g des Nahrungsmittels, als auch die Aufnahmegeschwindigkeit des Zuckers ins Blut einberechnet. Berechnungsformel: Glykäm. Last = Glyx x Kohlenhydratgehalt / 100.

Günstig sind prinzipiell eher die Speisen mit niedriger bis mittlerer glykämischer Last. Jedoch sollte die glykämische Last nicht überbewertet werden. Kleine Mengen von Nahrungsmitteln mit hoher glykämischer Last dürfen durchaus auf dem Speisezettel erscheinen, sie schmecken nun einmal gut.

Außerdem wird das Ausmaß der Kohlenhydrataufnahme aus einem Lebensmittel von zahlreichen Faktoren beeinflusst. Der gleichzeitige Genuss von Nahrungsmitteln mit niedriger glykämischer Last (das sind generell alle Gemüse und Salate) reduziert die Zuckeraufnahmegeschwindigkeit der Speisen mit höherer glykämischer Last. Genauso wirkt der Gebrauch von etwas Fett in Form von Pflanzenöl. Abhängig von der Zusammensetzung der Darmflora kann ein Salat reiner Ballaststoff sein, aber auch zu einer ähnlichen Kalorienbombe werden wie ein Stück Sahnetorte.

Die Zubereitungsform der Nahrung ist für die Zuckeraufnahme ebenfalls mitbestimmend. Rohe Kartoffeln beispielsweise haben eine minimale glykämische Last, weil die gespeicherten Kohlenhydrate erst durch Erhitzen für den Verdauungstrakt verfügbar werden.

Die rohe Kartoffel hat keinen verfügbaren Zucker. Die Kartoffelstärke ist stark quervernetzt und dadurch nicht verdaubar. Nach Kochen bei 100 Grad werden etwa 50% der Kohlenhydrate aufnehmbar. Erhitzen über 100 Grad (Ofenkartoffel, Pommes frites) wandelt die Kartoffel so um, dass sämtliche enthaltenen Kohlenhydrate in den Körper übertreten können.

Industriezucker

Handelsüblicher weißer Zucker (Saccharose) wird industriell aus Zuckerrohr oder Zuckerrüben hergestellt. Bei der Raffinade kommt es zur Abtrennung der vitamin- und mineralstoffreichen Zusatzstoffe im Naturzucker (Kalzium, Magnesium, Kalium). Nach dem Verzehr bindet der Industriezucker diese Stoffe im Körper wieder an sich. Dieser „Mineralstoffraub" forciert die Übersäuerung und kann Mangelzustände der genannten Substanzen sowie Osteoporose verursachen.

Brauner Zucker ist karamellisierter, also gebrannter Fabrikzucker. Er unterscheidet sich ansonsten vom weißen Zucker in keiner Weise.

Beide Zuckerarten sollten gemieden werden.

Eine Alternative zum Süßen sind Dicksäfte, Honig oder Sirup. Aber auch sie bestehen zu 98% aus Kristallzucker.

Übersicht glykämische Last

Getreideprodukte

Haferbrei...5
Buchweizen...11
Couscous..15
Hirse...17
Haferflocken...32
Müslimischung ca................................33
Weizen - Salzstangen..........................41
Weizenflocken.....................................57
Reiswaffeln...66
Cornflakes..72

Reis, Nudeln (gekocht)

Vollkornspaghetti..................................9
Spaghetti...10
Naturreis...12
Makkaroni..13
Weißer Reis..23

Kartoffelprodukte

Kartoffel gekocht.................................11
Ofenkartoffel.......................................15
Gnocchi...18
Kartoffelchips......................................23

Brot

Weizentortillas.....................................16
Pumpernickel.......................................21
Weizen-Vollkornbrot..........................32
Rogen-Vollkornbrot............................32
Weißbrot...34
Baguette..49
Roggen-Knäckebrot............................53

Milchprodukte

Vollmilch...1
Käse, Quark..1-3
Sahne, Schmand....................................3
Joghurt..6
Milchspeiseeis.....................................16
Kondensmilch.....................................33

Gemüse

Salat..1
Pilze ca...1
Artischocken...3
Paprika...3
Blumenkohl...3
Erbsen..4
Hülsenfrüchte ca...............................3-7
Möhren..4
Kürbis...4
Rote Beete...6
Süßkartoffeln.......................................11
Mais..12
Pastinaken...19

Obst

Avocado...1
Erdbeeren..1
Grapefruit...2
Kirschen..2
Birne...3
Aprikose..4
Orange...4
Pfirsich...4
Pflaumen...4
Melone...4
Weintrauben......................................4-9
Apfel...5
Banane...10
Trockenobst ca...................................15
Feige getr..26
Rosinen..47
Datteln getrocknet.............................69

Sonstiges

Fleisch, Fisch....................................1-3
Trockener Wein, Bier ca.....................3
Fruchtsäfte.......................................5-10
Schokolade ca....................................20
Kuchen..20-30
Energieriegel......................................36

Süßstoff

Süßstoff macht zwar selbst nicht dick, setzt aber genauso wie Zucker nach dem Verzehr Insulin frei. Der Stoffwechsel wird durch den Geschmacksreiz „süß" in Bereitschaft zur Zuckerverwertung versetzt. Aber dann bleibt der Zucker aus.

Die Folge ist ein etwa zwei Stunden nach Süßstoffzufuhr einsetzender Heißhunger auf Kohlenhydrate. In der Gesamtbilanz werden sogar mehr Kohlenhydrate gegessen, als wenn kein Süßstoff eingenommen worden wäre. Das gilt auch für das hochgelobte Stevia.

Kinder, die auf Diätcola mit Süßstoff gesetzt werden, nehmen mehr zu als Kinder, welche die zuckerhaltige Cola trinken. Das konnte in einer Studie bewiesen werden.

In der Viehmast wird Süßstoff gezielt eingesetzt, damit die Masttiere mehr fressen und schneller zunehmen.

Fette (Lipide)

Fette sind ein unverzichtbarer Nahrungsbestandteil. Die richtigen Fette in der richtigen Menge bremsen die Zuckeraufnahme ins Blut und reduzieren so den Anstieg des Fettmachers Insulin. Die Blutfette sinken bei Einsatz der richtigen Nahrungsfette ab. Der Geschmack der Speisen verbessert sich. Durch Fette wird das Sättigkeitsgefühl rascher erreicht. Einige Vitamine aus pflanzlicher Kost, z.B. das Vit. A, werden erst durch gleichzeitige Anwesenheit von Fetten in der Nahrung gut resorbierbar. Und Fette regen die Ausscheidung der Gallenflüssigkeit an.

Die gesundheitsfördernde Wirkung hochwertiger Fette wurde in großen Studien eindrucksvoll belegt. In der Herz - Lyon - Studie erhielten von 600 Patienten nach einem Herzinfarkt 300 die gleiche Kost wie vor dem Infarkt. Die anderen 300 wurden auf mediterrane Kost mit viel Olivenöl umgestellt. In den folgenden 4 Jahren hatten in der mediterran ernährten Gruppe 74% weniger Menschen tödliche Folgeinfarkte als in der Gruppe ohne Ernährungsänderung.

Bei der Harvard - Studie bekamen 75596 Krankenschwestern 14 Jahre lang 5% mehr an einfach ungesättigten Fettsäuren in der Ernährung. Es konnte allein dadurch ein Absinken der Herzinfarktrate um 20% erreicht werden.

Nomenklatur und Aufgaben

Fette bestehen aus verschieden langen Ketten von Kohlenwasserstoffmolekülen. Grundbaustein aller Fette sind die Fettsäuren. Wir unterscheiden gesättigte und ungesättigte Fettsäuren. Ungesättigte Fettsäuren weisen zwischen zwei oder mehr Kohlenstoffatomen eine chemische Doppelbindung auf. In gesättigten Fettsäuren kommen nur Einfachbindungen vor. Die Position der Doppelbindung im Molekül bestimmt die Nomenklatur der Fettsäuren. Ernährungsphysiologisch bedeutsam sind die Omega 3-, Omega 6- und Omega 9- Fettsäuren.

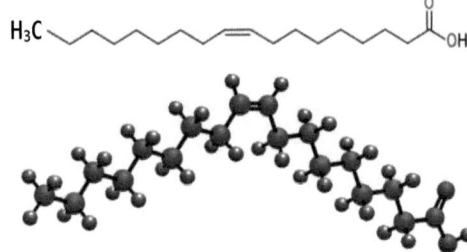

$C_{18}H_{34}O_2$: Ölsäure, eine ungesättigte Fettsäure

Ungesättigte Fettsäuren können in zwei räumlichen Molekülformen auftreten, die sich nicht ineinander umwandeln lassen: der cis- und der trans - Form. Nur die cis - Fettsäuren können von unserem Organismus verwertet werden, während die trans - Fettsäuren im besten Fall wirkungslos, im ungünstigen Fall sogar schädlich sind. Sie können krebserzeugend sein und erhöhen den Cholesterinspiegel.

In der freien Natur kommen ausschließlich cis - Fettsäuren vor.

Trans - Fettsäuren sind preiswert herstellbare Kunstprodukte, die z.B. gerne in Margarinen verwendet werden. Außerdem entstehen sie beim starken Erhitzen von Fetten.

Fettsäuren stehen zur raschen Energiegewinnung und als Baustein für komplexere Molekülverbände praktisch überall im Körper zur Verfügung. Sie zirkulieren auch in der Blutbahn. Aus Zuckern und Eiweißen kann der menschliche Organismus Fettsäuren synthetisieren. Der umgekehrte Weg ist jedoch nicht möglich.

Auch Alkohol führt zu einer vermehrten Fettsäurebildung in der Leber.

Einfach ungesättigte Fettsäuren

Eine für den menschlichen Körper wichtige einfach ungesättigte Fettsäuregruppe stellen die Omega 9 – Fettsäuren dar. Beispiele sind Ölsäure und Nervonsäure. Sie sind z.B. in Olivenöl, Nüssen, Avocados enthalten. Der Körper kann sie selbst herstellen, sie sind somit nicht essentiell.

Omega 9 – Fette wirken entzündungshemmend und senken den Cholesterinspiegel.

Als einzige aller ungesättigten Fettsäuren sind die Omega 9 - Fettsäuren hitzestabil. Olivenöl kann somit bedenkenlos für die mediterrane Küche verwendet werden.

Mehrfach ungesättigte Fettsäuren

Von den mehrfach ungesättigten Fettsäuren sind zwei Vertreter bedeutend: die Omega 3 - und Omega 6 - Fettsäuren. Sie sind beide essentiell. Beide sind Grundstoffe der Eicosanoide, einer Substanzgruppe, welche steuernd auf Blutdruck, Blutgerinnung, Immunsystem und Entzündungsreaktionen wirkt.

Omega 3 - und Omega 6 - Fettsäuren verhalten sich in mancher Hinsicht antagonistisch. Für die optimale Wirkung muss das Mengenverhältnis beider Fettsäuren in der Ernährung ausbalanciert sein. Die ausreichende Zufuhr von Omega 6 - Fettsäuren stellt kein Problem dar, weil sie in sehr vielen Nahrungsmitteln enthalten ist. Hingegen enthalten nur wenige Nahrungsmittel Omega 3 - Fettsäuren, so dass auf ihren ausreichenden Mengenanteil in der Nahrung geachtet werden muss.

Angestrebt werden muss ein Verhältnis Omega 3 zu Omega 6 von 1:6. In einer naturbelassenen Umgebung mit Ernährung von dem, was diese Umwelt hervorbringt, wäre dies auch kein Problem. Wildfleisch beispielsweise enthält die beiden Omega - Fettsäuren genau im richtigen Verhältnis, sofern die Tiere wirklich im Wald leben und nicht auf einer Farm.

In unserer Zivilisationsgesellschaft, wo fleischproduzierende Tiere kein Omega 3 - reiches Grünfutter mehr fressen, sondern ausschließlich Omega 6 - haltiges Futter (Getreidemast) bekommen, beträgt das Mengenverhältnis im Schnitt 1:20.

Leinöl wird als Omega 3 – Quelle überbewertet. Die Linolensäure gehört zwar zu den Omega 3 – Fetten, jedoch ist sie für den menschlichen Organismus nur zu 5% bioverfügbar. Als Omega 3 – Quelle sind fette Kaltwasserfische, Meeresfrüchte und hochwertige Eier viel effektiver.

Omega 3 - Fettsäuren senken den Cholesterin- und Triglyceridspiegel im Blut und den erhöhten Blutdruck. Dadurch reduziert sich das Arterioskleroserisiko. Auch das Lipoprotein A, ein mit vermehrter Gefäßsklerose korrelierter Blutfaktor, wird abgesenkt.

Die Omega 3 - Fette reagieren sehr leicht mit Sauerstoff und spielen im Stoffwechsel eine wichtige Rolle zur Entgiftung der freien Radikale. Sie wirken entzündlichen Prozessen entgegen, reduzieren die Symptomatik von Allergien und rheumatischen Erkrankungen, sind wichtig für die Funktion des Nervensystems, wirken antidepressiv, helfen gegen Angst und Aggressionen.

Und sie bessern die Fließfähigkeit des Blutes, weil sie Zell- und Gefäßwände flexibler werden lassen.

Triglyceride

Triglyceride bestehen aus drei Fettsäureketten, die chemisch an ein phosphathaltiges Molekül gebunden sind. Das Phosphat bildet gleichsam den Kopf des Triglycerides, und die Fettsäuren stellen den Schwanz dar. Da der Kopf wasserlöslich (hydrophil) und der Schwanz fettlöslich (lipophil) ist, lagern sich Triglyceride in Wasser spontan zu Verbänden zusammen, in denen alle Köpfe nach außen weisen und alle Schwänze nach innen. In der Bouillon kennt man diesen Effekt bei der Bildung von Fettaugen.

In lebenden Organismen führt derselbe Effekt zur Entstehung von Zellmembranen und Zellorganellen. Triglyceride sind somit ein essentieller Grundbaustein des Lebens.

Im Blut können im Inneren solcher winzigen Fettaugen (Micellen) wasserunlösliche Substanzen transportiert werden.

Triglyceride sind die typische Speicherform von Fett innerhalb der Fettzellen und der Leber.

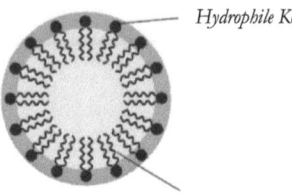

Hydrophile Köpfe

Hydrophobe Schwänze

Mizelle aus Triglyceriden

Cholesterin

Cholesterin ist eine zu einer Ringfigur umgewandelte Fettsäure. Es handelt sich um eine lebenswichtige Substanz. Cholesterin wird in die Zellmembranen eingelagert, um sie zu verfestigen. Der Einbau in die Membranen ist vermindert, wenn ein Mangel an ungesättigten Fettsäuren, z.B. durch fettarme Ernährung besteht. Somit steigt der Cholesterinspiegel in diesem Fall an.

Cholesterin ist der Grundbaustein für die Steroidhormone, zu denen das Cortison und die Geschlechtshormone gehören. Und Cholesterin bildet die Grundsubstanz der Gallenflüssigkeit.

Ein erhöhter Cholesterinwert im Blut beschleunigt im Zusammenwirken mit einem erhöhten Zuckerspiegel, dem Bluthochdruck, dem Zigarettenrauchen und anderen Risikofaktoren die Arterioskleroseentstehung.

Jedoch ist die Cholesterinerhöhung zumeist keine eigenständige Krankheit, sondern nur ein Rädchen im Getriebe einer komplexen Stoffwechselentgleisung bei Fehl- und Überernährung. Gelingt es, den Gesamtstoffwechsel zu regulieren, so normalisiert sich auch das Cholesterin von selbst und ohne Tabletten.

Es ist ein auffälliges Phänomen, dass der offizielle Höchstwert für das Blutcholesterin in regelmäßigen Abständen nach unten korrigiert wird. Auf diese Weise wird die Einnahme von cholesterinsenkenden Präparaten für immer mehr Menschen empfehlenswert. Es ist abzusehen, dass irgendwann

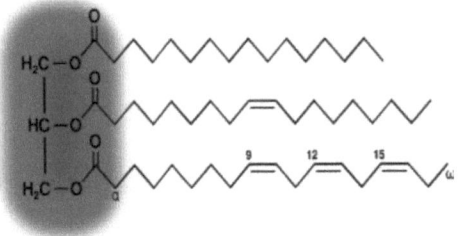

Triglycerid – Molekül. Links der hydrophile Kopf

100% der Bevölkerung der Konsum eines Fettsenkers angeraten wird. Angesichts des riesigen Pharmamarktes darf man vermuten, dass diese Entwicklung des Cholesterin - Normwertes nicht unbeeinflusst von der Pharmalobby verläuft. Es gibt eine zeitliche Korrelation der bisherigen Normwertkorrekturen mit Umsatzrückgängen bei den Fettsenker - Herstellern. Und die wissenschaftlichen Studien, mit denen argumentiert wird, werden in der Regel von den Medikamentenherstellern finanziert.

Der Fettsenker Sortis brachte in den USA einen Umsatz von jährlich 6,67 Mrd. Euro, der Fettsenker Zocor 4,91 Mrd. Euro. Die beiden Medikamente lagen weltweit auf Platz 1 und 3 der umsatzstärksten Präparate.

Cholesterinmolekül

Kurzkettige Fettsäuren

Kurzkettige Fettsäuren haben eine Kettenlänge von maximal vier Kohlenstoffatomen. Sie sind an der Luft flüssig oder sogar flüchtig. Beispiele sind Buttersäure und Propionsäure. Sie werden von Darmbakterien aus dem Abbau von Ballaststoffen hergestellt und dienen der Ernährung vor allem der günstigen Darmkeime. Daneben stellen sie eine wichtige Energiequelle für die Darmzellen dar. Auch Butter enthält kurzkettige Fettsäuren.

Die Darmzellen geben aufgenommene kurzkettige Fettsären in die Blutbahn ab. Auf diesem Wege können sie von fast allen Organen als Energiequelle genutzt werden, auch vom Gehirn.

Kurzkettige Fettsäuren wirken appetitzügelnd, antientzündlich und beugen dem Übergewicht und der Typ 2 - Zuckerkrankheit vor. Möglicherweise bremsen sie den Alterungsprozess.

Günstige und schädliche Fette

Günstig in der Ernährung sind alle naturbelassenen Fette, vor allem einfach und mehrfach ungesättigte cis - Fettsäuren in hochwertigen, kaltgepressten Pflanzenölen. Sie sollten täglich zugeführt werden. Obwohl die Omega 9 – Fettsäuren nicht essentiell sind, ist der tägliche Genuss von Olivenöl, Arganöl Nüssen und anderen Omega 9 - Quellen empfehlenswert und nachweislich gesundheitsfördernd.

Für die Versorgung mit Omega 3 – Fetten empfiehlt sich der Verzehr von fetten heimischen Fischen wie Lachs, Dorsch, Makrele. Die Omega 3 – Fettsäuren werden von diesen Fischen als Gefrierschutz ins Muskelfleisch eingelagert, damit es auch in kaltem Wasser noch flexibel bleibt.

Tropenfische wie Pangasius und Viktoriabarsch haben das nicht nötig. Sie enthalten keine relevante Menge an Omega 3 – Fetten.

Gesundheitsschädlich sind trans - Fettsäuren in Donuts, Hamburgern, Croissants, vielen Margarinen.

Eine ebenfalls schädliche Nahrungs - Fettsäure ist die Arachidonsäure: sie wirkt entzündungssteigernd. Einen hohen Gehalt an Arachidonsäure haben Aal und Schweinefett. Schweineschmalz besteht zu 2% aus Arachidonsäure. Alle Wurstwaren mit Schweinefett haben einen hohen Arachidonsäuregehalt.

Ungünstig wirken weiterhin alle gesättigten und gehärteten Fette, die bei Raumtemperatur fest sind (Palmitin, Stearin). Sie vervielfachen das Risiko für Gefäßkrankheiten, Hochdruck, Rheuma, Gelenkentzündungen.

Da sie die Haltbarkeit von Lebensmitteln steigern, werden gehärtete Fette den Fertiggerichten gerne und reichlich zugesetzt.

Gehärtete Fette finden sich weiterhin in den meisten Margarinen, Mayonnaisen, Creme fraiche, in Back- und Wurstwaren, Fastfood, Chips, Crackern und allem Frittierten.

Ketogene Diät

Bei der ketogenen Diät wird der Anteil an Kohlenhydraten auf 20 g pro Tag und weniger limitiert. Dafür ist, unter Beachtung der Gesamtkalorienmenge, der Fettanteil betont. Vor allem mittelkettige Triglyceride (MCT) werden eingesetzt. Sie sind beispielsweise in Butter, Kokosfett und Palmkernöl enthalten.

Der Körper schaltet unter dieser Diätform auf eine sehr ausgeprägte Verbrennung von Fetten um. Dabei entstehen Ketonkörper wie Acetessigsäure und Aceton. Sie werden im Stoffwechsel statt Zucker als Energiequelle genutzt.

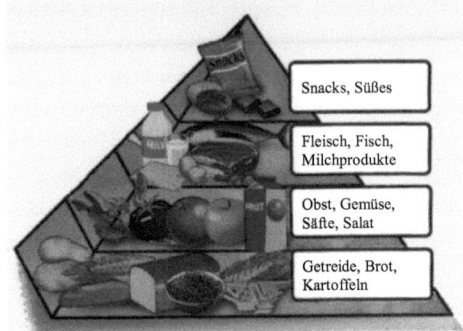

Herkömmliche Ernährungspyramide

Von der Weltgesundheitsorganisation WHO wurde nach Erkennbarwerden der gesundheitlichen Probleme dieser Ernährungsform eine modifizierte Ernährungspyramide entwickelt, die LOGI (low glycaemic index) - Pyramide.

Ernährungspyramiden

In Ernährungsratgebern findet man oft Darstellungen in Pyramidenform. Damit sollen die Mengenempfehlungen für einzelne Nahrungsmittel veranschaulicht werden.

Es sind unterschiedliche Ernährungspyramiden verbreitet.

Die „klassische" Pyramide empfiehlt als Basis Kohlenhydrate (Getreideprodukte).

Den zweiten Stock bilden Gemüse und Obst. Darüber finden sich Fette, Fische, Eiweiß und Milchprodukte. Die Spitze bilden Süßigkeiten.

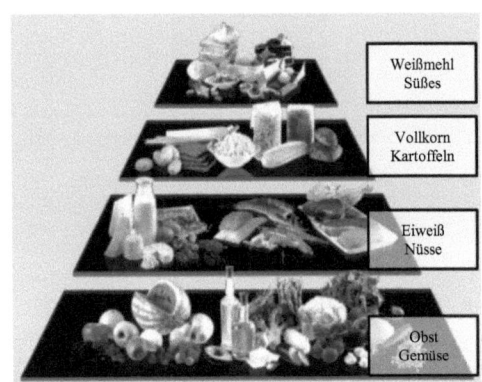

LOGI - Pyramide

An ihrer Basis finden sich Gemüse, Obst und Pflanzenöle. Eiweißquellen sind in den Mittelbau gerückt, während Getreideerzeugnisse an die Spitze gesetzt wurden.

Urlebensmittel, Mineralstoffe und Spurenelemente

Die drei Urlebensmittel sind Sauerstoff, Wasser und Kochsalz (NaCl). Ein Mangel dieser Urlebensmittel ist rasch tödlich – beim Sauerstoff binnen Minuten. Fast alle Mineralstoffe und Spurenelemente, die in der Natur vorkommen, sind für die Biofunktionen lebenswichtig. Der Körper benötigt letztlich jedes in der richtigen Konzentration und Menge. Über die vielfältigen Wirkungen und mögliche Folgen von Mangelzuständen ist der Medizin noch längst nicht alles bekannt.

Sauerstoff (O_2)

Der Sauerstoff ist lebensnotwendig für die Zellatmung. Eine Unterbrechung der Sauerstoffversorgung führt bereits nach fünf Minuten zu bleibenden Hirnschäden, nach 15 Minuten zum irreversiblen Totalausfall des Großhirns.

Im Blut besteht bei normaler Atmung eine 100%ige Sauerstoffsättigung. Schnelleres Atmen, das nicht durch eine körperliche Belastung erforderlich wird, verbessert die Sauerstoffversorgung nicht. Es senkt jedoch die Kohlendioxidkonzentration ab und kann dadurch unangenehme Sensatio-nen auslösen (Hyperventilationssyndrom).

Die Sauerstoffsättigung des Blutes verschlechtert sich durch das Rauchen. Kohlenmonoxid im Zigarettenrauch hat eine um den Faktor 400 höhere Bindekraft an die roten Blutkörperchen und verdrängt den Sauerstoff vom Blutfarbstoff. Genauso wirken die im Rauch befindlichen Cyanidverbindungen.

Eine Verschlechterung der Zellversorgung mit Sauerstoff erfolgt bei Krankheiten mit einem Mangel an rotem Blutfarbstoff (Anämien).

Weiterhin reduziert sich die Zellversorgung mit Sauerstoff, wenn es zu einer Erschwerung des Stoffübertrittes zwischen Kapillaren und Zellen kommt. Ursache dieser Verschlechterung können Gefäßschäden, die Gewebsübersäuerung oder Verdickungen des Bindegewebes infolge Eiweißmast sein.

Auch eine eingeschränkte Fließfähigkeit des Blutes, wie man sie beim fehlernährungsbedingten metabolischen Syndrom beobachtet, führt zu einer verschlechterten Sauerstoffversorgung der Zellen.

Wasser (H_2O)

Die Körpersubstanz besteht zu 70% aus Wasser. Über die Ausscheidungen (Urin, Schweiß, Kondenswasser der Atemluft, Stuhl) verliert der Mensch etwa zwei bis drei Liter Wasser pro Tag, die durch Trinken und Nahrungswasser ersetzt werden müssen.

Bekömmliche Getränke können dem Körper auch in größeren Mengen zugeführt werden. Ein Wasserüberschuss wird bei gesunder Herz- und Nierenfunktion problemlos wieder ausgeschieden.

Geeignete Getränke sind Leitungswasser, stille Mineralwässer und blonde Kräutertees.

Genussgetränke sind außerhalb der Mayr - Therapie in kleinen Mengen zugelassen: Bier, Wein, Schwarztee, Kaffee. Sie sollten niemals gegen den Durst getrunken werden.

Zu vermeiden sind Cola, Industrielimonaden und Light - Getränke mit Süßstoff. Sie wirken säuernd und entziehen basische Mineralstoffe.

Konzentrierte Obst- und Gemüsesäfte sowie Smoothies sind schwer verdaulich und sollten sehr langsam, in kleinsten Schlucken und am besten mit Wasser verdünnt getrunken werden.

Das Trinken 15 min vor dem Essen aktiviert die Verdauungsdrüsen. Zum Essen und bis 30 Minuten nach dem Essen sollte dann nicht mehr getrunken werden. Ausgenommen sind 0,25 l guter Wein als gelegentlicher Essensbegleiter.

Kochsalz (NaCl)

Die Kochsalzkonzentration in den Körperflüssigkeiten entspricht (wie die vieler anderer Ionen) derjenigen des Meerwassers. Die Zellen haben sich das Urmeer in ihrer Umgebung durch die ganze Evolution hindurch bewahrt.

Kochsalz geht über die flüssigen Ausscheidungen ständig verloren und muss ersetzt werden.

Bei ausgewogener Ernährung ist das in den Speisen enthaltene Kochsalz hierfür ausreichend. Es muss also nicht notwendig nachgesalzen werden.

Jedoch bessert das Salzen den Geschmack, und es ist normalerweise auch nicht schädlich. Ein gesunder Mensch kann Kochsalz zuführen so viel er möchte und sich ganz auf seinen Geschmack verlassen. Er wird davon niemals einen Bluthochdruck bekommen.

Hingegen kann sich bei Personen, die an einer Hochdruckkrankheit leiden, der Blutdruck durch vermehrte Kochsalzzufuhr weiter verschlechtern. Dieser Gruppe wird eine Salzrestriktion geraten.

Menschen mit Neigung zur Gewebsaustrocknung benötigen mehr Salz als Menschen mit eher feuchter Konstitution. Sie haben auch meist einen ausgeprägteren Salzhunger.

Zum Salzen sollte Naturkristallsalz (Steinsalz) oder unraffiniertes Meersalz bevorzugt werden. Beides sind Gemische aus 84 Elementen.

Wegen der zunehmenden Verschmutzung der Meere ist dem Steinsalz der Vorzug zu geben.

Handelsübliches Tafelsalz ist ein Kunstprodukt, das nur aus NaCl und zugesetzten Rieselstoffen besteht. Der gesundheitliche Nutzen ist fragwürdig. Meerwasserfische gehen in einem Aquarium mit Tafelsalzwasser rasch zugrunde, auch wenn die Salzkonzentration stimmt.

Ein latenter Kochsalzmangel kann sich durch ein Schwere- und Kraftlosigkeitsgefühl der Gliedmaßen äußern.

Mineralstoffe und Spurenelemente

Mineralstoffe sind im Körper in großen Mengen (bis zum Kilogrammbereich) vorhanden. Spurenelemente werden nur in winzigen Quantitäten gespeichert, und eine zu hohe Zufuhr kann lebensgefährliche Vergiftungen nach sich ziehen. Das Vorhandensein der kleinen Mengen von Spurenelementen ist jedoch lebensnotwendig.

Der laborchemische Nachweis eines Mangelzustandes der Mineralstoffe und Spurenelemente ist teilweise schwierig bis unmöglich. Im Blut sind die Konzentrationen oft auch bei einem Mangelzustand noch normal, weil der Blutgehalt unabhängig von dem Körpergesamtbestand der Elemente reguliert wird.

Die wichtigsten Mineralstoffe sind

- Magnesium
- Kalium
- Kalzium
- Eisen

Magnesium (Mg)

Magnesium spielt eine bedeutende Rolle für zahlreiche Stoffwechselprozesse. Derzeit sind etwa 300 Enzyme bekannt, die ihre Aufgaben ohne Anwesenheit von Magnesium nicht erfüllen können. Magnesium verbessert die Durchblutung und wirkt bei Asthmatikern atmungsfördernd, weil es die Gefäß- und Bronchialmuskulatur entspannt. Durch Stabilisierung der histaminproduzierenden Mastzellen wirkt es Allergien entgegen. Weiterhin ist es wichtig für die Funktion von Muskulatur und Nervensystem.

Magnesium wird in der Leber, im Knochen und in der Muskulatur gespeichert. Ein vermehrter Magnesiumverbrauch im Körper findet bei Säurebelastungen jeder Art, hohem Zuckergenuss, vermehrtem Alkoholkonsum und Stress statt.

Zeichen eines Magnesiummangels sind nächtliche Wadenkrämpfe, Nervosität, Migräne, Depressionen und Herzschwäche.

Der zuverlässige Nachweis eines Magnesiummangels im Blut ist nicht möglich, da der Blutwert (genauso wie beim Kalzium) nicht mit dem Magnesiumbestand im Körper korreliert. Auch mittels Vollblut kann ein Magnesiummangel nicht klar diagnostiziert werden, weil die Blutzellen kein Magnesium speichern.

Magnesiumspender sind Leinsamen, Weizenkeime, Sesam, Hirse, Nüsse, Kakao, Sonnenblumenkerne, Pinienkerne, Portulak.

Da bei sehr vielen Menschen ein latenter oder manifester Magnesiummangel besteht, empfiehlt es sich, bei der Fastentherapie grundsätzlich ein Magnesiumpräparat einzusetzen.

Magnesium kann mit Kalium und auch mit Kalzium kombiniert eingenommen werden, sofern das Mengenverhältnis Magnesium : Calcium zwischen 1:2 und 2:1 liegt. Bei stark abweichenden Mengenverhältnissen kann der jeweils überwiegend vorhandene Anteil die Aufnahme des anderen Anteils im Darm blockieren.

Kalium (K)

Kalium ist der Hauptmineralstoff innerhalb der Zellen. Es ist wichtig für die Wasserbindung in der Zelle und für die elektrische Erregbarkeit der Zellmembranen (Muskel, Nerv). Der Blutspiegel von Kalium wird fein reguliert, da schon leichte Schwankungen die Konzentrationsdifferenz zum Zellinneren massiv stören und somit die elektrische Erregbarkeit der Zellen ändern. Zuviel Kalium senkt die Erregbarkeit, zu wenig erhöht sie. In der Herzchirurgie wird mit einer Kaliumlösung ein befristeter Herzstillstand ausgelöst, wenn Operationen durchgeführt werden müssen, die technisch am schlagenden Herzen nicht möglich sind.

Ein Kaliummangel kann durch langanhaltenden Durchfall und Erbrechen, starkes Schwitzen, Einnahme von Entwässerungstabletten (Diuretika) oder Schockzustände entstehen.

Kalium - Mangelzeichen sind Apathie, Muskelschwäche und -krämpfe, Herzrhythmusstörungen, Verstopfung, Blutdruckabfall.

Der Nachweis eines Kaliummangels im Labor ist möglich, jedoch außerhalb der Intensivmedizin wenig sinnvoll. Im Routinelabor wird es zwar mitbestimmt und ist dann oft erhöht. Jedoch ist dies meistens ein Messfehler, weil bei der Blutentnahme oder beim Transport der Proben zum Labor Blutzellen zerstört werden, welche dabei massiv Kalium freisetzen.

Die Deckung des Kaliumbedarfs mit der Nahrung ist normalerweise unproblematisch. Lediglich bei längeren Fastentherapien und bei starken Kaliumverlusten (Leistungssport, Durchfallkrankheiten) sollte Kalium zugeführt werden.

Da bei der Mayr - Therapie sowohl gefastet als auch ein therapeutischer Durchfall erzeugt wird, ist eine begleitende Kaliumgabe sinnvoll.

Kalzium (Ca)

Kalzium regelt die Erregbarkeit von Nerven und Muskeln und ist bedeutsam für die Blutgerinnung. Schon kleinste Schwankungen der Kalziumkonzentration im Blut lösen schwere Erregungsstörungen des Nervensystems und der Muskulatur aus. Daher wird der Kalziumspiegel über Hormone (Calcitonin, Parathormon) und Vitamin D fein reguliert. Die Regulation ist an Magnesium und Phosphat gekoppelt.

Kalzium wird in den Knochen gespeichert und bildet zugleich den Grundbaustein des Knochenminerals. Der Kalziumbestand des Körpers ist sehr groß und die täglichen Verluste sind sehr gering, so dass beim befristeten Fasten kein Kalziummangel befürchtet werden muss.

Kalzium - Mangelzeichen sind Muskelkrämpfe bei Bewegung, Müdigkeit und Herzrhythmusstörungen.

Bei Entleerung der Kalziumspeicher tritt die Knochenkrankheit Osteoporose auf. Diese Krankheit ist jedoch zumeist nicht Folge einer zu geringen Kalziumzufuhr, sondern hat andere, vielschichtige Ursachen (z.B. Bewegungsmangel, Übersäuerung,

Rauchen, zu viel Raffineriezucker, Weißmehl, Alkohol, Kaffee).
Die Bestimmung des Kalziumspiegels im Labor ist nicht aussagekräftig. Selbst bei schwerer Osteoporose ist der Blutwert normal.
Kalziumspender in der Nahrung sind Käse, Mohnsamen, Sesamsamen, Haselnüsse, Pistazien.
Manche Zusatzstoffe in Nahrungsmitteln blockieren die Kalzium - Aufnahme im Darm: Guarkernmehl, Alginate in cremigen Fertigspeisen, Substrate in Fertiggerichten, in Kaffeeweißer, phosphathaltigen Fleischprodukten, gelierten Süßwaren.
Damit Kalzium im Darm gut aufgenommen werden kann, müssen die Werte für die Vitamine D und K_2 im Normbereich liegen. Und Vitamin D ist nur dann wirksam, wenn genug Magnesium verfügbar ist.

Eisen (Fe)

Eisen ist wichtig für die Blutbildung im Knochenmark und den Sauerstofftransport am roten Blutfarbstoff Hämoglobin. Auch die Zellatmung (Atmungskette) ist an Eisen gebunden. Und es spielt eine wichtige Rolle in der Beseitigung der giftigen freien Radikale.
Hauptspeicher für Eisen sind die roten Blutkörperchen und die Muskulatur.
Eisen kann aus der Nahrung nur in geringen Mengen aufgenommen werden. Ein Mangel an Magensäure bringt eine weitere Reduktion der Eisenverfügbarkeit mit sich. Die aufgenommene Menge genügt normalerweise gerade eben, die regelmäßigen Eisenverluste des Organismus zu kompensieren.
Bereits leichte ständige Blutverluste können allmählich zu einem Eisenmangel führen. Solche chronischen Blutverluste treten beispielsweise bei einem Magengeschwür, einem blutenden Darmtumor oder bei Frauen infolge einer über längere Zeit verstärkten, verlängerten Regelblutung auf.
Auch in der Schwangerschaft besteht ein erhöhter Eisenverbrauch, weil der Bedarf des heranwachsenden Kindes aus dem Eisenbestand der Mutter gedeckt werden muss.
Teilweise wird dieser erhöhte Eisenverbrauch durch das Wegfallen der Eisenverluste mit der Monatsblutung ausgeglichen.
Infolge des Eisenmangels kommt es zur Anämie (Blutarmut), erkennbar an Blässe, Müdigkeit, Mundwinkelrissen, Herzjagen, Kurzatmigkeit und Leistungsabfall.
Der Eisenhaushalt lässt sich zuverlässig im Blutlabor überprüfen: rotes Blutbild, Ferritin, Transferrin und andere Parameter.
Eisenspender in der Nahrung sind (dunkles) Fleisch, Leinsamen, Oregano, Rosmarin, Sesam, Pistazien.
Dass Spinat dem Körper Eisen zuführt, ist Aberglaube und beruht auf einem Rechenfehler. Im Gegenteil enthält Spinat Oxalate, welche die Eisenaufnahme im Verdauungstrakt hemmen.
Zur vorbeugenden Selbstbehandlung kann abends ein Apfel mit einem Eisennagel gespickt und am nächsten Morgen (ohne Nagel) gegessen werden.
Im Darm wird die Eisenaufnahme durch Dickungsmittel (in Fertig- und Kantinenessen), Gerbstoffe (Schwarztee, Rotwein), Oxalate (Spinat, Mangold, Rote Beete) blockiert.

Kupfer (Cu)

Die biologischen Wirkungen von Kupfer sind erst zum Teil bekannt. Es ist ein wichtiger Kofaktor für viele Enzyme, das heißt ohne Kupferanwesenheit können diese Enzyme nicht arbeiten. Es wird für die Blutbildung, für die Verwertung des Nahrungseisens und von Vitamin C benötigt, verbessert den Eiweiß- und Knochenstoffwechsel, ist für den Wuchs von Haut und Haaren notwendig. Möglicherweise schützt es vor der Alzheimerschen Demenz.
Hauptspeicher für Kupfer sind Muskulatur, Leber und Knochen.

Kupfer - Mangelzeichen sind Anämie, Hautpigmentschwund und Immunschwäche.

Der Nachweis des Mangels im Labor erfolgt indirekt. Es finden sich Veränderungen wie bei einem Eisenmangel, jedoch bei normalem Eisenwert.

Kupferspender in der Nahrung sind (dunkles) Fleisch, Leber, Kakao, Cashewnüsse und Sesamsamen.

Eine Selbstbehandlung mittels Apfel und Kupfernagel sollte nicht durchgeführt werden, da zu große Kupfermengen stark giftig wirken.

Die Kupferaufnahme im Darm wird durch Zink und Kalzium sowie Dickungsmittel in Fertiggerichten blockiert.

Zink (Zn)

Wie Kupfer ist auch Zink ein wichtiger Kofaktor für viele Enzyme. Es ist bedeutsam für das Immunsystem, Haut, Haare, Eiweiß- und Knochenstoffwechsel und auch für die Stabilität der Psyche. Zink fördert die Insulinwirkung, das heißt für den gleichen Effekt auf den Blutzucker ist weniger von dem potentiell schädlichen Hormon Insulin notwendig. Zink verbessert die Sexualfunktion und die Zellregeneration (bei ausreichend Vorhandensein von Folsäure und Vitamin B_{12}).

Hauptspeicher von Zink sind Knochen, Muskeln und Haut. Der Nachweis im Blutlabor ist unzuverlässig.

Ein Zinkmangel äußert sich in Immunschwäche, Haarausfall, brüchigen Nägeln, Wundheilungsstörungen und Depressionen.

Zinkspender in der Nahrung sind Fleisch, Fisch, Sesamsamen, Mohnsamen, Käse, Erdnüsse.

Mangan (Mn)

Auch Mangan ist ein wichtiger Kofaktor für viele Enzyme. Es hat Einfluss auf die Blutgerinnung, den Zucker- und Fettstoffwechsel, die Entgiftung (Superoxid – Dismutase), die Knochenbildung und die Psyche. Ohne Mangan können die Vitamine A und B_1 nicht ausreichend aus der Nahrung aufgenommen werden.

Ein Manganmangel kann zu Depressionen führen. Der Mangangehalt des Körpers kann im Blutlabor festgestellt werden.

Manganspender sind grüner Tee (0,5 l / Tag reichen), Haselnüsse, Petersilie und Sonnenblumensamen.

Phosphate (Düngemittelrückstände, Konservierungsmittel, Fertigfleischprodukte, Wurstwaren) und zu viel Eisen hemmen die Manganaufnahme.

Jod (J)

Jod ist wichtig für die Bildung des Schilddrüsenhormons. Möglicherweise ist es antioxidativ wirksam und schützt vor der Gefäßsklerose.

Die Speicherung erfolgt in der Schilddrüse. Mangelzeichen sind die Kropfbildung, die Schilddrüsenunterfunktion und bei Kindern der Kretinismus.

Die Schilddrüsenunterfunktion erkennt man an Müdigkeit, Antriebsmangel, Depression, Kälteschüben, Herzverlangsamung, dünnem Haar und einer teigigen Verquellung des Gesichts (sog. „Salbengesicht").

Ein Jodmangel kann durch eine Behinderung der Jodverwertung bei reichlich Weißkohlgenuss (Bayern) und infolge von Umweltgiften (Nitraten) auftreten. Auch enthalten die Pflanzen in Nordeuropa generell wenig Jod, weil die Böden durch die Eiszeitgletscher ausgelaugt wurden. Deutschland ist somit seit etwa 10.000 Jahren ein Jodmangelgebiet.

Jodspender in der Nahrung ist vor allem Seefisch. Er sollte unter dem Aspekt der ausreichenden Jodzufuhr nicht gekocht, sondern gedämpft, gebraten oder gegrillt werden, weil das Jod ins Kochwasser übertritt. Jodhaltig sind weiterhin Brokkoli, Erdnüsse und Sonnenblumenkerne.

Eine plötzlich einsetzende Jodgabe nach langfristigem Jodmangel kann zu einer massiven akuten Schilddrüsenüberfunktion führen und ist somit nicht ungefährlich.

Fluor (F)

Fluor dient dem Aufbau von Knochen und Zähnen und gibt Schutz vor Karies. Hauptspeicher sind Zähne und Knochen. In allen anderen Geweben ist kaum Fluor vorhanden.

Fluor - Mangelzeichen sind Karies und Osteoporose.

Der Nachweis eines Fluormangels im Labor ist nicht möglich.

Fluorspender sind Trinkwasser, fluorierte Zahnpasta (besonders günstig: Aminfluorid), Walnüsse, Roggen, grüner und schwarzer Tee.

Selen (Se)

Selen ist ein wichtiger Bestandteil antioxidativ wirkender Enzyme wie der Glutathionperoxidase. Es dient als Gegenmittel bei Vergiftungen mit schädlichen Schwermetallen (Quecksilber, Cadmium, Blei), schützt die Leber und stärkt das Immunsystem.

Mangelzeichen sind Herzvergrößerung und -schwäche, Gelenkerkrankungen, Immunschwäche, Leber- und Muskelfunktionsstörungen, Zuckerkrankheit und grauer Star. Möglicherweise führt der Selenmangel zu einer erhöhten Krebsgefahr.

Die Objektivierung eines Selenmangels im Blutlabor ist möglich.

Ein Selenmangel kann durch schwefelhaltige Nahrungsmittel verursacht werden. Schwefel in der Nahrung blockiert die Selenaufnahme im Darm, und Schwefel antagonisiert in den Zellen die Selenwirkung. Schwefelreiche Nahrung entsteht durch sauren Regen (Schwefelsäure) und überdüngte Böden. Auch das Rauchen belastet den Organismus neben vielen anderen Giftstoffen vermehrt mit Schwefel.

Die Bioverfügbarkeit von Selen wird durch die Vitamine A, C und E verbessert.

Selenspender sind Hummer, Steinpilze, Weizenkeime, Paranüsse, Thunfisch, Hering, Makrele, Scholle und Eigelb.

Ursachen des Mineralstoffmangels

Mineralstoffmangelzustände nehmen in der Häufigkeit zu. Die Ursachen sind vielfältig. Sie beruhen sowohl in einem verminderten Mineralstoffgehalt der Nahrung als auch in einem vermehrten Mineralstoffbedarf und -verbrauch des Organismus.

Eine wichtige Ursache des verminderten Mineralstoffgehaltes in der Nahrung sind die zunehmend ausgelaugten Böden durch Monokulturen. Um diesen Böden dennoch eine passable Ernte abzugewinnen, wird mit schwefel-, phosphat- und nitrathaltigen Produkten überdüngt.

Diese Substanzen blockieren neben anderen toxischen Wirkungen die Mineralstoffverwertung. Sie reichern sich in den Pflanzen an, gelangen durch Verfütterung an Masttiere in das Fleisch und über das Trinkwasser in die Nahrungskette.

Eine weitere Ursache des reduzierten Mineralstoffgehaltes ist die Ernte von unreifem Obst und Gemüse zwecks besserer Lagerfähigkeit. Die meisten Mineralstoffe (und Vitamine) werden erst in der letzten Reifungsphase aufgenommen und eingelagert.

Umweltgifte (saurer Regen) wirken auf den Mineralstoffhaushalt ebenso negativ wie Kunstdünger.

Der vermehrte Mineralstoffverbrauch beruht auf zu hohem Genuss so genannter Mineralstoffräuber. Es handelt sich um Nahrungsmittel, die bei der lebensmittelindustriellen Fertigung künstlich von allen Mineralstoffen gereinigt wurden. Sie reißen nach dem Verzehr diese Mineralien aus körpereigenen Beständen wieder an sich.

Mineralstoffräuber sind Raffineriezucker, Tafelsalz und Auszugsmehl. Auch Bohnenkaffee, Alkohol und das Rauchen greifen den Mineralstoffbestand des Körpers an.

Die basenbildenden Mineralstoffe Magnesium und Kalium werden durch eine säurebetonte Ernährung mit viel Fleisch, Kohlenhydraten und wenig Gemüse vermehrt verbraucht. Säurebelastend wirken auch Alkohol, Kaffee, Rauchen sowie Stress.

Berücksichtigt werden müssen auch Verkettungsphänomene: der Mangel an einer Substanz hat den Mangel weiterer Substanzen zur Folge.

Vitamine

Der Begriff „Vitamine" stammt aus dem Jahr 1912. In diesem Jahr wurde erstmals eine Gruppe lebenswichtiger, im Weiteren noch unbekannter Nährstoffe beschrieben, die offenbar Stickstoff enthalten (Vita - Amine). Obwohl später entdeckt wurde, dass keineswegs in allen Vitaminen Stickstoff vorhanden ist, hat man den Begriff beibehalten.

Die Vitamine sind eine heterogene Substanzgruppe chemischer Verbindungen, die überwiegend nicht im menschlichen Körper hergestellt werden können. Sie haben vielfältige Wirkungen, die auch heute noch längst nicht alle bekannt sind. Viele biochemische Reaktionen können nur mit Hilfe der Vitamine ablaufen.

Es werden wasserlösliche und fettlösliche Vitamine unterschieden. Die fettlöslichen Vitamine können im Verdauungstrakt nur dann ausreichend aus ihren Quellen herausgelöst werden, wenn die Nahrung auch etwas Fett enthält.

Fettlöslich sind die Vitamine E, D, K und A (Merkwort „Edeka"). Alle anderen Vitamine sind wasserlöslich.

Der Entdeckung eines Vitamins ging zumeist die Beobachtung voraus, dass bestimmte, jahrhundertelang bekannte Krankheiten durch Verabreichung bestimmter Nahrungsmittel zum Abheilen gebracht werden konnten. Dass Skorbut durch Zitronensaft heilbar ist, war schon bekannt, bevor die hierfür verantwortliche Substanz, das Vitamin C oder Ascorbin („gegen Skorbut"), chemisch isoliert werden konnte.

Für die Entdeckung von Vitaminen wurden wegen ihrer immensen medizinischen Bedeutung zum Verständnis und zur Behandlung der bis ins vorige Jahrhundert hinein sehr häufigen, schweren Mangelkrankheiten mehrere Nobelpreise vergeben.

Vitaminbedarf

Der genaue tägliche Mindestbedarf an Vitaminen ist bis heute unbekannt. Die Mengenempfehlungen schwanken in verschiedenen Literaturquellen bis zum Faktor 300. Einigkeit besteht nur darüber, dass viele der verfügbaren Lebensmittel nicht mehr geeignet sind, den täglichen Mindestbedarf zu decken. Ein heute auf dem Wochenmarkt erworbener Apfel hat 90% weniger Vitamin C als ein Apfel vor 50 Jahren.

Wichtig ist, dass grundsätzlich alle Vitamine ausreichend zugeführt werden müssen. Die hochdosierte Verabreichung nur einzelner Vitamine kann gesundheitsschädlich sein.

Beispielsweise war bekannt, dass Lungenkrebspatienten häufig unter einem Vitamin A - Mangel leiden. Die Vermutung lag nahe, dass die Verabreichung von Vitamin A vor dem Lungenkrebs schützt.

Eine Studie sollte den Beweis erbringen. Eine sehr große Probandengruppe erhielt jeden Tag Vitamin A als Nahrungsergänzung und wurde über Jahre beobachtet. Die Studie musste vorzeitig abgebrochen werden. Es zeigte sich, dass das Gegenteil der Fall war: die Lungenkrebshäufigkeit nahm in der Probandengruppe wider Erwarten zu.

Auch Vitamin E hochdosiert über längere Zeit einzunehmen ist nachweislich gesundheitsschädlich. Offenbar enthalten die natürlichen Vitaminquellen bisher unbekannte Hilfsstoffe, ohne deren Vorhandensein manche Vitamine nicht mehr den erwünschten gesundheitsfördernden Effekt haben. In den meisten Vitaminpräparaten fehlen diese Hilfssubstanzen.

Es spricht vieles für die zusätzliche Einnahme von Vitaminen in Form von Nahrungsergänzungspräparaten. Gerade beim Fasten ist man mit einem hochwertigen Vitaminpräparat immer auf der sicheren Seite. Die Vitaminquelle sollte dann aber möglichst naturnah sein und auch die noch unbekannten pflanzlichen Hilfsstoffe enthalten. Das hat kostenmäßig leider seinen Preis.

Ein Multivitaminpräparat sollte wegen des Risikos bisher unbekannter negativer Effekte sicherheitshalber nicht länger als 4 - 6 Wochen eingenommen werden.

Stadien des Vitaminmangels

Der Vitaminmangel läuft über mehrere Stadien ab. Erst in der Endphase eines möglicherweise jahrzehntelangen Verlaufs zeigen sich die klassischen Mangelkrankheiten, die unbehandelt letztlich zum Tode führen.

Stadium eins ist die zunehmende Entleerung der Vitaminspeicher. Der Körper ist in der Lage, auf Sparprogramme umzuschalten oder alternative Stoffwechselwege zu aktivieren, die auch ohne ausreichend viel Vitamin ablaufen können. Somit bleibt dieses Stadium noch völlig unbemerkt.

Im zweiten Stadium werden in Speziallaboren messbare Einschränkungen vitaminabhängiger Reaktionen manifest. Möglicherweise kommt es zu einer Beschleunigung chronischer Krankheiten (Rheuma, Gefäßschäden, Alzheimer - Demenz, Krebs).

Erst im dritten Stadium treten dann erstmals Krankheitssymptome auf. Sie sind zunächst unspezifisch und lassen nicht unbedingt an einen Vitaminmangel denken: Müdigkeit, Leistungsabfall, Wundheilungsstörungen, Immunschwäche, Depressionen.

Stadium vier ist durch das Auftreten der typischen Vitaminmangelsymptome charakterisiert.

Stadium fünf ist erreicht, wenn Organschäden auftreten. Schließlich tritt der Tod infolge des Vitaminmangels ein.

Die Blutuntersuchungen auf Vitamine erfassen einen Mangel erst in den fortgeschrittenen Phasen. Bis zum vierten Stadium (Vitaminmangelkrankheiten) sind die Laborwerte meist normal.

Vitamin C (Ascorbinsäure)

Vitamin C ist das wichtigste Antioxidans im wässrigen Milieu. Antioxidantien schützen lebenswichtige chemische Verbindungen vor der Oxidation durch freie Radikale wie Ozon.

Weiterhin ist Vitamin C erforderlich für die Kollagensynthese in der Haut und im Bindegewebe. Es fördert die Eisenaufnahme im Darm, wirkt auf das Immunsystem, schützt möglicherweise vor Krebs. Die Bildung von Botenstoffen wie beispielsweise dem antidepressiv wirkenden Serotonin erfordert ebenso Vitamin C wie die Synthese des Carnitins, einer weiteren antioxidativ wirkenden Substanz. Carnitin fördert außerdem die Fettverbrennung.

Die Haltbarkeit von Vitamin C ist begrenzt. Es zerfällt relativ rasch unter Lichteinwirkung, Hitze, an der Außenluft (Sauerstoff) und in wässriger Lösung. Der tägliche Bedarf dürfte bei ca. 200 mg / Tag liegen. Der Körper muss es regelmäßig mit der Nahrung aufnehmen.

Bei Rauchern und Kranken ist der Bedarf sicherlich weitaus höher. Die offizielle Empfehlung von 30 - 120 mg / Tag ist vermutlich zu gering angesetzt.

Ascorbinsäure verbessert wegen ihrer antioxidativen Eigenschaft die Haltbarkeit von Nahrungsmitteln und wird deshalb vielen Fertignahrungsmitteln als Konservierungsmittel zugegeben. Auf diese Weise werden selbst pommes frites zum Vitamin C - Spender.

Sehr viel Vitamin C ist enthalten in der Acerolakirsche, gefolgt von der Hagebutte (beide über 1000 mg / 100 g Nahrungsmittel). Auch Sanddorn, Guave, Johannisbeere, Paprika, Rosenkohl, Brokkoli und Kiwi enthalten viel Vitamin C (bis 270 mg / 100 g).

Zitrusfrüchte und Weißkohl finden sich hingegen erst unter „ferner liefen" (um 50 mg / 100 g).

Überschüssiges Vitamin C wird sehr rasch über die Nieren ausgeschieden. Die Einnahme großer Mengen Vitamin C ist daher wenig sinnvoll.

Vitamin C

Vitamin E (Tocopherole)

Hinter Vitamin E verbirgt sich eine ganze Substanzgruppe, die unter dem Begriff der Tocopherole zusammengefasst werden.

Vitamin E ist das wichtigste Antioxidans im fetthaltigen Milieu. Es schützt Strukturen mit hohem Fettanteil wie Zellmembranen und Nervengewebe vor der oxidierenden Wirkung freier Radikale. Außerdem wirkt es auf die Blutgerinnung und dämpft Entzündungsreaktionen (Bindung der entzündungssteigernden Arachidonsäure). Und Vitamin E steigert die Fruchtbarkeit.

Tocopherole sind gegenüber Hitze und Lagerung relativ stabil. Der Tagesbedarf liegt bei 12 - 15 mg.

Vitamin E findet sich in Pflanzenölen, vor allem im Weizenkeimöl und Sonnenblumenöl, in Nüssen, Samen, Getreide und Eiern.

Vitamin A (Retinoide, Carotinoide)

Unter der Substanzgruppe Vitamin A werden die Carotinoide als Provitamine und die Retinoide als Wirkform zusammengefasst. Aus den Vorstufen, den Provitaminen, kann der Körper die Wirkform selbst synthetisieren. Doch nur 15% der Carotinoide werden in Retinoide umgewandelt, so dass auch die Zufuhr von Retinoiden mit der Nahrung sinnvoll ist.

Carotinoide sind eher in Gemüsen enthalten, Retinoide mehr in Fleisch, Eiern und Milchprodukten. Vitamin A hat antioxidative Wirkungen. Es ist wichtig für die Bildung des Sehfarbstoffs Rhodopsin und für die Schleimhautregeneration und kann das Risiko von einigen Krebsarten sowie von grauem Star reduzieren. Jedoch entfaltet es seine vielfältigen Wirkungen nur in Anwesenheit von genug Vitamin E, und vermutlich auch nur dann, wenn alle Vertreter der Substanzgruppe A und noch unbekannte Hilfsstoffe in der richtigen Menge vorhanden sind.

Die unter Vitamin A zusammengefassten Substanzen sind relativ stabil. Der Bedarf an Retinoiden liegt bei 0,6 - 2,4 mg /Tag. Der Bedarf von Carotinoiden bei einseitig vegetarischer Kost liegt um den Faktor 7 höher.

Vitamin A wird wegen seiner intensiv gelb färbenden Eigenschaft zahlreichen Lebensmitteln als Farbstoff zugegeben. Auch das Gelb im Hühnerei bezieht seine Färbung durch Verfütterung von Carotinoiden an die Hühner und ist somit kein Zeichen für eine artgerechte Hühnerhaltung mit mineralstoffreicher Ernährung.

Trotz aller Fragwürdigkeit: in die Vitaminbilanz gehen auch diese Zusätze mit ein. Ein Vitamin A-Mangel ist somit eher nicht zu befürchten.

Reich an Vitamin A sind Palmöl, Möhren, Kürbis, Rindsleber, Kartoffeln.

Vitamin B_1 (Thiamin)

Thiamin ist bedeutsam für die Arbeit von Hirn, Nerven, Muskeln und Herz sowie für den Kohlehydratstoffwechsel. Geistige und körperliche Arbeit sowie Schwangerschaft erhöhen den Bedarf. Mangelgefahr besteht insbesondere bei vermehrter Alkoholzufuhr.

Für Vitamin B1 bestehen kaum Speichermöglichkeiten im Körper. Die regelmäßige und ausreichende Zufuhr besonders dieses Vitamins ist somit wichtig.

Thiamin ist hitzeinstabil. Der empfohlene Tagesbedarf liegt Literaturquellen zufolge zwischen 1,3 mg (Empfehlung der deutschen Ernährungsgesellschaft DGE) und 300 mg.

Überdosierungsgefahren sind nicht bekannt.

Die Vitaminmangelkrankheit ist Beriberi, die vor allem in China durch den Genuss fast ausschließlich von geschältem Reis lange Zeit sehr häufig vorkam. Thiaminreich sind Erdnüsse, Getreide, Hefe, Fleisch, Reisschalen.

Vitamin B_2 (Riboflavin)

Riboflavin ist wichtig für die Zellenergiegewinnung in der Atmungskette, das Wachstum von Haaren und Nägeln sowie für die Heranreifung des Embryos im Mutterleib. Es schützt die Augenlinse vor dem grauen Star. Erhöhter Alkoholkonsum und die „Pille" erhöhen den Bedarf. Wie Thiamin ist es hitzelabil und kann nur in geringen Mengen gespeichert werden. Auch für Vitamin B_2 sind Überdosierungsgefahren nicht bekannt. Die ergänzende Zufuhr färbt den Urin möglicherweise grellgelb, was jedoch ein harmloser Nebeneffekt ist.

Die Empfehlungen für die tägliche Zufuhr liegen zwischen 1,6 mg (DGE) und 200 mg / Tag

Vorkommen: Leber, Fleisch, Fisch, Hefe, Eier, Milchprodukte, Vollkornprodukte.

Vitamin B_3 (Niacin)

Im gesamten Zellstoffwechsel sind für die Energieübertragung die Coenzyme NAD und NADH wichtig. Ihre Funktion ist an Niacin gebunden. Außerdem hilft Vitamin B_3 bei der Bildung von Botenstoffen im Gehirn, senkt den Blutdruck und erweitert die Blutgefäße.

Das hitzeinstabile Niacin kann etwas besser im Körper gespeichert werden als andere B - Vitamine. Die tägliche Bedarfsdeckung ist bei ausgewogener Kost unproblematisch. Empfohlen werden 18 mg (DGE) bis 750 mg / Tag. Die letztere Empfehlung ist definitiv zu hoch gegriffen, da ab 100 mg / Tag nachweislich Überdosierungssymptome auftreten: Übelkeit, Hautjucken, Hitzewallungen, Kopfschmerzen, Krämpfe. Dies zeigt, wie unzuverlässig die vorliegenden Literaturquellen sind.

Reich an Vitamin B_3 sind Erdnüsse, Fleisch, Mandeln und Vollkornprodukte.

Vitamin B_5 (Pantothensäure)

Vitamin B_5 ist wichtig für die Synthese des Nerven- und Hirnbotenstoffes Acetylcholin, der unter anderem für die Vermittlung von „Glücksgefühlen" verantwortlich ist. Pantothensäure ist bei der Bildung von Fettsäuren für die Zellmembranen beteiligt. Sie mobilisiert Cortisol aus den Nebennierenrinden und wirkt somit entzündungshemmend.

Pantothensäure fördert die Wundheilung und ist daher in vielen Wundsalben enthalten.

Das Molekül Pantothensäure ist hitzelabil. Der Bedarf liegt bei 6 mg / Tag, evtl. auch weniger. Überdosierungsgefahren sind nicht bekannt.

Vorkommen: Mungobohnen, Vollkornprodukte, Champignons, Brokkoli, Wassermelone, Erdnüsse, Fleisch.

Vitamin B_6 (Pyridoxin)

Pyridoxin ist ein wichtiger Cofaktor im Eiweißstoffwechsel und hat schmerzhemmende Effekte. Es fördert die Serotoninbildung und wirkt somit antidepressiv. Ein Mehrbedarf besteht bei erhöhtem Eiweißstoffwechsel (Bodybuilding), in der Schwangerschaft und bei Einnahme der „Pille". Die Bedarfsdeckung ist bei ausgewogener Kost unproblematisch.

Der tägliche Bedarf liegt Literaturangaben zufolge zwischen 1,8 mg (DGE) und 350 mg / Tag. Wie bei Niacin, ist von einer zu hohen Dosierung abzuraten: ab 100 mg / Tag besteht Vergiftungsgefahr mit Störungen der Nervenfunktion, Schwindel und Missempfindungen.

Vorkommen: Roggen, Weizenkleie, Sardinen, Lachs, Kartoffeln, Milchprodukte.

Vitamin B_7 (Biotin)

Biotin wird wegen seiner Effekte auf Haut und Haare auch als „Vitamin H" bezeichnet. Außerdem unterstützt es die Bildung der Blutzellen und der männlichen Sexualhormone und wirkt auf die Nervenfunktion.

Biotin kommt in nahezu allen Nahrungsmitteln vor. Die Bedarfsdeckung von 20 - 60 µg / Tag ist normalerweise unproblematisch. Ein erhöhter Bedarf besteht bei Rauchern und Alkoholikern. Nur diese Risikogruppen sind von einem Biotinmangel bedroht.

Überdosierungsgefahren sind nicht bekannt.

Sehr biotinreich sind Soja, Ei, Sardinen, Nüsse, Hafer, Champignons und Bananen.

Vitamin B_9 (Folsäure)

Folsäure überträgt Kohlenstoffgruppen zwischen Molekülen und ist somit im gesamten Stoffwechsel bedeutsam. Sie ist wichtig für die Herstellung der Erbsubstanz und für die Bildung der roten und weißen Blutkörperchen. Sie senkt den Homocysteinspiegel und beugt damit der Arteriosklerose vor.

Der Folsäuremangel kann zu einer Vielzahl von Symptomen führen: Blässe infolge Blutarmut, Müdigkeit, Depressionen, Reizbarkeit, Appetitlosigkeit, Haarausfall, Blutungsneigung, Atembeschwerden, Herz- Kreislaufschwäche, Zungenbrennen, Zahnfleischentzündungen, Darmentzündung mit Durchfall, neurologischen Störungen.

Beim Ungeborenen kann ein Folsäuremangel der Mutter zu einer schweren Wuchsstörung des Nervensystems führen, der spina bifida (offener Rücken).

Folsäure kann im Körper gespeichert werden. Der Vorrat reicht für etwa drei Monate.

Die Nahrungszufuhr liegt bei üblicher Ernährung um 200 µg / Tag und unterschreitet somit den relativ einheitlich empfohlenen Bedarf von 300 µg / Tag.

Von einem Mangel betroffen sind vor allem Menschen, die sich überwiegend von Fertiggerichten und über Kantinenessen ernähren, außerdem Ältere und Schwangere.

Die Aufnahme von Folsäure setzt das Vorhandensein von Kohlenhydraten und Kochsalz in der Nahrung voraus. Bei einer Diät (auch der Mayr - Therapie) ist die Aufnahme somit herabgesetzt.

Die Aufnahme im Darm wird durch viele Medikamente blockiert, beispielsweise Acetylsalicylsäure (Aspirin, ASS).

Die Folsäuregabe als Nahrungsergänzung ist empfehlenswert, sofern eine ausreichende Folsäurezufuhr über die Ernährung nicht gelingt. Jedoch sollte eine Überdosierung vermieden werden, weil sie Zinkmangel auslösen und Mehrlingsschwangerschaften verursachen kann.

Das Vitamin ist sehr labil gegenüber Hitze, Licht, und Sauerstoff. Die in den Nahrungsmitteln auf dem Teller tatsächlich noch enthaltene Folsäuremenge kann daher von den Mengenangaben in Tabellen bei wenig schonender Küchentechnik (Kantinenkost) drastisch nach unten abweichen.

Viel Folsäure enthalten Mungobohnen, Kohl, Erdnüsse, Soja, Hülsenfrüchte, Spinat, Endiviensalat, Lauchgewächse.

Vitamin B_{12} (Cyanokobalamin)

Vitamin B_{12} ist wichtig für die Blutbildung. Es hat Schutzfunktion für Nerven und Gehirn. Außerdem ist es für die Umwandlung der Carotinoide in Retinoide erforderlich. Es fördert die Bildung von Carnitin und senkt den Homocysteinspiegel.

Vitamin B_{12} wird in der Leber gespeichert. Selbst bei völligem Wegfall der B_{12} - Zufuhr würde diese Speichermenge mehrere Jahre ausreichen. Die Bedarfsdeckung ist somit normalerweise unproblematisch.

Ein Mangel an Vitamin B_{12} ist ein häufiger Laborbefund. Er kann sich als Abgeschlagenheit und

Energiemangel äußern. Schwerere Mangelsymptome sind Blutarmut und neurologische Störungen. Beim Enteropathiesyndrom mit entzündlicher Reizung des Dünndarms kann die Vitamin B_{12} – Aufnahme blockiert sein. Dies ist vermutlich die Erklärung, warum ein Vitamin B_{12} – Mangel so häufig vorkommt.

Ein Vitamin B_{12} - Mangel kann auch bei einer entzündlichen Magenerkrankung auftreten, der chronisch – atrophen Gastritis. Bei dieser Autoimmunerkrankung wird der für die Aufnahme erforderliche „intrinsic factor" nicht mehr gebildet. Weitere Symptome bestehen nicht.

Die Therapie der chronisch – atrophen Gastritis besteht in der lebenslangen Gabe von Vitamin B_{12} per monatlicher Depotspritze.

Der Tagesbedarf an Vitamin B_{12} beträgt nur 2 µg. Reichlich Vitamin B_{12} enthalten Fisch, Fleisch, Milchprodukte und Eier. Schon 30 g Hering oder 50 g Käse decken den Tagesbedarf ab.

Vitamin D (Calciferole)

Als Vitamin D werden mehrere chemisch verwandte Substanzen, die Calciferole, zusammengefasst. Sie können im Körper aus Cholesterin synthetisiert werden. Somit ist eine regelmäßige Aufnahme über die Nahrung weniger bedeutent. Die Umwandlung in Vitamin D setzt eine ausreichende Sonnenlichteinwirkung über die Haut und eine intakte Nierenfunktion voraus.

Vitamin D regelt im Zusammenwirken mit dem Parathormon aus der Nebenschilddrüse und dem Hormon Calcitonin den Kalzium- und Phosphorhaushalt. Es ist wichtig für den Knochenaufbau.

Der leichte Vitamin D – Mangel kann etliche unspezifische Beschwerden auslösen: Schlafstörungen, Konzentrationsprobleme, Heißhunger auf Süßes, Gelenk- oder Knochenschmerzen, Müdigkeit, Haarausfall, Nervosität, und Sehschwäche.

Das bei schwerem Vitamin D - Mangel entstehende Krankheitsbild ist bei Erwachsenen eine Knochenerweichung (Osteomalazie) und bei Kindern eine unzureichende Knochenbildung (Rachitis). Die Rachitis trat früher oft bei Kindern auf, die nicht genug Sonnenlicht bekamen (Luftverschmutzung durch rauchende Schlote zu Beginn der Industrialisierung, Arbeit im Bergwerk).

Ein Vitamin D – Mangel ist überaus häufig. Die Untersuchung vor allem des 25 – OH – Vitamin D (D_3) im Blutlabor kann generell empfohlen werden. Bei nachgewiesenem Mangel (und nur dann) empfiehl sich eine hochdosierte Einnahme, bis der Laborwert im oberen Drittel des empfohlenen Normbereiches liegt. Es sollte zuvor auch der Vitamin K_2 – Wert gemessen werden, weil ein Mangel an K_2 die Aufnahme von Vitamin D hemmt.

Die präventive, ergänzende Zufuhr von Vitamin D wird nur bei erhöhter Knochenbildung (Säuglinge) empfohlen. Ansonsten ist die kritiklose, vermehrte Gabe z.B. in vielen „Knochenaufbaupräparaten" bedenklich. Fehlt Kalzium, kann Vitamin D eine Osteoporose verschlimmern.

Ein zu hoher Vitamin D – Wert ist schädlich und kann zu Übelkeit, Erbrechen, Kopfschmerzen, Nierensteinen und Nierenschäden führen.

Vitamin D - reiche Nahrungsmittel sind Aal, Hering, Lachs, Sahne und Eier.

Vitamin K (Phyllochinon)

Vitamin K besteht aus den Faktoren Vitamin K_1 (Phyllochinon) und Vitamin K_2 (Menachinon). Vitamin K wird zur Produktion von Gerinnungsfaktoren in der Leber benötigt. Die therapeutische Hemmung der Blutgerinnung durch Cumarine (z.B. Marcumar®, Falithrom®) beruht auf einer Herabsetzung der Vitamin K - Wirkung.

Daneben hilft es bei der Regulation von Zellprozessen wie der Zellteilung), bei Reparaturprozessen in Augen, Nieren, Leber, Blutgefäßen und Nervenzellen. Es hemmt den Knochenabbau bei Frauen nach den Wechseljahren. Das Enzym Osteokalzin,

welches die Knochenmineralisierung reguliert, ist Vitamin K-abhängig.
Phyllochinon ist vor allem in Grünpflanzen enthalten. Menachinon wird von Bakterien wie E. coli produziert, die auch im menschlichen Darm vorkommen.

K_2 ist die aktivere Form des Vitamins. Die tägliche Bedarfsdeckung ist bei ausgewogener Kost unproblematisch.

Kohl, Spinat, Butter, Bohnen und Blattsalate sind reich an Vitamin K.

Übersicht Vitamine

Name	Vorkommen	Mangelzeichen	Erhöhter Bedarf
Vitamin A	Rindsleber, Karotten, Kartoffeln, Kürbis	Störungen Haut und Schleimhäute, Blutbildung, Sehvermögen	Stress, Rauchen, Kinder, Medikamente (Östrogene Fettsenker), Diabetiker, Leberschäden
Vitamin B (Substanzgruppe)	Bierhefe, Erdnüsse, Erbsen, Mageres Fleisch, Fisch, Gemüse, Pilze, Ei	Störungen Blutbildung, Nervensystem	viel körperliche Arbeit, Schwangerschaft, Stillzeit
Vitamin C	Acerolakirsche, Hagebutte, Sanddorn, Zitrusfrüchte, Johannisbeere, Kiwi, Weißkohl, Paprika, Fenchel, Brokkol	Skorbut, Zahnfleischbluten, Müdigkeit, Kopfschmerzen, Gelenkschmerzen, Wundheilungsstörungen	Ältere, Alkoholiker, Einnahme von Medikamenten (Antibiotika, Kortison, Schmerzmittel)
Vitamin D	Lebertran, Milch, Eigelb, Butter, Fisch, Avocado, Champignons	Knochenstörungen, Muskelschwäche, Infektanfälligkeit,	Ältere, Kleinkinder
Vitamin E	Pflanzenöle, Getreide, Nüsse, Samen, Eier	Unfruchtbarkeit, trockene, faltige Haut, Müdigkeit, Wundheilungsstörungen	Raucher, Sportler, Kinder, Alte, Schwangere
Vitamin K	Kohl, grünes Blattgemüse, Rapsöl, Geflügel, Milch	Blutgerinnungsstörungen, Störungen Knochen, Arterienverkalkung	Säuglinge, Leberkrankheiten, Osteoporose

Die täglichen Nahrungsmittel: Wertigkeit und Zubereitung

*„Beherrschtheit in der Kost
ist die Mutter aller Heilmittel."*
(Mohammed)

Gemüse

Gedünstetes (nicht rohes) Gemüse, am besten aus biologischem Anbau, sollte einen Schwerpunkt in der täglichen Nahrungsauswahl bilden. Gut ausgereift, frisch und schonend zubereitet ist es reich an aufbaufördernden Vitalstoffen und basenspendenden Substanzen. Günstig sind alle Frucht-, Blüten-, Blatt-, Wurzel- und Stangengemüse, ferner Esskastanien und Sojabohnen sowie Wild- und Gartenkräuter.

Säuernde Gemüse sind die eiweißreichen Hülsenfrüchte, Spargel, Rhabarber und die Stängel von Mangold sowie Spinat.

Tiefkühlkost verliert gegenüber frischem Gemüse nur etwa 10% an Wert. Somit ist frisch tiefgefrorenes Gemüse biologisch hochwertiger als Gemüse, das schon einige Tage in der Auslage beim Gemüsehändler gelegen hat.

Das Rohgemüse wird unter reichlich kaltem Wasser gewaschen. Dabei muss rasch gearbeitet werden, um möglichst wenig Vitalstoffe auszulaugen. Das Gemüse sollte möglichst nicht geknickt werden. Geknicktes Stangen- und Blattgemüse verliert viel Saft.

Das Gemüse je nach Art putzen, schaben, schälen. Nach dem Zerkleinern mit einem feuchten Tuch abdecken, kühl stellen, bald weiterverarbeiten. Viele Vitalstoffe sind sauerstoffempfindlich.

Wertschonend erhitzen: mit wenig Wasser im zugedecktem Topf dünsten oder im Kocheinsatz dämpfen, bis das Gemüse eben nicht mehr bissfest ist (al dente ist noch zu roh!).

Bei ungespritztem Gemüse kann das Kochwasser weiterverwendet werden. Es enthält viele herausgelöste Vitalstoffe.

Das Erhitzen im Dampfkochtopf unter Druck (Simmertopf) bringt hohe Wertverluste und ist nicht zu empfehlen.

Mikrowelle und Induktionsherd sollten nicht eingesetzt werden, weil sie möglicherweise den Informationsgehalt der Nahrungsmittel zerstören.

Kartoffeln

Ein wertvolles Gemüse für die Mayr - Therapie ist die Kartoffel, am besten als Pellkartoffel zubereitet. Das Nachtschattengewächs stammt aus Übersee und trat seinen Siegeszug in Deutschland erst im späten 18. Jahrhundert an, nicht zuletzt infolge der Bemühungen von Friedrich dem Großen, der ihren Wert als Grundnahrungsmittel erkannte. Sie ist nach dem Kochen leicht verdaulich, eine wichtige Kohlenhydratquelle, reich an Vitamin C und Mineralien. In der Säure- Basen - Bilanz wirkt sie schwach basisch. Jedoch reagieren auf die Kartoffel manche Menschen mit Blähungen („Kartoffelbauch").

Optimal ist das Dämpfen im Kocheinsatz mitsamt Schale. Beim vorherigen Schälen gehen bis zu 40% der Vitalstoffe verloren. Ungünstig sind alle Kartoffelgerichte, bei denen Fett oder Mehl eingesetzt werden, auch frittierte oder gebratene Kartoffeln sowie Kartoffelpuffer. Ungünstig sind auch Gerichte mit sehr starker Erhitzung der Kartoffeln (Ofenkartoffel, Pommes frites), weil hierdurch der glycämische Index der Kartoffel stark ansteigt.

Fleisch

Das von Tieren aus artgerechter Haltung und Fütterung stammende Fleisch, insbesondere von Kalb und Rind, Lamm, Geflügel, Wild stammende Eiweiß ist zumeist gut bekömmlich und sollte in einfacher Zubereitung regelmäßig gegessen werden. Dies gilt auch für Eier. Jedoch ist Eiweiß grundsätzlich säurespendend.

Bei starkem Erhitzen von rotem Fleisch entstehen unter Kontakt mit der Magensäure hochreaktive Substanzen wie das Malondialdehyd. Es wird über die Blutbahn im Körper verteilt und reagiert in den Zellen mit Fetten zu ALEs (advanced lipid peroxidation endproducts). Diese führen zur Bildung schadhafter Eiweiße und Zellmembranen mit den Folgen Entzündungsaktivierung, Degeneration und Krebsgefahr.

Fettreiches Fleisch ist schwer bekömmlich und steigert den Cholesterinspiegel.

Der Verzehr von Schweinefleisch wurde in vielen alten Kulturen verboten. Dies beruhte nicht auf ernährungsphysiologischen Erkenntnissen, sondern lag schlicht daran, dass Schweinefleisch sehr leicht verderblich ist.

Jedoch rät auch die moderne Medizin zum vorsichtigen Umgang mit Schweinefleisch. Es enthält viel Arachidonsäure, welche entzündliche Prozesse im Körper fördert, und andere potentiell gesundheitsschädigende Substanzen, die als Sudotoxine zusammengefasst werden. Sie sind im Fettgewebe der Schweine gespeichert, welches nicht nur den Fettrand bildet, sondern auch als feines Netzwerk das Muskelfleisch durchzieht.

Eiweiße aus Schweinefleisch sollen zu einer besonders starken Abspeicherung im menschlichen Bindegewebe führen und somit maßgeblich zur Gewebsverquellung und -übersäuerung beitragen.

Unter dem Diktat immer geringerer Fleischpreise erfolgt die Schweineaufzucht in Massentierhaltung mit Blitzmast. Was die Schweine hierbei zu fressen vorgesetzt bekommen, hat mit artgerechter Ernährung nichts zu tun. Selbst Rückstände aus der eigenen Gülle werden verwendet. Ohne massiven Einsatz von Chemie, Medikamenten und Antibiotika wären die Schweine in modernen Mastbetrieben nicht überlebensfähig. Hormone wie Östrogene und durch Süßstoffbeigaben künstlich erzeugter Heißhunger auf Kohlenhydrate beschleunigen die Gewichtszunahme. Viele dieser Substanzen reichern sich im Fleisch an. Kurz vor der Schlachtung und in der weiteren Verarbeitung wird das Fleisch dann durch pharmakologische und lebensmittelchemische Tricks mit Wasser angereichert, um das Verkaufsgewicht zu erhöhen.

Ein effektiver Verbraucherschutz findet nicht statt. „Verbraucherschutz" bedeutet hierzulande ohnehin in erster Linie den Schutz der Industrie vor den Verbrauchern.

Das markttübliche Schweinefleisch ist zu einem im Wortsinn billigen Kunstprodukt verkommen. Wenn für ein Kilo Schweinefleisch zeitweilig weniger bezahlt werden muss als für ein Kilo Möhren, kann auch keine Qualität mehr erwartet werden. Das Fleisch schrumpft bei der Zubereitung auf einen Bruchteil des Ausgangsgewichtes zusammen, schmeckt nach nichts Besonderem, enthält wenig Wertvolles, aber viel Schädliches und erscheint somit zum Verzehr kaum noch geeignet. Nicht umsonst weigern sich Schweinezüchter, Tiere aus ihrem eigenen Betrieb zu essen, und halten sich das Schwein für den eigenen Bedarf abgesondert auf dem Hof.

Die Portionsgröße von Fleisch sollte gering gehalten sein (um 150 g), und Fleisch sollte nicht täglich gegessen werden. Ein Zuviel an Eiweißen kann zu Bindegewebs- und Gefäßschäden führen. Das Mengenverhältnis Fleischportion zu Gemüse sollte immer 1:3 betragen.

Das Fleisch sollte immer einen Tag vor Gebrauch frisch gekauft und über Nacht mit Folie zugedeckt im Kühlschrank gelagert werden. Bei Wild- und Lammfleisch kann die Lagerung auf vier Tage ausgedehnt werden. Durch Einwirkung des Laktates im Fleisch wird die Konsistenz zarter.

Für eine wertige Zubereitung empfiehlt es sich, das Fleisch im Backblech auf einer Schicht Wurzelgemüse zu braten. Das Fleischstück wird mit Meersalz bestreut und mit frischen Kräutern belegt. Das Blech wird in den auf 220° vorgeheizten Ofen geschoben. Durch die hohe Temperatur schließen sich die Poren. Größere Bratenstücke müssen einmal umgedreht werden. Auch kurzes Anbraten ist möglich. Später kann die Temperatur heruntergeregelt werden.

Während des Bratens wird immer wieder etwas Gemüsebrühe über das Fleisch gegossen, damit es nicht austrocknet. Auf diese Weise erhält man auch eine ideale Sauce, die am Ende noch mit etwas Maisstärke eingedickt werden kann.

Die stark eingekochten, mit Fett angerösteten und mit Mehl gestaubten Knochen- oder Fleischsaucen der herkömmlichen gutbürgerlichen Küche sind nicht empfehlenswert, weil sie säurehaltig und schwer verdaulich sind.

Empfehlenswert ist auch die Fleischzubereitung im Ofen in einer speziellen Klarsicht - Bratfolie. Gemeinsam mit dem Fleisch werden einige Stücke Wurzelgemüse und etwas Gemüsebrühe in die Folie eingewickelt.

Aluminiumfolie ist ungeeignet, da das Fleisch in ihr keine Farbe erhält. Unter Säureeinfluss kann Aluminium ins Fleisch übertreten.

Weiterhin empfohlen werden kann das Schmoren größerer Fleischstücke in Gemüsebrühe (Römertopf) sowie das kunstgerechte Grillen von Fleisch (ohne dass es oberflächlich verbrennt). Abzuraten ist vom Frittieren und Panieren sowie vom Anbraten mit Butter oder gehärteten Fetten in der Pfanne.

Fisch

Frischer oder frisch tiefgefrorener Fisch enthält gut bekömmliches Eiweiß, Mineralstoffe und Omega 3 - Fettsäuren. Zweimal wöchentlich sollte eine Fischmahlzeit eingenommen werden.

Am Empfehlenswertesten sind fette Kaltwasserfische wie Lachs, Dorsch, Flunder, Seezunge, Forelle, Zander, Barsch, Hecht und Makrele. Der Hering ist oft weniger gut verdaubar. Geeigneter ist meist das Matjesfilet.

Aal und Karpfen enthalten eher ungünstige Fette. Warmwasserfische (Dorade, Zahnbrasse, Viktoriabarsch) sind zwar schmackhaft und bekömmlich, enthalten jedoch keine relevante Menge an Omega 3 - Fettsäuren.

Einen frischen Fisch erkennt man an klaren Augen, fester Konsistenz des Fleisches und tiefrot gefärbten Kiemen. Frischer Fisch darf nicht unangenehm riechen.

Zunächst muss der Fisch gesäubert werden: von Haut und Gräten befreien, abspülen, portionieren. Dann säuern: mit Zitronensaft bestreichen.

Zuletzt von allen Seiten salzen und würzen. Grobe Gewürze dabei vorzugsweise auf den Rand der Filets streuen, feine Gewürze auf das Fischfleisch.

Den so vorbereiteten Fisch etwa 30 min stehen lassen, damit der Zitronensaft, das Salz und die Gewürze gut einziehen.

Den Fisch möglichst schonend zubereiten (dämpfen, im Ofen in einer Auflaufform oder im Salzmantel garen). Wird Wert auf einen hohen Gehalt an Jod gelegt, so sollte der Fisch gegrillt werden. Das Jod tritt beim Kochen weitgehend ins Kochwasser über.

Speisefette

Hochwertige kaltgepresste pflanzliche Öle sind täglich zu empfehlen, insbesondere Olivenöl und die Omega 3 - Öle.

Einen hohen Gehalt an Omega 3 - Fettsäuren haben:

- Fischöl, Meeresfrüchte (Krill)
- Wildbret (Grünfutterernährung)
- Leinöl, Rapsöl, Hanföl, Walnussöl
- Walnüsse
- Spinat, Mangold
- Portulak, Grüngemüse

Leinöl muss ganz frisch bezogen, kühl und lichtabgeschlossen gelagert werden (Kühlschrank), und man sollte es dann schnellstmöglich verbrauchen. Wenn es anfängt, intensiv, streng und etwas ranzig zu schmecken, ist es verdorben – und es zerfallen zuerst die Omega 3 - Fettsäuren. Die meisten Menschen kennen leider nur den Geschmack des verdorbenen, unwirksamen Leinöls. Ein frisches, gutes Leinöl schmeckt nur ganz leicht nussig.

Leinöl ist zwar reich an Omega 3 – Fetten, jedoch sind diese nur zu einer sehr geringen Menge bioverfügbar. Um die gleiche Wirkung auf den Stoffwechsel zu erzielen wie Fischöl, muss das 20fache an Leinöl zugeführt werden.

Omega 6 - Fettsäuren finden sich in Getreideprodukten, Zuchttieren (Getreidemast), margarinehaltigen Backwaren, Fertigkost, käuflichen Salatölen, pflanzlichen Bratfetten. Die ausreichende Zufuhr stellt wegen ihrer weiten Verbreitung in der Nahrung kein Problem dar.

Günstige mittellangkettige Triglyceride sind in Palmkernöl und Kokosfett enthalten, geringer auch in Milchfett.

Butter
Butter ist ein empfehlenswertes Naturprodukt. Sie verfügt über eine ausgewogene Säure- Basen- Bilanz, ist leicht verdaulich und gut bekömmlich. Die enthaltene Buttersäure ist günstig für die Darmflora. Der Gehalt an Vitamin E und K ist hoch. Butter enthält relativ viele ungesättigte cis - Fettsäuren. 20 g / Tag sollten zugeführt werden.

Margarine
Margarine ist ein Kunstprodukt. Durch komplizierte chemische Verfahren (bei welchen zur Extraktion der Fette u.a. Leichtbenzin zum Einsatz kommt) wird aus flüssigen Ölen eine bei Raumtemperatur feste, streichfähige Substanz hergestellt.

Einfache Margarinen enthalten schädliche trans - Fettsäuren. Hochwertige, teure Margarinen werden künstlich mit cis – Fetten, mittellangkettigen Fetten und Vitaminen angereichert.

Da es für diese Substanzen auch natürliche Quellen gibt, ist der Verzehr von Margarine nicht zu empfehlen.

Gehärtete Fette
Gehärtete Fette auf Stearin- und Palmitinbasis, wie sie zum Frittieren, Braten und Backen verwendet werden, wirken auf unseren Organismus ungünstig. Sie entziehen dem Organismus Basen und erhöhen den Blutcholesterinspiegel.

Leider sind sie in zahlreichen Nahrungsmitteln versteckt enthalten (Fertiggerichte, Salzgebäck, Wurstwaren).

Obst
Obst enthält Vitamine, Mineralstoffe und basenspendende Substanzen. Jedoch gilt dies nur für ausgereiftes Obst. Erst in der letzten Reifungsphase werden die meisten Vitalstoffe in das Obst eingelagert.

Weiterhin enthält Obst Ballaststoffe in Form von Zellulose. Je lauter ein Obst beim Hineinbeißen kracht, desto ballaststoffhaltiger und schwerer bekömmlich ist es.

So empfehlenswert Obst in bescheidenen Mengen auch ist: jedes Zuviel wirkt sich negativ aus. Bei zu reichlichem und bei spät abendlichem Genuss wird aus dem Basenspender durch Vergärung im Darm ein Säurebildner. Dies gilt auch für Fruchtsäfte.

Ein Problem für den Darm kann die im Obst enthaltene Fruktose sein. Vor allem Trockenobst ist sehr fruktosehaltig (Rosinen, Datteln, Feigen).

Am Bekömmlichsten sind die weichen Obstsorten Banane, Papaya, faserfreie Mango, Honig- und Netzmelone, Avocado, Himbeere, Heidelbeere. Mit diesen Obstarten wird in der Mayr - Therapie der Wiedereinstieg in die Rohkost durchgeführt. Steinobst hat einen hohen Säuregehalt. Erdbeeren können zu histaminbedingten Symptomen führen und sind daher nicht uneingeschränkt empfehlenswert.

Auch wenn einzelne Obstarten für sich gut vertragen werden, so kann es möglicherweise bei Kombination mit Milchprodukten, Salaten und Müsli zu Unbekömmlichkeitsreaktionen kommen. Hier muss jeder Einzelne die Grenzen seiner Verdauungskraft individuell ausloten.

Salat, Rohkost
Salate und pflanzliche Rohkost sind unbestritten eine Quelle wertvoller Vitalstoffe. Jedoch haben wir das Problem, dass diese Nahrungsmittel für uns Menschen mit den eigenen Verdauungsenzymen nicht aufspaltbar sind. Uns fehlt die Zellulase der Pflanzenfresser.
Nur mit Hilfe der vergärenden Darmbakterien gelingt eine begrenzte Aufschlüsselung und Verwertung der Inhaltsstoffe. Und vor allem zur Ernährung der Darmflora sollte Rohkost gegessen werden.
Zu reichlich und zu spät abends genossen, wird pflanzliche Rohkost zum Verdauungsgift. Das vermeintlich Gesunde macht uns krank.
Verdauungsschwächlinge müssen Rohkost möglicherweise ganz meiden und die Vitalstoffe aus anderen Quellen beziehen (gedünstete Gemüse). Auch Menschen mit belastbarerem Verdauungssystem sollten Salat und Rohkost nicht am Abend zu sich nehmen.
Bewährt hat sich für viele Menschen der einmal tägliche Genuss von Rohkost und Salaten mittags als Vorspeise. Mit etwas Essig versehen wird die Verwertbarkeit gebessert. Der Essig zerstört die Zellwände des Salates, erkennbar daran, dass er nach einigen Minuten in sich zusammenfällt.
Weiterhin sollte etwas Pflanzenöl hinzu gegeben werden. Es fördert das Sättigungsgefühl, verbessert die Gallensekretion und den Geschmack. Und es bremst die Geschwindigkeit, mit welcher Zucker aus der Nahrung aufgenommen wird.

Samennahrung, Getreide, Nüsse
Rohe Getreidekörner sind biologisch hochwertig, jedoch unverdaulich und somit ein reiner Ballaststoff. Sie werden genauso wieder ausgeschieden, wie sie gegessen wurden – intakt und weiterhin keimfähig. Auf diese Weise kann sich ein Saatkorn durch Gefressen werden und Ausscheidung am nächsten Tag über kilometerlange Entfernungen ausbreiten.
Erst nach Mahlen, Quellen, Keimen der Körner ist der Verdauungsapparat in der Lage, die Inhaltsstoffe für die Ernährung zu nutzen.
Leider gilt: je besser die Verdaubarkeit eines Getreideproduktes, desto biologisch minderwertiger ist dieses Produkt. Und je hochwertiger ein Getreideprodukt ist, desto schwerer verdaulich wird es. Die Kursemmel in der Mayr - Therapie ist biologisch wenig wert, aber extrem leicht verdaubar, und wird deshalb als Kautrainer eingesetzt.
Inwieweit hochwertigere Getreideprodukte vertragen werden, muss jeder Mensch persönlich feststellen. Wie bei der pflanzlichen Rohkost kommt es auch beim Getreide auf das richtige, individuelle Maß an.
Dünnes Knäckebrot wird meist problemlos vertragen. Die üblichen Vollkornbrotsorten sind bereits für viele Menschen, zumal solchen mit wenig körperlicher Aktivität, zu schwer verdaulich und erzeugen Gärung und Blähungen. Insbesondere ofenfrisches Brot gärt im Darm noch nach und bläht sehr stark.
Die Empfehlung eines Frühstücksbreies aus frisch gemahlenen Getreiden mit Obst und Milch ist vom ernährungswissenschaftlichen Standpunkt sicher richtig. Jedoch ist auch diese Kost eine Überforderung für viele Verdauungsapparate.
Haferflocken und Mais gehören zu den gut bekömmlichen Getreidearten.
Bei der Verwertung von Getreide ist immer an die Gefahr von Schimmelpilzen zu denken. Auch in

der eigenen Getreidemühle wird sich früher oder später Schimmel bilden. Daher empfiehlt es sich, vor dem Mahlen der eigentlichen Getreide zunächst mit einigen Maiskörnern das Mahlwerk zu reinigen. Sprossen gehören zu einer hochwertigen Bereicherung des Speisezettels.

Auch Nüsse und Mandeln sind für den täglichen Verzehr empfehlenswerte, mineralstoff- und vitaminreiche Lebensmittel. Sie enthalten Eiweiß, Mineralien und günstige ungesättigte Fette.

Handelsübliche Müslimischungen sind bezüglich ihrer Reaktion im Verdauungstrakt unberechenbar, insbesondere in Kombination mit Milchprodukten und Früchten. Nach einer Mayr - Therapie sollten sich Müsli - Fans übergangsweise einen Brei aus Haferflocken und Banane herstellen. Die Haferflocken lässt man zunächst 30 Minuten in kaltem Wasser quellen und gießt das Wasser dann ab. Über mindestens eine Woche kann dann das gewohnte Müsli langsam diesem Haferbrei zugemischt werden und ihn schließlich ersetzen, wobei auf die individuelle Verträglichkeit sorgfältig geachtet werden muss.

Gluten und Fodmaps

Sämtliche Getreidesorten enthalten Klebeeiweiße, welche die besonderen Eigenschaften der Mehle beim Backen bewirken. Die Klebeeiweiße werden im herkömmlichen Sprachgebrauch fälschlicherweise allesamt als „Gluten" bezeichnet.

Gluten im chemisch exakten Sinn ist nur in Weizen und sämtlichen Weizenverwandten wie Dinkel, Urkorn, Einkorn enthalten.

Das Weizengluten besteht aus zwei Untergruppen mit jeweils wieder einer Vielzahl von Varianten, dem Glutenin und dem Gliadin.

Die Klebeeiweiße in den anderen Getreiden müssten als „Glutenartige" bezeichnet werden.

Gluten und die glutenartigen Eiweiße anderer Getreide sind schwer verdaulich. Sie können im Dünndarm ein leaky gut Syndrom und eine Entzündung auslösen und somit maßgeblich zum Reizdarmgeschehen beitragen.

Dinkel	9,8%
Weizen	7,7%
Grünkern	7,1%
Hafer	4,6%
Gerste	5,6%
Roggen	3,2%

Gehalt an Klebeeiweißen (bezogen auf den Eiweißanteil)

Folgende Übersicht ordnet die Klebeeiweiße nach ihrer klinischen Relevanz. Wenn Weizengluten Probleme macht, kommt es auch bei Roggen und Gerste oft zu Kreuzreaktionen. Beim Hafer, Mais, Reis und bei der Hirse treten sie absteigend immer seltener auf.

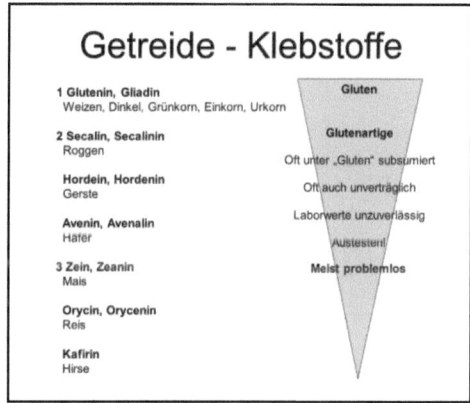

Die Wirkung des Glutens und der anderen Klebeeiweiße ist abhängig von der Menge und der Essweise. Ein Baguette oder eine Pizza pro Tag hastig hinuntergeschlungen wird mit hoher Wahrscheinlichkeit zum Reizdarm führen. Kleine Mengen Gluten, gründlich eingespeichelt und mit ausreichend Magensäure durchmischt, werden sich nicht schädigend auswirken, ausgenommen bei einer echten Glutenallergie (Zöliakie).

Nur diese Personengruppe muss sich lebenslang konsequent glutenfrei ernähren. Bei allen anderen Menschen bringt der Kauf und Verzehr völlig glutenfreier Speisen keinen Vorteil (bis auf den höheren Gewinn für die Lebensmittelfirmen).

Ob ein Getreide vertragen wird oder nicht, kann letztlich nur durch Ausprobieren festgestellt werden. Die Labortests sind unzuverlässig.

Glutenfreie Alternativen sind Buchweizen, Amaranth, Qinoa, Kartoffelmehl, Tapioka, Teffmehl.

Die Mayrmedizin kennt das Phänomen, dass eine Kursemmel auf Dinkelmehlbasis zumeist besser bekömmlich ist als die herkömmliche Weißmehlsemmel. Am Gluten kann dies nicht liegen, es ist im Dinkel sogar mengenmäßig stärker enthalten als im Weizen.

Hier rückt eine weitere Substanzgruppe in den Fokus, die FODMAPs.

FODMAP ist ein Akronym aus dem Englischen und steht für vergärbare Mehrfach- und Einfachzucker und Zuckeralkohole.

Zu den FODMAPs zählen beispielsweise Milchzucker, Fruchtzucker und Sorbit.

Die FODMAPs sind allesamt schwer verdaubar. Werden sie nicht vollständig aus dem Speisebrei aufgenommen, so gelangen sie in den Dickdarm. Hier kommt es zur Vergärung durch die Darmbakterien mit den Folgen Schmerz, Blähungen, Durchfall.

Beim Reifeprozess eines Brotteiges ändert sich die FODMAP – Konzentration. Sie steigt zunächst an und erreicht nach etwa einer Stunde ihr Maximum. Just in diesem Moment werden die üblichen Weißmehlbrötchen in den Ofen geschoben.

In den länger gereiften Teigen haben sich die FODMAPs weitgehend abgebaut, bevor der Backvorgang startet.

Wie beim Gluten ist die schädigende Wirkung dosisabhängig. Kleine Mengen sind meist kein Problem.

Auch hier wird von der Industrie vorsätzlich Angst gemacht, um die teuren „frei von" - Produkte besser vermarkten zu können.

FODMAP	FODMAP- reich	FODMAP- arm
Fermentierbare Oligosaccharide (Fruktane, FOS und GOS)	Lauchgewächse, Weizen, Roggen, Hülsenfrüchte	Dinkel, Hafer, Kartoffeln, Mais, Reis
Disaccharid Laktose	Milch	Milchprodukte
Monosaccharid Fruktose Polyole	Honig, Äpfel, Birnen, Wassermelone, Kaugummis, Süßstoffe, Steinobst	Bananen, Honigmelone

Übersicht FODMAP – Gehalt in Speisen

Gewürze und Kräuter

Gewürze und Kräuter betonen den Geschmack von Speisen und regen die Verdauungsdrüsen an. Sie können auch spezifische Heilwirkungen entfalten, wärmend oder kühlend wirken, entwässern oder anfeuchten. Diese Heilwirkungen spielen in der traditionellen chinesischen Medizin, der Ayurveda - Medizin oder in der antiken Klosterheilkunde eine wichtige Rolle.

Sie sollten in der Küche nur in kleinen Mengen eingesetzt werden, niemals im Geschmack hervorstechen.

Garten- und Wildkräuter zählen zu den Vitamin C-, Mineralstoff- und Basenspendern. Im frischen Zustand werden sie den Speisen immer ganz kurz vor dem Servieren zugesetzt. Getrocknete Kräuter müssen einige Minuten mitkochen.

Milch

Viele Menschen trinken täglich große Mengen Milch als Eiweiß-, Vitamin- und Kalziumquelle. Jedoch gilt prinzipiell: Milch ist ein Nahrungsmittel für Säuglinge, kein Getränk für Kinder oder Erwachsene. Es gibt kein einziges Säugetier, das außerhalb der Säuglingszeit noch Milch zu sich nimmt. Einen Stier am Euter einer Kuh wird man nirgends entdecken. Warum sollte dann ausgerechnet der erwachsene Mensch Milch in Mengen vertragen? Problematisch ist auch das rasche Trinken von Milch. Dies ist von der Natur ebenfalls nicht vorgesehen.

Beim Säugling wird durch das Saugen an der Mutterbrust nur eine tropfenweise Milchaufnahme ermöglicht. Die Durchmischung der Milch mit Speichel und die Vorverdauung im Mund werden durch den Saugakt mit sehr langsamer Nahrungszufuhr optimiert. Nur so ist Milch bekömmlich – selbst für den Säugling. Nicht ohne Grund heißt er Säugling, nicht Säufling.

Durch 10.000 Jahre enge Nachbarschaft mit milcherzeugenden Tieren hat eine gewisse Anpassung stattgefunden, so dass wir auch außerhalb der Säuglingsphase Milch wenigstens in kleinen Mengen vertragen. Aber einem Drittel aller erwachsenen Menschen im europäischen Kulturkreis bekommt sie auch heute nicht, aufgrund einer Milchzucker- oder Milcheiweißunverträglichkeit.

Im afrikanischen Raum, wohin Milchpulver tonnenweise verschifft wird, leiden 95% der Bevölkerung unter einer Milchunverträglichkeit – eine der vielen Unsinnigkeiten der Entwicklungshilfe.

Für die Milch gilt das Gleiche wie für die Rohkost: nur kleine Mengen dürfen genossen werden, und unter Beachtung möglicher Bauchreaktionen als Zeichen einer Unverträglichkeit. Wenn Blähungen, Unwohlsein und lebhafte Darmbewegungen nach Milchgenuss auftreten, muss Milch ganz gemieden werden.

Wenn Milch getrunken wird, sollte auf naturbelassene Frischmilch zugegriffen werden. Das Pasteurisieren verändert die Milch bereits derart, dass bei ausschließlich mit dieser Milch ernährten Katzen schwere degenerative Erscheinungen auftreten, nicht aber bei nur mit Frischmilch gefütterten Katzen (Studie von Pottenger und Simonsen).

Für die meisten Menschen besser verträglich und somit empfehlenswerter sind Milchprodukte wie Quark, Joghurt, Dickmilch, Sahne, Rahm, Käse, Butter.

Ballaststoffe

Ballaststoffe sind Nahrungsbestandteile, welche durch die Verdauungsenzyme nicht aufspaltbar sind. Sie werden entweder von Darmbakterien vergoren, oder sie werden unverändert ausgeschieden. Es handelt sich um bestimmte Formen der Stärke, die in Rohkost enthalten ist, um Zellulose als Bestandteil pflanzlicher Zellwände, Gelstoffe (Algen), Schleimstoffe und gummiartige Substanzen.

Während der Mayr-Therapie sind Ballaststoffe verboten, da sie den Darm mechanisch und infolge der Gärung belasten. In der Dauerkost sollten sie jedoch regelmäßig enthalten sein. Sie vermögen Wasser zu binden und aufzuquellen, was die Geschmeidigkeit des Stuhls verbessern kann. Sie wirken als Adsorbens und Ionenaustauscher. Diese Eigenschaften verbessern die Entgiftung über den Darm. Sie binden die cholesterinhaltigen Gallensäuren, wodurch diese im Dickdarm nicht mehr in die Blutbahn zurückgeholt werden können. Bei erhöhtem Cholesterinspiegel wirkt sich dieser Effekt cholesterinsenkend aus.

Und sie sind, wie die Rohkost, eine wichtige Nahrungsquelle für die Darmflora. Sie bildet aus den Ballaststoffen neben Zucker auch kurzkettige Fette wie die Propionsäure. Damit wird neben Energie für die Darmflora auch ein wichtiger Nährstoff für die Darmzellen bereitgestellt.

Einen hohen Ballaststoffgehalt haben Kleieprodukte, Getreide (besonders Hafer, Weizen, Dinkel, Roggen), Vollkornmehle, Roggenknäckebrot, Vollkornbrote.

Getränke

Generell sollte viel getrunken werden, jedoch unabhängig von den Mahlzeiten (bis 15 min davor und ab 30 min danach). Zwei Liter Flüssigkeit am Tag werden empfohlen.

Günstige Getränke sind Leitungswasser (wobei auch das hochkontrollierte deutsche Trinkwasser leider zunehmend kritisch betrachtet werden muss), kohlensäurefreies Quellwasser und dünne basische Kräutertees sowie in kleineren Mengen hochwertige grüne Tees.

Gemüse- und Fruchtsäfte stellen eine große Belastung für den Verdauungstrakt dar und sollten nur verdünnt und in geringen täglichen Mengen getrunken werden.

Alkoholische Getränke sind ein Genussmittel und sollten nicht gegen den Durst getrunken werden. Bier in Maßen (nicht Maßkrügen!) sowie 0,25 l guter Wein sind zumeist unbedenklich, sofern keine Leberschädigung oder ein trockener Alkoholismus bestehen. Sekt, Likör und Hochprozentiges greifen den Verdauungstrakt an und gehören zu den ungünstigen Alkoholika.

Bohnenkaffee belastet den Magen, säuert und bewirkt eine vermehrte Ausscheidung von Magnesium und Kalium über die Nieren. Er sollte daher nur in bescheidenen Mengen getrunken werden.

Kräutertees

Es muss zwischen Trinktees und Heiltees unterschieden werden.

Für einen Trinktee wird ein Teelöffel der getrockneten Pflanzen auf 0,25 l Wasser gegeben. Die Ziehdauer beträgt zwei Minuten. Diese Zeitspanne genügt, um basische Substanzen und Geschmacksstoffe aus der Teepflanze herauszulösen.

Heiltees müssen lange ziehen, mindestens acht Minuten, müssen dunkel sein, intensiv riechen und schmecken.

Erst nach dieser langen Zeit gehen die komplexen, schwer löslichen Heilpflanzendrogen ins Teewasser über.

Heiltees sollten mit Respekt behandelt und nicht länger als 6 Wochen in Folge getrunken werden. Über die Nebenwirkungen und Gefahren der Pflanzendrogen ist noch viel zu wenig bekannt.

In der folgenden Übersicht sind die differentialtherapeutischen Wirkungen einiger Teepflanzen aufgeführt:

Zitronenmelisse: beruhigend, krampfstillend, entblähend
Fenchel: entblähend, reinigend
Käsepappel (Rossmalve): entzündungshemmend im Magen - Darm - Trakt
Brenn-Nessel: reinigend, nierenanregend
Gänsefingerkraut (Anserine): entblähend, beruhigend für Magen-Darmtrakt, Nieren, weibliche Organe
Lindenblüte: schweißtreibend, anregend für Niere, Bronchien, Haut
Johanniskraut: beruhigend, stimmungsaufhellend, reizmildernd
Goldrute: anregend, harnwegsdesinfizierend
Rosmarin: tonisiert den Verdauungstrakt, anregend, wärmend
Salbei: entzündungshemmend, schleimhautreinigend
Bitterklee: anregend, fördert die Verdauungssäfte
Schafgarbe: tonisierende Wirkung auf die Venen
Zistrose: wirkt Darmpilzbefall entgegen
Zinnkraut (Schachtelhalm): kräftigend für Haut, Haare, Nägel, Nieren anregend

Als reine Teezubereitung weniger geeignet sind säurespendende Teesorten wie Hagebutte, Hibiskus, Früchtetees. Sie können hingegen unter Geschmacks- und Heilaspekten anderen Teesorten hinzugemischt werden, auch bei einer Mayr - Therapie.

Pfefferminze sollte wegen möglicher Kreislaufkomplikationen nicht eingesetzt werden. Kamillentee wirkt sehr stark dämpfend auf den Verdauungstrakt und beeinträchtigt daher die Säuberung. Er wird daher nur bei akuten Magen - Darm - Störungen mit starkem Durchfall und Bauchkrämpfen gegeben.

Lebendige Substanzen

Naturbelassene Lebensmittel enthalten auch lebendige Substanzen in Form von Bakterien, die der Gesundheit förderlich sein können. Möglicherweise besteht ein Gleichgewicht zwischen der lebenswichtigen menschlichen Darmflora und der Bakterienbesiedlung in der Außenwelt. Die Bakterienflora im Humus des Erdbodens ähnelt der im menschlichen Darm. Störungen der bakteriellen Besiedlung der Nahrungsmittel oder die Zufuhr bakterienschädigender Substanzen mit der Nahrung können dieses Gleichgewicht stören.

Information

Neben dem Substanzhaften wohnt jedem Lebensmittel vermutlich auch ein spiritueller Aspekt inne. Klare Begrifflichkeiten hierfür fehlen in der Medizin. Der aus der Physik entlehnte Begriff der Energie oder Energetik wird in der alternativen Medizinszene diffus und unkritisch für alles „irgendwie Andere" gebraucht.

Auch wenn hierzu zwar viele Hypothesen, aber keine gesicherten Forschungsergebnisse vorliegen: es kann nicht ausgeschlossen werden, dass wir mit den Nahrungsmitteln auch Informationen in uns aufnehmen, welche von der Herkunft und den Geschicken des Nahrungsmittels geprägt sind, im Nahrungsmittel wie auch immer gespeichert werden und bei der Umwandlung des Nahrungsmittels in Körpersubstanz auf uns einwirken.

So erscheint es nicht ausgeschlossen, dass Steinsalz vom Himalaya anders auf uns wirkt als Steinsalz aus Lüneburg.

Aus verschieden geformten Gefäßen getrunkenes, ansonsten der gleichen Quelle entstammendes Wasser beeinflusst bestimmte Körperfunktionen messbar und reproduzierbar anders, auch wenn völlig unklar ist, auf welchen Effekten dies beruht und was es für uns bedeutet.

Und es kann durchaus sein, dass wir auf dem Wege der Informationsübertragung auch etwas vom Leid und Elend industriell in Massenzüchtung gehaltener Tiere bei deren Verzehr in uns aufnehmen.

Säure- Basen- Gleichgewicht

Seit Anfang des 20. Jahrhunderts werden sauer und basisch wirkende Lebensmittel unterschieden. Als säureüberschüssig gelten Nahrungsmittel mit nichtmetallischen Mineralstoffen wie Schwefel, Chlor, Phosphor, Kieselerde. Als basisch werden solche mit reichem Gehalt an metallischen Mineralstoffen eingestuft: Natrium, Magnesium, Kalium, Kalzium. Auch die heute noch publizierten Tabellen über den Säure- und Basengehalt von Lebensmitteln gehen teilweise auf den Beginn des 20. Jahrhunderts zurück und sind problematisch.

Nicht die die Nahrungsmittel selbst wirken als Säure oder Base. Erst während ihrer Verstoffwechselung treten die Eigenschaften „sauer" oder „basisch" zu Tage.

Auch die zugeführte Menge eines Nahrungsmittels, die Zubereitungsart, die Esskultur und die Ausgangslage des Organismus sind bedeutsam.

So zählen Substanzen zu den Säuren, die nicht selbst sauer schmecken, wie Alkohol, Zucker oder Eiweiß. Und die wichtigste Basenquelle, das gedünstete Gemüse, schmeckt nicht basisch (also nach Seifenlauge).

Geschmacklich saure Lebensmittel wie Zitrone oder Grapefruit können basisch wirken. Bei bereits vorbestehender Übersäuerung tragen Zitrusfrüchte hingegen weiter zur Übersäuerung bei.

Eine einzelne reife Birne langsam genossen kann basenspendend wirken, mehrere Birnen rasch hintergeschlungen werden im Darm durch Vergärung zur Säurequelle. Das Gleiche gilt für Rohkost und Salate: in zu großen Mengen führt die Vergärung im Darm zu einer Überlastung mit Säuren und Fuselalkoholen.

So kommt es bei vermeintlichen Basenessern oft zum Zustandsbild einer massiven Gewebsübersäuerung.

Die Eigenschaft „sauer" oder „basisch"' kann nicht mit einer Sonde gemessen werden, sie hängt nicht vom pH – Wert eines Lebensmittels ab. Entscheidend sind vielmehr biophysikalische Eigenschaften. Säure bedeutet Elektronenmangel. Basisch wirkt eine Substanz, wenn sie in der Lage ist, Elektronen zu spenden. Elektronen werden in Form chemischer Doppelbindungen in den Molekülen gespeichert. Folglich reagieren alle Nahrungsmittel basisch, die reich an Doppelbindungen sind.

Der Biochemiker spricht auch von „ungesättigten" Verbindungen.

Diese Moleküle entstehen in Pflanzen im Rahmen der Photosynthese. Das Licht der Sonne wird in der Pflanze zur Energiegewinnung genutzt und führt zur Bildung von Substanzen mit Doppelbindungen: Chlorophyll, Vitaminen, Flavonen und anderen sekundären Pflanzenstoffen.

Je länger eine Frucht oder ein Gemüse sonnengereift ist, desto höher ist der Gehalt an gespeicherten Elektronen und damit die Basenwirkung.

Die ungesättigten Moleküle sind sehr reaktionsfreudig und geben die gespeicherten Elektronen leicht ab. Ein aufgeschnittener Apfel wird rasch braun. Er reagiert mit dem Luftsauerstoff. Schützt man ihn mit einer Folie, so läuft die Reaktion langsamer ab.

Lebensmittel und Nahrungsmittel

Von dem Arzt Max Otto Bruker (1909 – 2001) stammt eine bekannte Unterscheidung zwischen Lebensmitteln und Nahrungsmitteln. "Lebensmittel" sei alles, was noch einen eigenen Stoffwechsel habe. Darunter falle nach Bruker nur Naturbelassenes wie rohes Obst, Gemüse, Getreide in Form von Frischkornbrei, außerdem Fermentiertes wie Sauerkraut, zudem Fette in Form kaltgepresster Öle und Butter. Auch rohe Eier und Rohmilchprodukte gehören nach Bruker dazu.

"Nahrungsmittel" sei alles, was durch Erhitzung, Konservierung und sonstige Zubereitung verändert wurde. Zu den „toten Nahrungsmitteln" zählt er gekochtes Obst und Gemüse, gekochtes und gebratenes Fleisch, pasteurisierte Milch, gegarte Getreidespeisen, Brot, konservierte Produkte aller Art, Dauerbackwaren, raffinierten Zucker, industriell produzierte Fette und Auszugsmehlprodukte.

Die Unterscheidung ist problematisch, weil sie die Verdaubarkeit der Lebensmittel nicht einbezieht. Die wertvollen Vitalstoffe in Frischkornbreien und rohem Gemüse nützen nichts, wenn sie im Darm nicht aufgenommen werden können. Beim Zubereiten wird zwar ein Teil der Vitalstoffe zerstört, der verbleibende Rest ist aber dann zu 100% bioverfügbar.

Eine modernere Definition würde alles als Lebensmittel bezeichnen, das reich an Energie und gespeicherten Elektronen ist und diese im Darm auch zur Verfügung stellt, unabhängig von der Zubereitungsart.

„Tote" Nahrungsmittel wären nach dieser Definition die kalorienreichen Sattmacher Zucker, Eiweiß, gehärtete und gesättigte Fette – aber auch Rohkost und Getreidebrei, sofern die gespeicherte Energie und die Elektronen im Darm nicht aufgenommen werden können.

Basenspender

Hierzu gehören die Kartoffel (Pellkartoffel, nicht Ofenkartoffel oder pommes frites), Milch, Sahne, kaltgepresste Pflanzenöle, Wurzelgemüse, Schmorgurke, Kürbis, Blumenkohl, Brokkoli, Zucchini, Auberginen, Kichererbsen, Sojabohnen, Oliven, Paprika, Zwiebeln, Lauchgewächse, Gartenkräuter, Pilze, Eigelb, Haselnüsse, Kokosnüsse, Mandeln, Kräutertees, grüner Tee. Kleine Mengen Obst und Rohkost können basisch verstoffwechselt werden. Zu große Mengen reagieren sauer.

Säurelieferanten

Sie reagieren chemisch sauer oder lassen im Stoffwechsel Säuren wie z.B. Harnsäure entstehen.

Es handelt sich um Fleisch, Fisch, Meeresfrüchte, Käse, Eiweiß, Hülsenfrüchte (ausgenommen Sojabohnen), Spargel, Rhabarber, Artischocken, Senf, Bohnenkaffee, Essig, Alkoholika.

Basenräuber

Sie entziehen dem Körper während ihrer Verstoffwechslung basische Substanzen.

Basenräuber sind Haushalts - bzw. Fabrikzucker, Süßigkeiten, Konfitüren, Gebäck, Torten, Getreide, Weißmehlprodukte, Nudeln, Spätzle, Vollkornprodukte, Vollreis, Buchweizen, gehärtete Fette, raffinierte Öle, Margarinen, Dressings, Fertiggerichte, Konservengerichte, Limonadengetränke, Röststoffe im Bohnenkaffee, Fruchtsäfte, saures Obst, Früchtetees.

Heilaspekte der Nahrungsmittel

„Arznei ist Nahrung und Nahrung ist Arznei"
Hippokrates

In vielen alten Kulturen wurden Nahrungsmittel auch als Heilmittel eingesetzt. So reichen die Wurzeln der chinesischen Ernährungstherapie bis ins Jahr 3500 v. Chr. zurück.

Es ist eine Lebensaufgabe, sich in die chinesische Kräuterheilkunde und Ernährungsmedizin einzuarbeiten, zumal das Verständnis über Organfunktionen und Krankheiten völlig von unserem westlichen Medizinbild abweicht.

Für die Heilwirkungen der Nahrung können vier einfachere Aspekte berücksichtigt werden:

- Nahrungsmittel mit wärmendem Aspekt
- Nahrungsmittel mit kühlendem Aspekt
- Nahrungsmittel mit befeuchtendem Aspekt
- Nahrungsmittel mit Feuchtigkeit ausleitendem Aspekt

Dies hat Konsequenzen für die jahreszeitenabhängige Auswahl von Nährstoffen. Es ist beispielsweise wenig zweckmäßig, während der Wintermonate große Mengen an Südfrüchten mit kühlendem Charakter zu verzehren.

Vielmehr sollte auf wärmende Speisen und Gewürze zugegriffen werden, die ja auch traditionell in der Weihnachtsküche und -bäckerei der nördlichen Breiten eingesetzt werden.

Im Sommer hingegen ist es sinnvoll, wenn vermehrt Kühlendes genossen wird.

Jedoch sollte dies nicht zu Einseitigkeiten führen. Zu allen Jahreszeiten können Speisen aller Qualitäten genossen werden. Es handelt sich nur um tendenzielle Gewichtungen.

Weiterhin lassen sich die so untergliederten Nahrungsmittel verschiedenen Konstitutionstypen zuordnen, die sich bei den Menschen finden, wobei Mischbilder überwiegen.

Der heiße Konstitutionstyp benötigt eher kühlende Nahrungsmittel. Er zeichnet sich durch Energie, Extrovertiertheit, Stressneigung, rote Haut und Schleimhäute, Hitzeempfindlichkeit, Hyperaktivität, aufbrausende Stimmungsneigungen, Charisma, Vorliebe für kalte Getränke aus.

Der kalte Konstitutionstyp benötigt tendenziell mehr wärmende Speisen. Er hat Kälteaversion, stets kalte Füße, wirkt blass, ist emotional eher frostig und freudlos gestimmt, hat ein schwaches Immunsystem. Er bevorzugt warme Getränke.

Der trockene Konstitutionstyp neigt zu trockener Haut und Schleimhäuten, schwitzt kaum, liebt salzhaltige Speisen, neigt zur Verstopfung und zu trockenem Reizhusten. Er sollte Speisen bevorzugen, die ihm Feuchtigkeit geben.

Der feuchte Konstitutionstyp hingegen benötigt eher Nahrungsmittel mit feuchtigkeitsausleitendem Aspekt. Er lagert vermehrt Substanz in Haut und Bindegewebe ein, ist übergewichtig, schwerfällig, hat oft geschwollene Beine, produktiven Husten, Durchfall, schwitzt leicht und viel, liebt das Essen salzarm.

Bei gesunden Körperinstinkten wählen die Menschen von selbst die Speisen aus, die am besten zu ihrem Konstitutionstyp passen.

Kühlende Nahrungsmittel

Kühlende Wirkung hat generell alles, was unter der Erde wächst, alles Rohe und kalt Gegessene. Bei gekochten Speisen wirkt eher kurz Gekochtes kühlend.

> Getreide: Dinkel, Gerste, Langkornreis
> Salate und Rohkost: insbesondere Sauerampfer, Tomate, Radieschen
> Obst: insbesondere Avocado, Melone, Ananas, Südfrüchte, Papaya, Rhabarber
> Gemüse: Gurke, mediterrane Gemüse, rote Beete, Wurzelgemüse, Spinat, Kohlrabi, Paprika, Pilze
> Fleisch, Fisch: Ente, Gans, Pute, Austern, Tintenfisch, Krabben
> Milchprodukte: Joghurt, Quark
> Getränke: Fruchtsäfte, Gemüsesäfte, Brottrunk
> Tee, Gewürze, Sonstiges: Pfefferminze, grüner Tee, schwarzer Tee, Malve, Hagebutten, Hibiskus, Salbei, Anserine, Wermut, Schafgarbe, Berberitze, Spitzwegerich, Melisse, Soja

Wärmende Nahrungsmittel

Wärmend wirken generell alle intensiv gekochten Speisen. Sie sollten bei Allergien, Hautrötungen und Migräne vermieden werden, da sie die Blutgefäße erweitern.

Wärmende Wirkung wird den folgenden Nahrungsmitteln zugeschrieben:

> Getreide: Amarant, Grünkern, Hafer, Sago, Rundkornreis
> Fleisch, Fisch: Wild, Lamm, Fasan, Schaf, Ziege, Gegrilltes, Räucherfisch, Lachs, Barsch, Hummer, Wurst, Schinken
> Gemüse: Fenchel, Kürbis, Kastanie, Süßkartoffel, Knoblauch, Zwiebel gebraten
> Nüsse und Samen: Kokosnuß, Pinien, Pistazien, Walnüsse
> Obst: Aprikose, Süßkirsche, Pfirsich, Rosine, Dörrobst
> Milchprodukte: Schafkäse, Ziegenkäse, Schimmelkäse, Münster Käse, Parmesan
> Getränke: Kaffee, Liköre, Spirituosen, Glühwein, Met
> Tee, Gewürze, Sonstiges: Fenchel, Yogitee, Basilikum, Oregano, Pfeffer, Chili, Curry, Dill, Meerettich, Ingwer, Kakao, Kardamom, Zimt, Anis, Myrrhe, Holunder, Koriander, Kreuzkümmel, Piment, Muskat

Feuchtigkeitsregulation

Sie erfolgt vor allem über die Trinkmenge und über den Appetit auf Salz. Im Gegensatz zu den thermischen Aspekten ist der feuchtigkeitsregulierende Effekt der Nahrungsmittel weniger ausgeprägt.

Feuchtigkeit spendende Lebensmittel sind Salz, Quark, Reisschleim, Haferschleim, Süßes.

Feuchtigkeit ausleitende Speisen und Genussmittel sind bittere Speisen, Kaffee, Zigaretten, Cola, Brennnesseltee.

Kleine Mayr - Rezeptkunde

Dinkelfladen

Dinkelmehl mit kohlensäurehaltigem Mineralwasser 1:1 vermengen, mit etwas Salz und Muskat abschmecken. Teig bei 220° 10 min vorbacken. In kleine Fladen teilen und bei 160° 20 min fertig backen.
Falls der Fladen zu zäh gerät: dem Teig ggf. ½ TL Basenpulver zumischen.
Fladen vor dem Verzehr mindestens einen Tag lagern (in Plastikfolie einwickeln) oder für längere Lagerung tieffrieren.

Haferschleim

0,25 l Wasser aufkochen. 3 gehäufte EL kaltgewalzte Haferflocken hinzugeben. 5 min kochen lassen. Etwas Salz und 0,25 l Frischmilch hinzugeben (alternativ Wasser), unter Rühren weitere 3 min kochen lassen. Bei zu grober Konsistenz durch ein Sieb passieren.

Congee

Wer seinen Geschmackssinn auf null stellen und Langeweile in einer neuen Dimension erleben möchte, ist bei Congee genau richtig.
Congee ist chinesischer Reisbrei und fraglos das einfachste, bekömmlichste und fadeste Essen der Welt. Die Zubereitung ist denkbar simpel. Basmati- oder Jasminreis wird 1:10 mit ungesalzenem Wasser angesetzt und für etwa vier Stunden geköchelt, bis er sich fast vollständig aufgelöst hat.
Congee nimmt in der fernöstlichen Ernährungslehre eine wichtige Rolle ein. Erst durch das lange Kochen geht nach chinesischer Auffassung die Essenz der Lebensmittel in eine Speise über. Auf chinesischen Hotelbuffets ist Congee grundsätzlich und zu jeder Tageszeit präsent.
Der Reisbrei ist extrem gut verdaulich. Verdauungskranke Menschen kommen bestens damit zurecht. Auch für Fastenkuren wird er gern genommen.

Gofio - Brei

Gofio ist die Nationalspeise auf den kanarischen Inseln. Zur Herstellung wird gerösteter Mais, Dinkel, Hafer oder Weizen verwendet.
Durch das Rösten konnten die Guanchen, die kanarischen Ureinwohner, das Getreide auch im warmfeuchten Inselklima problemlos lagern.
Lange Zeit unbeachtet, findet das Gofio - Mehl zunehmend wieder Einzug in die kanarische Küche. Es wird auf den Kanaren zu vielen Suppen und Eintopfgerichten gereicht und trocken über die Speisen gestreut.
Gofio - Mehl fertig kaufen oder aus getrockneten Getreidekörnern selbst herstellen: im Ofen bei 200° 40 min rösten, dann mahlen.
3 gehäufte EL Mehl mit 0,25 l Wasser kalt anrühren und dann zum Kochen bringen. 5 min unter Rühren kochen lassen. Mit etwas Salz, nach Belieben auch mit etwas Honig oder Sahne abschmecken.

Avocadoaufstrich

Weiche Avocado halbieren, Kern sowie evtl. dem Fruchtfleisch anhaftende Reste der äußeren Kernhülle entfernen.
Fruchtfleisch mit einem Teelöffel aus der Schale entfernen, auf einen Teller geben. Mit einer Gabel zerdrücken. Mit etwas Salz und Zitronensaft vermengen. Knoblauch nur außerhalb einer Mayr – Therapie.

Vitaminaufstrich

Tofu mit gedünsteten, abgekühlten Gemüsen (Möhren, Zucchini) und etwas Olivenöl mischen.

Lachsaufstrich

Graved Lachs pürieren, mit Dill und etwas Zitronensaft mischen.

Kastanien- und Mandelmilch

Geschälte Esskastanien bzw. Mandeln in etwas Wasser kochen, pürieren.

Basenbrühe und Basensuppe

Während der Mayr - Therapie wird am Vormittag eine klare Brühe aus basischen Gemüsen gereicht. Sie wird löffelweise genommen, nicht getrunken, und ist für jeden Patienten freigegeben, selbst beim Teefasten. Sie wird in die tägliche Flüssigkeitsbilanz einberechnet.

Eine Wartezeit bezüglich des Einnahmezeitpunktes des Basenpulvers ist vor oder nach der Basenbrühe nicht erforderlich.

Mit der Basenbrühe werden basische Substanzen, Mineralstoffe, Antioxidantien und Vitamine zugeführt, und außerdem ist sie eine kräftigende, willkommene, geschmackliche Bereicherung des Tages.

Die Basenbrühe wird begrifflich oft mit der Basensuppe durcheinander gebracht. Die Basensuppe besteht aus püriertem, in Basenbrühe gedünstetem Gemüse und zählt als Essen, nicht als Getränk.

Basenbrühe

Einen Filterbeutel für losen Tee mit Gewürzkräutern füllen und gut verschließen (Haushaltsgarn). Geeignet sind Lorbeerblätter, Nelken, Piment, Wacholderbeeren, Muskatnuss, Thymian, Estragon, Oregano.

300 g basisches Gemüse (Möhren, Portulak, Fenchelwurzel, gelbe Rüben, Petersilienwurzel, Sellerie, Porree) klein schneiden.

1 l Wasser mit etwas Meersalz zum Kochen bringen. Den Teebeutel und das Gemüse hinzugeben, einmal kurz aufkochen lassen. Sodann bei niedriger Temperatur etwa 90 min ziehen lassen.

Den Teebeutel entfernen und die Brühe durch ein Küchensieb gießen, um das Gemüse abzufangen. Die Basenbrühe darf mit etwas Sojasauce oder Olivenöl abgeschmeckt werden.

Die restliche Brühe kann mit dem Gemüse im Kühlschrank aufbewahrt und am Folgetag erneut aufgekocht werden. Auch portionsweises Einfrieren ist möglich.

Basensuppen

250 g Gemüse klein schneiden und in 1 l Basenbrühe bei niedriger Hitze ziehen lassen, bis das Gemüse weich ist (ca. 15 min).

Nach Belieben mit frischen basischen Kräutern abschmecken (Liebstöckel, Kerbel, Fenchelkraut, Majoranblätter, Petersilie, Estragon). Anschließend pürieren.

Anstelle der Basenbrühe kann auch Wasser mit 2 TL pflanzlicher Streuwürze eingesetzt werden.

Als basisches Gemüse eignen sich folgende Kombinationen:

- mehlig kochende Kartoffeln
- Kombination von Kartoffeln mit Sellerieknolle oder Petersilienwurzel
- Gemisch von Kartoffeln, Sellerie, Petersilienwurzel mit weiteren geeigneten Gemüsen: Fenchel, Möhren, Champignons, Blumenkohl, Broccoli, Zucchini, Spargel, Schwarzwurzeln, Lattich, Auberginen, Kürbis, Mangold, Tomaten

Generell gilt: die Schonung des Darmes ist umso intensiver, je weniger verschiedene Gemüse zugleich eingesetzt werden. Daher wird mit einer reinen Kartoffelsuppe begonnen und die Zusammensetzung dann langsam je nach Verträglichkeit erweitert.

Es sollten jeweils diejenigen Gemüse eingesetzt werden, welche der Saison gemäß in der Region aus biologischem Anbau erworben werden können. Nicht geeignet sind blähende Kohlsorten (Weißkohl, Rotkohl), Zwiebeln, Hülsenfrüchte, Lauchgewächse.

Die Basensuppen können mit etwas Sauerrahm, Sahne oder Joghurt verfeinert werden (1 Esslöffel).

Basensauce

Sie eignet sich als Sauce zu Fleisch- oder Fischgerichten und sorgt für eine Verbesserung der Säure - Basen - Bilanz.

100 g kleingeschnittene Kartoffeln werden in 300 g Basenbrühe gargekocht, püriert, mit 3 EL Rahm vermischt und mit frischen, klein gewiegten Gartenkräutern und Muskatnuss abgeschmeckt.

Wegzehrung für Exkursionen während der Mayr - Therapie

Auch während der Mayr - Therapie können Ausflüge unternommen werden. Wegen der zu Beginn einer Mayr – Behandlung oft unkalkulierbaren Bittersalz – Wirkung und wegen möglicher Kurkrisen empfehlen sich längere Exkursionen aber erst ab der zweiten Therapiewoche.

Das Leistungsvermögen ist während des Fastens herabgesetzt. Dem muss bei der Tourenplanung unbedingt Rechnung getragen werden.

Leider fühlen sich manche Fastende, als könnten sie Bäume ausreißen. Dieses Gefühl täuscht.

Die Anstrengungen der geplanten Tour sollten weit unter den sonst gewohnten Leistungsgrenzen bleiben.

Das betrifft sowohl Wanderungen als auch Fahrradtouren. So manch ein eifriger Radler musste während des Fastens schon irgendwo mit dem Auto abgeholt werden, weil er nicht mehr weiterkonnte! Und wusste gar nicht, wie ihm geschah.

Als Wegzehrung sind die Therapiesemmeln mitzunehmen. Eine Basensuppe lässt sich in einer Thermoskanne mitführen.

Als Energie-, Mineralstoff- und Basenspender bieten sich Käse, ein Ei, einige Mandeln, Nüsse und getrocknete Feigen oder Datteln an.

Wohlschmeckend und bei den dortigen Gästen beliebt ist auch der Gofio – Snack von den Kanaren: drei gehäufte EL Gofio - Mehl mit 100 ml Wasser, Honig und geriebenen Mandeln zu einem Teig verkneten, eine Wurst formen und in Frischhaltefolie wickeln.

Ausreichend Flüssigkeit mitnehmen! Das Wasser kann mit etwas Basenpulver versetzt werden.

Im Falle einer Einkehr sollte man sich auf ein Glas Kräutertee oder ein stilles Mineralwasser beschränken.

Basen - Rezepturen

Rügenbase (Basenpulver nach v. Oppeln)

Natriummonohydrogenphosphat	10 g
Kaliumhydrogencarbonat	10 g
Magnesiumcitrat	5 g
Kaliumcitrat	5 g
Calciumcarbonat	90 g
Natriumhydrogencarbonat	80 g
Zitronenöl	2 Trpf.

Neben einer ausgeprägten Basenwirkung wird durch adsorbierende Substanzen die Entgiftung über den Darm unterstützt. Im Gegensatz zu klassischen Basenpulvern werden einige Inhaltsstoffe im Darm aufgenommen und wirken direkt in den Zellen und im Gewebe.

Das Basenpulver sollte wie jedes Basenpräparat mindestens zwei Stunden nach den Mahlzeiten bis eine Stunde vor der nächsten Mahlzeit sowie zeitversetzt mit Medikamenten eingenommen werden.

FX Cerosan (Basensalbe nach v. Oppeln)

Wollwachs	25 g
Wasser	25 ml
Natrium hydrogencarb.	2,5 g
Arganöl	3 ml
Vitamin E Pulver	1 g
Rosenöl	2 Tropfen

Zunächst Wasser erwärmen (nicht über 40 Grad), Natrium – Hydrogencarbonat darin lösen (kräftig rühren oder schütteln). Wollwachs erwärmen, bis es gut geschmeidig ist. Warmes Wasser, ungeröstetes Arganöl, Vit. E und Rosenöl hinzugeben, gut mischen, abfüllen, erkalten lassen.

Nicht das sogenannte „Wildrosenöl" verwenden, es ist zwar preiswert, aber wird nur aus Hagebutten gewonnen!

Bei gereizter Haut mehrmals täglich dünn auftragen.

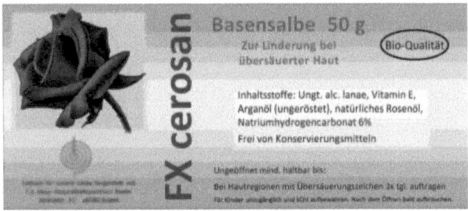

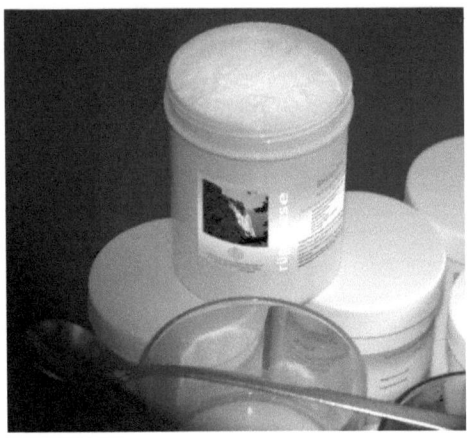

Basenpulver nach Rauch (Basenpulver 1)

Natr. Hydrogencarb. 150.0
Kal. hydrogencarb. 10.0
Calc. carbon. 30.0
Natr. monohydrogenphos. 10.0

Wirkt wegen eines hohen Bicarbonatgehaltes stark entsäuernd im Magen, hat aber wenig Begleitmineralstoffe.

Nahrungsmittelunverträglichkeiten und Immunstörungen

Übersicht: Symptome

- Durchfallneigung und Blähungen infolge der Gärung
- Bauchgeräusche und Bauchschmerzen
- Völlegefühl, Übelkeit
- Zunehmende Darmschädigung durch die Gärungsgifte
- Übertritt der Gärungsgifte ins Blut
- Verstärkung einer bestehenden Histaminintoleranz
- Bei Fruchtzucker Depressionen durch Hemmung der Tryptophanaufnahme im Darm (Vorstufe des Serotonins)

Laktose - Intoleranz

Bei der Laktoseintoleranz wird der mit der Nahrung aufgenommene Milchzucker als Folge einer unzureichenden Produktion des Verdauungsenzyms Laktase nicht oder unvollständig verdaut. Er gelangt in die tieferen Darmabschnitte, wo er von der dort ansässigen Darmflora verstoffwechselt wird. Dabei entstehen Milchsäure, die abführend wirkende Laktulose und die Gase Kohlendioxid, Methan und Wasserstoff, welche zu den charakteristischen Symptomen einer Unverträglichkeit führen: Durchfall, Blähungen, Völlegefühl, Bauchschmerzen.

Eine Laktoseintoleranz ist bei Kindern sehr selten. Meist entwickelt sie sich erst im Jugend- und Erwachsenenalter. Weltweit ist sie sehr verbreitet, wobei es je nach Region und Bevölkerung große Unterschiede gibt. Etwa 5 bis 15% der Europäer vertragen keinen Milchzucker. Von Nord- nach Südeuropa nimmt die Häufigkeit zu. In Afrika oder Ostasien sind über 90% der Erwachsenen betroffen.

Alle neugeborenen Säugetiere bilden während der Stillzeit das Enzym Laktase. Es spaltet den nicht resorbierbaren Milchzucker in die verwertbaren Einfachzucker Galaktose und Glukose. Laktase wird im Dünndarm gebildet. Sie ermöglicht dem Säugling die Nutzung der laktosereichen Muttermilch als Hauptnahrungsquelle.

Im Laufe der natürlichen Entwöhnung von der Muttermilch sinkt die Aktivität der Laktase um etwa 95% ab. Das gilt gleichermaßen für den Menschen wie für alle anderen Säugetiere.

Milch ist von Natur aus nur ein Nahrungsmittel für Säuglinge. Erwachsene Säugetiere trinken keine Milch. Im Zuge der wichtiger werdenden Milchtierhaltung stellte jedoch die Fortdauer einer guten Milchverträglichkeit ins Erwachsenenalter einen evolutionären Vorteil dar.

Die zur Laktasepersistenz führende Mutation fand vor vermutlich erst ca. 3000 Jahren in Nordeuropa statt. Die Betroffenen haben einen Selektionsvorteil infolge eines breiteren Spektrums verwertbarer Nahrung.

Die Laktoseintoleranz kann verschiedene Ursachen haben.

Selten ist ein ererbter Gendefekt, welcher bereits bei Säuglingen zu einer unzureichenden Verdaubarkeit von Milch führt. Diese Erkrankung ist nicht heilbar. Nur durch Verzicht auf Milchzucker oder eine zusätzliche Einnahme von Laktase kann Milch verdaut werden.

Häufiger ist ein Rückgang der Laktasebildung infolge einer Darmerkrankung wie dem Enteropathiesyndrom (Reizdarm). Nach Ausheilen der Darmerkrankung ist die Milchzuckerverträglichkeit wieder besser.

Die Diagnose einer Laktoseunverträglichkeit gelingt mittels Expositionstest: nach einigen Tagen Karenz wird eine Testlösung mit 25 Gramm Milchzucker getrunken. Treten kurz darauf die Unverträglichkeitssymptome auf, ist die Diagnose hinreichend gesichert.

Mittels H_2 – Atemgasanalyse kann in der Atemluft nach Trinken der Testlösung das bei der Intoleranz vermehrt gebildete Gas Wasserstoff nachgewiesen werden. Dieser Test ist exakter als der Expositionstest.

Die Therapie besteht in einer zeitlich befristeten Reduktion der Laktosezufuhr. Eine völlig laktosefreie Ernährung ist meistens nicht erforderlich und wäre praktisch sehr schwer umzusetzen. Auch bei Intoleranz werden kleine Mengen Milchzucker (bis ca. 12 Gramm pro Tag) üblicherweise vertragen. Das entspricht einem Glas Milch.

Laktose wird von der Lebensmittelindustrie sehr vielen ihrer Produkte zugesetzt. Das erschwert die mengenmäßige Reduzierung. Milchzucker enthalten beispielsweise Brot, Müsliriegel, Fertiggerichte, Würzmischungen, Wurstwaren, Süßigkeiten, Speiseeis, Schokolade und Instantprodukte wie Tütensuppen. Der Grund ist ein vom Food-Designer angestrebtes, angenehm sämiges Mundgefühl, das den Geschmack und damit den Konsum positiv beeinflussen soll.

Die Laktosekonzentration ist in der frischen Milch am höchsten. Am meisten Milchzucker enthält die Stutenmilch. Bereits im Joghurt ist deutlich weniger Laktose enthalten. Beim Verkäsen ist ab der Stufe des gelben Schnittkäses praktisch keine Laktose mehr nachweisbar.

Fruktose – Intoleranz

Die Bedeutung der Fruchtzuckerintoleranz hat in den letzten Jahren zugenommen, nicht zuletzt weil den industriell hergestellten Nahrungsmitteln immer mehr Fruktose als Süßungsmittel zugesetzt wird.

Ein weiterer Grund für die Häufigkeit der Fruchtzuckerunverträglichkeit ist die zunehmende Erschöpfung der Därme durch Stress und Fehlernährung. Die Fähigkeit, Fruktose aufzunehmen, setzt die gute Funktion eines Transportmoleküls in den Darmzellen voraus, des Glut-5 – Transporters. Beim Enteropathiesyndrom ist der Glut-5 - Mechanismus eingeschränkt.

Die übliche tägliche Aufnahme von Fruchtzucker liegt bei 11 - 54 Gramm je Person. Bei 25 Gramm ist der Glut 5 - Transportmechanismus auch bei Gesunden am Limit. Dabei ist zu bemerken, dass trotz unvollständiger Aufnahme des Fruchtzuckers bei dem überwiegenden Teil der Menschen keine direkten Symptome einer Intoleranz auftreten.

Die Gabe von einer Testlösung mit 25 Gramm Fruktose führt bei 30% der Menschen zu einer unvollständigen Aufnahme im Darm. Von diesen entwickeln 30% Zeichen der Intoleranz: Durchfall, Blähungen, Bauchschmerzen infolge vermehrter Fermentation des Zuckers durch Dickdarmbakterien.

Die aktuelle Forschung tendiert zu der Auffassung, eine limitierte Fruktoseaufnahme sei der Normalfall und nicht als Krankheit einzustufen. Ohne eine weitere Störung der Darmfunktion (wie die Enteropathie) gäbe es keine Fruktoseintoleranz. Erst die zusätzliche Erkrankung verursache die pathologische Vergärung.

Auch das häufige Zusammentreffen von Fruktose- und Laktoseintoleranz spricht dafür, dass eine generelle Störung des Darms die wahrscheinliche Ursache beider Probleme ist.

Wie bei der Laktoseintoleranz, kann auch bei der Fruktoseunverträglichkeit der H_2 – Atemgastest zur Diagnostik eingesetzt werden.

Bei der Fruktoseintoleranz kommt es zu einer reduzierten Aufnahme von der Aminosäure Tryptophan, von Zink und Folsäure.

Der Tryptophanmangel kann zu einer verminderten Bildung des Botenstoffes Serotonin führen mit den Symptomen Kopfschmerz, Depressionen, Müdigkeit, Schlafstörungen.

In diesem Fall macht es keinen Sinn, vermehrt Tryptophan zuzuführen. Die Therapie besteht in der Gabe von 5 – Hydroxy - Tryptamin, einem Zwischenprodukt auf dem Weg zum Serotonin. Es kann auch bei Fruktoseunverträglichkeit zum Serotonin weiter verarbeitet werden.

Die Therapie der Fruktoseintoleranz setzt voraus, dass die zugrundeliegende Darmerkrankung ausheilen kann, z.B. über die Behandlung nach F.X. Mayr. Fruktosehaltige Nahrungsmittel müssen reduziert werden. Das sind insbesondere Obst und Fruchtsäfte, Trockenobst (Rosinen, Datteln, Feigen), außerdem Agavensirup, Honig, Bier.

Gemieden werden sollten auch die Süßstoffe Sorbit, Xylit, Mannit, Isomalt, welche in Diätprodukten verwendet werden. Besonders Sorbit führt zu einer massiven weiteren Einschränkung der Fruktose - Aufnahmekapazität.

Außerdem sind Oligofruktose und Inulin problematisch, welche in Obst sowie Nahrungsergänzungsmitteln (Präbiotika) häufig vorkommen. Ungünstig können auch spezifische Zucker in Hülsenfrüchten, Bohnen, Zwiebeln und Lauchgewächsen sein.

Die Karenz muss nicht lebenslang sein. Oft heilt die Unverträglichkeit innerhalb von sechs Wochen aus. Es können dann wieder zunehmend fruktosehaltige Nahrungsmittel gegessen werden, wobei sich ein allmähliches Steigern der zugeführten Menge empfiehlt. Dabei muss sorgfältig auf ein etwaiges Wiederauftreten von Symptomen geachtet werden.

Allergien

Allergische Reaktionen zeigen eine zunehmende Tendenz. Zumindest mitursächlich dafür dürfte das zunehmend hygienisch - sterile Aufwachsen der Kinder in der westlichen Welt sein. Die verzögert einsetzende Diversität der Darmflora führt zu einer unzureichenden Stimulation des Immunsystems, und es sucht sich sozusagen neue Aktivitätsfelder.

Weitere Ursachen sind schädliche Umweltfaktoren, das Rauchen und der Stress, Bewegungsmangel, Fehlernährung und nicht zuletzt das Enteropathiesyndrom mit seinen vielen Auswirkungen auf die Immunregulation.

Neben den echten allergischen Reaktionen, die durch eine überschießende und krankhafte Immunreaktion auf unschädliche Substanzen wie Staub oder Pollen gekennzeichnet sind, gibt es ähnlich verlaufende Störungsbilder ohne nachweisbare Allergie auf eine Substanz. Es handelt sich um Pseudoallergien und die Histaminintoleranz.

Pseudoallergien entstehen, wenn infolge des leaky gut - Syndroms bei der Enteropathie durch die vergrößerten Schleimhautlücken unverdaute Nahrungsbestandteile und Bakterien in Kontakt zu dem Immunsystem gelangen. Üblicherweise wird dies von der Darmbarriere verhindert. Sie lösen völlig zu Recht eine Immunreaktion aus, die sich genauso bemerkbar machen kann wie eine echte Allergie.

Histamin ist die zentrale Substanz bei allen allergischen Reaktionen. Alle Gewebsveränderungen und Beschwerden werden durch Histamin ausgelöst, das bei der allergischen Reaktion vermehrt ins Gewebe freigesetzt wird: die Rötung, der Juckreiz, die Schwellung, beim Heuschnupfen das Nasenlaufen, beim Asthma die Bronchialverengung. Gelangt Histamin in größeren Mengen in die Blutbahn, kann es zu lebensbedrohlichen Zuständen kommen (anaphylaktischer Schock).

Histamin kommt jedoch nicht nur bei allergischen Reaktionen vor. Es wurde Anfang des 20. Jahrhunderts im Mutterkorn entdeckt. Man erkannte, dass es durch bakterielle Zersetzung aus Eiweißen entsteht.

Histamin entsteht auch im Verdauungstrakt, wenn Darmbakterien Eiweiße zersetzen.

Weiterhin ist Histamin in vielen eiweißhaltigen, längere Zeit gereiften Nahrungsmitteln enthalten. Hier entsteht es durch Spaltung der Aminosäure Histidin. Dieser Reifungsprozess findet bei der

Herstellung von altem Käse (Parmesan), geräuchertem Fleisch, luftgetrocknetem Schinken, aber auch bei der Lagerung von altem Wein (Rotwein) statt. Je länger der Reifungsprozess andauert, desto höher wird die Histaminmenge. Auch wenn Lebensmittel verderben, ist ihr Histamingehalt erhöht.

Neben histaminreichen Nahrungsmitteln gibt es auch Histaminliberatoren. Sie enthalten selbst keine größeren Mengen Histamin, aber sie induzieren eine vermehrte Histaminfreisetzung im Körper.

Zu den Histaminliberatoren gehören Alkohol, Erdbeeren, Zitrusfrüchte und Schalentiere.

Das in der Nahrung enthaltene Histamin wird über den Darm aufgenommen. Der Darm ist somit eine wichtige Quelle für Histamin. Da ein Zuviel an Histamin gefährlich werden kann, hat der Körper Schutzmechanismen entwickelt. Das wichtigste histaminabbauende Enzym, die Diaminoxidase, befindet sich im Darm. Im Blut zirkulierendes Histamin wird durch Enzyme in Leber, Niere und weißen Blutkörperchen eliminiert.

Aasfressende Lebewesen, deren Nahrung sehr viel aus der Zersetzung der Eiweiße stammendes Histamin enthält, verfügen über sehr große Mengen Diaminoxidase im Darm.

Entscheidend dafür, ob histaminbedingte, allergieartige Krankheitsbilder auftreten, ist das Gleichgewicht zwischen der Histaminfreisetzung aus dem Darm und den Abbaukapazitäten des Organismus. Ist dieses Gleichgewicht zugunsten des Histamins verschoben, so sprechen wir von einer Histaminintoleranz. Bereits die Zufuhr sonst unbedenklicher Histaminmengen über die Ernährung kann bei Bestehen dieser Intoleranz histaminvermittelte Krankheitszeichen auslösen: Kopfschmerzen, Hitzegefühl, Hautausschläge, Magen- Darm - Beschwerden, Blutdruckanstieg, Augenbrennen, verstopfte Nase, Atembeschwerden.

Neben dem Missverhältnis zwischen Histamin und Diaminoxidase kommt für die Histaminunverträglichkeit auch ein angeborener Mangel an Diaminoxidase infrage. Dieser ist jedoch extrem selten.

Für das Ungleichgewicht zwischen Histaminkonzentration und -abbau kommen mehrere Mechanismen infrage.

Exzessiver Genuss histaminhaltiger bzw. histaminfreisetzender Speisen führt natürlich bei jedem Menschen irgendwann zu Symptomen.

Beim geschädigten Darm kann es zu einer Reduzierung der Diaminoxidaseaktivität kommen. Außerdem führt vermehrte Fäulnis bei schlechter Eiweißverdauung zur gesteigerten Histaminbildung. Die Abbauprodukte des Histamins blockieren die Diaminoxidase. Gleichfalls blockierend auf das Enzym wirken andere im Darm bei der Eiweißfäulnis entstehende Substanzen.

Alkohol und Acetaldehyd, die bei der vermehrten Kohlenhydratvergärung im Darm entstehen, hemmen die Diaminoxidase, ebenso ein Kupfermangel und häufig verordnete Medikamente wie Acetylsalicylsäure (Aspirin, ASS) und entzündungshemmende Schmerzmittel (Diclofenac, Naproxen).

Für die Behandlung wird eine Regeneration des funktionsgestörten Darmes durch die Mayr – Therapie eingeleitet. Fäulnis und Gärung sind unter der Fastenkost reduziert. Medikamente, welche die Diaminoxidase hemmen, sollten nach Möglichkeit abgesetzt werden.

Auf Speisen, die vermehrt Histamin enthalten bzw. indirekt eine vermehrte Histaminbelastung aus dem Darm bewirken (Histaminliberatoren), sollte befristet verzichtet werden.

Die Histaminintoleranz heilt in der Regel durch die genannten Maßnahmen innerhalb eines halben Jahres aus. Es werden dann auch histaminreiche Speisen zumeist wieder normal vertragen.

> **Nahrungsmittel mit hohem Histamingehalt und Histaminliberatoren**
> - Geräuchertes, Gepökeltes, Getrocknetes, Verdorbenes, Mariniertes
> - Konservierte Sardellen, Thunfisch in der Dose
> - Sauerkraut, Tomaten, Spinat, Orange, Erdbeere
> - lange gereifte Käsesorten, Schimmelkäse
> - Alte Rotweine, Likör, Sekt, Balsamicoessig
> - Schwarztee, Brennesseltee
> - Schokolade, Nougat, Kakao

Rheumatische Erkrankungen

Das Wissen um den Zusammenhang zwischen Ernährung und Gelenkerkrankungen ist alt. Schon aus der Zeit von Hippokrates existieren entsprechende Beobachtungen. Die biochemische Forschung der letzten Jahre konnte diesen Zusammenhang wissenschaftlich klar belegen.

Die entzündlichen Abläufe bei rheumatischen Gelenkerkrankungen werden maßgeblich von einer ungesättigten Fettsäure, der Arachidonsäure, moduliert. Aus der Arachidonsäure entstehen durch Enzymwirkung so genannte Eicosanoide, welche direkt in das Entzündungsgeschehen eingreifen. Je mehr Arachidonsäure im Gewebe vorliegt, desto heftiger verläuft die entzündliche Reaktion.

Die Konzentration der Arachidonsäure lässt sich über die Ernährung beeinflussen. Wird weniger Arachidonsäure über die Nahrung zugeführt, so nimmt auch die Gewebskonzentration ab.

Die erste diätetische Konsequenz für Rheumatiker ist somit, alle Speisen zu meiden, die viel Arachidonsäure enthalten. Arachidonsäure ist ausschließlich in tierischen Produkten enthalten, und hier vor allem im Schweinefett. Den höchsten Gehalt hat Schweineschmalz, es besteht zu fast 2% aus Arachidonsäure. Auch Eigelb weist einen recht hohen Arachidonsäuregehalt auf. Bei den Milchprodukten enthält der Camembert die meiste Arachidonsäure, allerdings mit 0,034% weitaus weniger als in Fleisch enthalten.

Die Bildung von Arachidonsäure im Gewebe lässt sich durch die vermehrte Zufuhr ungesättigter Omega 3 - Fettsäuren hemmen. Diese finden sich in Leinöl und Rapsöl (Alpha - Linolensäure) sowie im Fettgewebe von Kaltwasserfischen (Fischöle: Eicosapentaensäure und Docosapentaensäure). Die Alpha - Linolensäure muss über mehrere Stoffwechselschritte zunächst in die Eicosapentaensäure umgewandelt werden. Dabei werden nur 5% der Linolensäure tatsächlich verwertet.

Die Fischöle sind hingegen direkt, sofort und zu 100% wirksam.

Antientzündliche Effekte hat die ungesättigte Fettsäure Gamma - Linolensäure im Borretschöl, im Nachtkerzenöl und im Johannisbeeröl. Sie wirkt auch bei Neurodermitis. Diese Fettsäure muss jedoch über mindestens 14 Tage zugeführt werden, ehe eine Wirkung eintritt.

Zu Beginn jeder Entzündungsreaktion, sei es durch Bakterien, Gelenkverschleiß oder immunologisch bedingt wie beim Rheuma, steht ein binnen 30 Sekunden erfolgender Anstieg des Sauerstoffverbrauches auf das 10fache am Ort des Geschehens. Dadurch kommt es zur Bildung von Sauerstoffradikalen.

Diese bewirken letztlich, dass die Entzündungskaskade in Gang gesetzt wird.

Neben der Hemmung der Arachidonsäure spielen in der diätetischen Therapie des Rheumas somit auch antioxidativ wirksame Substanzen eine Rolle, die vermehrt über die Ernährung zugeführt werden müssen. Dies sind vor allem die Vitamine A, C und E sowie die Spurenelemente Selen, Kupfer, Zink und Eisen als Hilfssubstanzen für antioxidative Enzyme.

60% aller Rheumatiker haben eine Unterversorgung mit Vit. E. Somit ist die vermehrte Verwendung Vit. E - haltiger Speisen (Weizenkeimöl, Sonnenblumenöl, Olivenöl) und die befristete Zufuhr als Nahrungsergänzungspräparat zu empfehlen.

Vitamin E kann nur wirken, wenn genügend Vitamin C und Selen vorliegen. Für Rheumatiker wird eine Vitamin C - Zufuhr von 200 mg Vit. C und 200 µg Selen pro Tag empfohlen.

Bezüglich Eisen und Kupfer wird die über die Nahrung zugeführte tägliche Menge normalerweise für ausreichend erachtet. Zinkhaltige Nahrungsmittel sollten vermehrt gegessen werden, um auf eine tägliche Zinkmenge von 30 mg / Tag zu kommen. Eine zusätzliche Zinksubstitution von 15 mg / Tag kommt ebenfalls in Betracht. Da eine längerfristige Zinkeinnahme zum Kupfermangel führen kann, sollte in diesem Falle auch zusätzlich Kupfer supplementiert werden.

Grundsätzlich darf die Einnahme von Nahrungsergänzungspräparaten nur zeitlich befristet erfolgen, auch bei Rheumatikern. Vor allem mit den Spurenelementen Selen, Zink und Kupfer sowie den Vitaminen A und E kann bei Überdosierung eine erhebliche Gesundheitsschädigung bis hin zum Tode drohen.

Unter den Phytotherapeutika können Teufelskralle, Brennesselextrakt und Boswellia (Weihrauch) entzündungshemmend wirken.

Neben Fleisch sollten Rheumatiker auch die Zufuhr von alkoholischen Getränken, Zucker, Weißmehl und Getreideprodukten reduzieren. Obwohl die Zusammenhänge nicht geklärt sind, kann bei Rheumatikern eine Besserung auftreten, wenn auf diese Speisen eingeschränkt zugegriffen bzw. ganz verzichtet wird. Hingegen sollten basische Lebensmittel (Gemüse, etwas Obst) täglich gegessen werden.

Wie genau die funktionelle Darmschädigung beim Enteropathiesyndrom mit der Ausprägung rheumatischer Erkrankungen assoziiert ist, muss noch erforscht werden. Dass es Zusammenhänge zwischen der gestörten Darmflora, der gesteigerten Entzündungsaktivität im Darm und der allgemeinen Reaktionslage des Immunsystems gibt, ist gesichert. Die Wiederherstellung und der Erhalt einer optimalen Darmfunktion und einer möglichst diversen Darmflora wird auch bei Rheumatikern empfohlen.

Jedoch kann es beim Beginn einer Fastentherapie zur Auslösung eines rheumatischen Schubes kommen. Eine sehr behutsame Therapieeinleitung und ein mildes Fastenregime sind bei vorbekannter Rheumaerkrankung – wie auch bei allen anderen Autoimmunerkrankungen - zu empfehlen.

Schlusswort und Danksagung

Das Enteropathiesyndrom mit seinen vielfältigen, den gesamten Organismus betreffenden Folgeerscheinungen entsteht zumeist über einen sehr langen Zeitraum und kann über Jahrzehnte ohne direkte klinische Symptome verlaufen. Es ist heilbar, doch ist der Weg zur Heilung steil und für den Betroffenen oft schwierig einzuhalten. Viel Geduld und eine langfristige Herangehensweise sind vonnöten, oft unter Verzicht auf lieb gewonnene Lebensgewohnheiten und dauerhafter Änderung der Lebensweise.

Der begleitende Arzt kann Bergführer auf diesem steilen und steinigen Weg sein, doch er vermag es nicht, den Erkrankten den Berg hinaufzutragen. Die entscheidenden Schritte zur Heilung muss dieser selbst unternehmen. Dabei dürfen sich weder der Patient noch der Therapeut von anfänglichen vermeintlichen Rückschlägen (Erstverschlimmerung) entmutigen lassen.

Ich hoffe, es ist mir gelungen, mit dem Ars - Purgandi - Konzept einen nachhaltig wirksamen Weg zur Heilung und zur Ernährungsumstellung darzustellen.

Und es bleibt mein Wunsch, über die neue integrative F.X. Mayr - Medizin (NIMM) möglichst vielen Menschen eine Möglichkeit aufgezeigt zu haben, dem häufig bestehenden Teufelskreis aus Funktionsstörungen des Darmes und schmerzhaften Veränderungen des Bewegungsapparates zu entkommen.

Mein Dank gilt meinen Eltern, die mir mein Studium und meine Ausbildung ermöglichten, sowie allen meinen Lehrern, Inspiratoren, Förderern und Mentoren in der Regulationsmedizin.

Für geduldiges Lektorat und editorische Hilfestellungen danke ich Frau Dr. med. Sabine Walden.

Entstanden ist dieses Buch auf Rügen und Teneriffa vom März 2007 bis September 2008.

Die zweite, komplett überarbeitete, um einige Kapitel und Abbildungen erweiterte Auflage fertigte ich hauptsächlich während des Covid 19 – Lockdowns im Winter 2020 / 2021 an.

Dr. med. Heiko v. Oppeln - Bronikowski

Index

A

AGE 36
Akupunktur 75
Alkoholiker, endogener 24
Allergien 135
Aminosäuren 91
Anaerobe Glycolyse 94
Anlaufhaltung 32
Arachidonsäure 137
Ascorbinsäure 110
Atemgastest, H2 86
ATI 21
Atrophiker 30
Aufstriche 129
Ausleitungsphase 68
Autogenes Training, ... 74
Azidose 78
Azidosemassagen 59

B

Ballaststoffe 123
Bandscheibenvorfälle 39
Basen 76
Basenbäder 58
Basenbrühe 130
Basenfluten 78
Basenpulver 63, 126
Basenräuber 127
Basensalbe 132
Basensauce 131
Basenspender 126
Basensuppen 130
Bauchbehandlung 65
Beckenbodentiefstand 33
Bewegungstherapie 75
Bindegewebe 35
Biotin 113
Bittersalz 54
Blockierungen 41
Blutzuckerregulation 94
Butter 119

C

Carnitin 109
Cholesterin 100
Colon - Hydro - Therapie 56
Congee 129

D

Darmbarriere 14
Diaminoxidase 35
Dickdarm 13
Dinkelfladen 129
Disaccharide 93
Dünndarm 12
Dunstwickel 66
Dysbalance, muskuläre 29
Dysbiose 26

E

Eisen 106
Eiweiße 91
Eiweißquellen 92
Eiweißübermästung 92
Ekzem 71
Entenhaltung 31
Enteropathiesyndrom 17
Entzugserscheinungen 72
Ernährungspyramide 102
Esskultur 61
Exanthem 71

F

F.X. Mayr 8
Fasteneffekte 42
Fette 98
Fettsäuren 99
Fibromyalgie 80
Fisch 118
Fleisch 116
Fluor 108
FODMAP 121
Folsäure 113
Freie Radikale 83

Fruktoseintoleranz 134

G

Gasbauch 22
Gelose 36
Gemüse 116
Getränke 123
Getreide 120
Gewürze 122
Gicht 71
Glukagon 89
Glutathion 83
Gluten 121
Glycämischer Index 95
glykämische Last 95
Gofio 129
Großtrommelträgerhaltung 31
Gustofinesse 52

H

H2 - Atemgastest 133
Haltungsveränderungen 30
Harnsäure 71
Heilkreide 58
Herzrhythmusstörungen 32
Histamin 35, 135
Histaminliberatoren 136
Hormonsystem 33
humoralpathologische Zeichen 37, 46

I

Ileocoecalklappe 13, 23
Immunsystem 34
Indikationen 44
Industriezucker 96
Insulin 94
intestinale Autointoxikation 25
intrinsic factor 12, 114

J

Jacobson 74
Jod 107

K

Kaffeentzug 69

Kalium 105
Kalkschulter 32
Kalzium 105
Kardinalfehler der Ernährung 17
Karpaltunnelsyndrom 32
Kartoffeln 116
Kastanienmilch 130
Kautraining 60
Kernseifebäder 58
Ketogene Diät 102
Klyso 56
Kochsalz 104
Kohlendioxid 77
Kohlenhydrate 93
Kohlenhydratfalle 95
Kohlenhydratmast 95
Kohlensäure 77
Kopfschmerz 71
Körpergeruch 47
Körperhaltung 28, 46
Kotbauch 22
Kräuter 122
Kräutertees 124
Kupfer 106
Kursemmel 51

L

Lachsaufstrich 129
Lackmuspapier 81
Laktat 94
Laktoseintoleranz 133
leaky gut - Syndrom 25
Leinöl 99
Lipide 98

M

Magen 11
Magenübersäuerung 81
Magnesium 104
Makrobiotik 88
Maldigestion 88
Mandelmilch 130
Mangan 107
Mangelerscheinungen 73
Margarine 119

Index

Meerwasserbäder 58
Mesenterialwurzel 14
Metaboliom 15
Micellen 100
Mikrobiom 15
Milieutherapie 84
Milch 123
Milch - Semmel - Diät 50
Milde Ableitungsdiät 51
Mineralstoffmangel 108
Monosaccharide 93
Monotonieprinzip 67
Mundraum 11
Muskeldysbalance 29
Müsliriegel 95

N

Nachbehandlungsphase 67
negative Therapiereaktionen 71
Neuraltherapie 75
Niacin 112
nordic walking 74
Notventile 59
Nüsse 120

O

Obst 119
Olivenöl 98
Omega 3 - Fettsäuren 99
Omega 6 - Fettsäure 99
Omega 9 - Fettsäure 99
Osteoporose 82
oxidativer Stress 83

P

Palmitin 101
Pancreas 12
Peristaltik 14
Pepsin 12
pH - Wert 81
Photosynthese 126
Pischinger 36
Polysaccharide 93
Präbiotika 84
Probiotika 85

Proteine 91
Protonenpumpe 81
Pseudoallergien 135
Psychische Entgiftung 59
Puffersubstanzen 76
Pylorus 12

R

Rachitis 114
Radikale, freie 83
Reflexzonen 40, 47
Reizdarm 86
Rekapitulationsreaktionen 73
Retinoide 111
Rheumatische Erkrankungen 137
Riboflavin 112
Rohkost 20, 120
Rückenschmerzen 39

S

Salate 120
Salzsäure 12
Samennahrung 120
Sättigungsgefühl 60
Säuberung 54
Sauerstoff 103
Säure- Basen - Gleichgewicht 76
Säurekatastrophe 81
Säurelieferanten 126
Säuren 76
Säurereflux 80
Säureschutzmantel 58
Schonung 49
Schulung 60
Schweinefett 137
Schweiß 58
Selen 108
Seitenstechen 23
Serotonin 134
SIBO 26
Silent inflammation 26, 34
Sodbrennen 11
Speisefette 118
Speiseröhre 11
Spurenelemente 104

Stärke, resistente 84
Stearin 101
Stressentzug 72
Stuhltransplantation 85
Substitution 63
Sudotoxine 117
Süßstoff 98
Symbioselenkung 85

T

Teefasten 50
Tennisellenbogen 32
Therapiedauer 48
Thiamin 111
Thrombose 17
Toxische Reaktionen 71
Tränenstraße 47
Trennkost 92
Triglyceride 100
Trinken 103
Trinkkur 57
Tryptophan 134

U

Übelkeit 71
Ungesättigte Fettsäuren 98

Urlebensmittel 103

V

Vitaler Typus 30
Vitaminaufstrich 129
Vitaminbedarf 109
Vitamine 109
Vitaminmangel 110
Vorbehandlungsphase 67

W

Wasser 103
Weichteilrheumatismus 80
Weißmehlsemmel 50
Wirbelsäulenschmerz 39

Z

Zellulose 16, 85, 119
Zink 107
Zonulin 25
Zottenpumpe 54
Zucker 93
Zuckerunverträglichkeiten 133
Zulage 50
Zunge 47
Zwerchfellhochstand 32

Literatur

Milde Ableitungsdiät. Rauch, P.Mayr. Haug Verlag
Praxishandbuch der modernen Mayr - Medizin. Stossier. Haug Verlag
Lehrbuch der Diagnostik und Therapie nach F.X. Mayr. Rauch. Haug Verlag
Lehrbuch der F.X. Mayr – Medizin. Witasek (Hrsg.), Springer Verlag
Ernährungsmedizin. Biesalski, Fürst u.a. Thieme Verlag
LOGI GUIDE. Mangiameli, Worm. Systemed Verlag
Die große GU Vitamin und Mineralstoff Tabelle. Elmadfa, Fritzsche u.a. GU Verlag
Die große GU Nährwert Tabelle. Elmadfa, Aign u.a. GU Verlag
Energy-Cuisine. P.Mayr, Wieser. Haug Verlag
Das Fünf Elemente Kochbuch. Temelie, Trebuth. Joy Verlag